KB150835

당뇨정복사전

국립중앙도서관 출판시도서목록(CIP)

당뇨정복사전 / 박경수 지음. -- 서울 : 이채, 2004
  p. ; cm

ISBN 89-88621-40-9 03510 : ₩22000

519.346-KDC4
616.462-DDC21   CIP2004001159

당뇨정복사전

초판 1쇄 인쇄 / 2004년 7월 7일
초판 1쇄 발행 / 2004년 7월 14일

박경수 지음
펴낸이 / 한혜경
펴낸곳 / 도서출판 異彩(이채)
주소 / 135-100 서울특별시 강남구 청담동 68-19 리버뷰 오피스텔 1110호
출판등록 / 1997년 5월 12일 제 16-1465호
전화 / 02)511-1891, 512-1891
팩스 / 02)511-1244
e-mail / yiche7@dreamwiz.com
인쇄, 제본 / 신흥문화사
출력 / 에스포
2004 ⓒ 박경수

ISBN 89-88621-40-9 03510

당뇨정복사전

박경수 지음

이채

목차

목차(세부 목차)

머리말

•

2002년 대한당뇨학회의 보고에 따르면 "향후 10년 내에 전 국민의 1/4 정도가 당뇨병으로 직·간접적인 피해를 입는 당뇨대란이 우려된다. 이로 인해 노동력 상실과 연간 1조3천억 원이 넘는 당뇨병 관련 의료비가 지출돼 국가재정에도 막대한 지장을 초래하게 된다"고 밝혔습니다. 이런 보도들이야 늘 쏟아져 나오는 것이지만 정작 문제는 사람들이 결코 이것이 내 문제가 되지 않을 것이라는 생각을 가지고 있다는 점입니다. '내 가족이, 바로 내가 당뇨를 앓게 된다면'이라는 가정은 쉽게 하지 않게 됩니다. 하지만 지금 당장 우리가 잘못된 생활습관들을 바로잡지 않는다면 '만약'이 곧 '현실'로 나타나게 될 것입니다.

당뇨병은 그 자체의 질환보다 합병증으로 인한 사망률이 높은 병입니다. 심혈관 합병증에 따른 사망자를 포함할 경우 당뇨병 사망자는 10만 명 당 80명꼴로 뇌혈관질환, 심장질환, 교통사고 등의 사인(死因)을 누르고 사망률 1위를 차지하게 될 것으로 추정하고 있을 정도입니다. 그렇다면 왜 이런 당뇨대란이 일어날까요? 혹시 당뇨병에 대한 대처에 있어 근본적인 문제가 있는 건 아닐까요?

당뇨병은 한마디로 혈당이 높아서 문제가 되는 병입니다. 하지만 혈당이 높다는 것만으로는 생명에 위협이 되지는 않습니다. 당뇨는 혈관이나 신경을 타고 들어가서 생명을 조금씩 좀먹기 때문에 환자가 합병증의 존재를 눈치 챘을 때는 이미 생명의 많은 부분이 손상당한 상태입니다. 그래서 당뇨병은 '침묵의 살인자(silent killer)'라 불리기도 합니다. 이런 당뇨병의 또 다른 이름은 바로 '생활습관병'인데, 바르지 못한 식생활과 많은 연관을 가지고 있기 때문입니다. 오염된 음식과 편향된 식습관, 과식, 스트레스의 증가, 운동량의 감소, 오염된 환경이 바로 문제입니다.

당뇨병의 파괴력은 어마어마합니다. 우리나라 성인의 당뇨병 유병율은 10%선으로 최소 300만 명에서 최대 500만 명쯤이 당뇨병 환자로 추정되고 있습니다. 미국의 시사주간지 타임에 의하면 아시아에서만 8,900만여 명이 당뇨를 앓고 있으며 이 인구는 2025년에는 2배로 늘어날 것이라 예측했습니다.

당뇨병 치료에 있어 가장 중요한 것은 근본에 대한 치유입니다. 근본문제가 해결되지 않고서는 여러 만성질환이 늘어나는 것을 막을 수가 없습니다. 인슐린 주사나 혈당강하제 등의 약을 사용하는 것도 중요하지만 그 약으로 인해 내 몸에서 회복될 수 있는 부분과 회복되지 않는 부분이 있다는 것을 함께 인식해야 합니다.

예를 들어 소화제는 소화가 되지 않는 경우에만 선택적으로 먹어야 되는 약입니다. 소화력이 떨어진다고 하여 날마다 계속 소화제를 먹게 되면 내 몸의 위장은 "내가 일하지 않아도 누군가 일을 다 해주는구나!"라고 생각하고 일에서 손을 놔버리고, 그것으로 인해 위장능력은 더 떨어지게 됩니다. 급체했을 때는 당연히 소화제를 먹고 치료해야 하지만 만성적으로 자꾸 체하게 되면 소화제에 의존하기보다 근본대책이 필요합니다.

다시 말하면 우리의 현재 치료는 근본치료는 등한시하고 눈앞에 나타나는 혈당조절에 대해서만 신경 쓰는 경향이 있고 이런 경향이 바로 '당뇨대란'을 만들게 되는 원인입니다. 당뇨도 중요하지만 당뇨를 만드는 기본원인인 인슐린 저항성 증후군을 개선하는 등의 노력이 필요합니다. 제대로 된 음식을 제대로 된 방법에 따라서 먹고 몸을 적당히 움직여야 합니다. 육체와 마찬가지로 정신도 단련하면서 자연에 순응하는 치료를 함께 받아야 합니다. 원인을 제거하는 것만큼 좋은 치료는 없습니다. 조금은 귀찮고 힘들더라도 당뇨병의 원인이 되는 혹은 당뇨병과 같은 병을 유발하는 요소를 근본적으로 제거하는 것이 바로 가장 기본적인 치료입니다.

저는 고등학교를 졸업하고 한의학이라는 넓은 학문을 접할 기회를 가지게 되었습니다. 그 학문이 너무 어려워 좌절도 많이 하고 때로는 한의학이 주는 매력으로 인해 힘을 얻어 내가 할 수 있는 범위에서 학문을 이해하고 치료하고자 하는 나름의 주관도 세우게 되었습니다.

당뇨병에 관심을 가지게 된 것은 '왜 당뇨병은 이렇게 다양하고 많은 합병증을 가지고 있을까' 하는 의구심에서였습니다. 이런 계기로 시작한 당뇨 정복의 꿈은 학교 졸업과 중국 유학을 통해, 또 환자 진료를 통해 점차 구체적이고 현실화되기 시작했습니다. 이런 과정을 통해 자그마한 몇 가지를 얻어낼 수 있었습니다. 물론 인슐린 주사의 매력도 알게 되었고 혈당강하제의 신속한 약효에 반하기도 했습니다. 하지만 반면, 자연에 순응하여 깨진 몸의 균형을 맞춰주는 치료방법이 있다는 것도 알게 되었고 이것이 제대로 된 치료이기에 여러분과 함께 공유하고 싶은 마음이 생기게 되었습니다. 이 책을 통해 제시하는 내용들은 때로 어려운 표현으로 남아 있는 것도 있고 또 어떤 면에서는 유치한 표현이 있을 수 있지만 이런 점 모두 양해해주시기 부탁드립니다. 아울러 당뇨병을 치료하고 예방하는 데 있어 이 책이 조금이나마 도움이 되기를 바랍니다.

2004년 6월
박경수한의원 원장
박경수

추천사

최근 대한당뇨병학회에서 발표한 내용을 살펴보면 당뇨병의 심각성을 느낄 수 있습니다. "향후 10년 내에 전 국민의 4분의 1 정도가 당뇨병으로 직·간접적인 피해를 입는 당뇨대란이 우려된다. 또 이로 인해 노동력 상실과 연간 1조 3천억 원을 넘는 당뇨병 관련 의료비가 지출돼 국가재정에도 막대한 지장을 초래하는 당뇨대란이 나타날 것이다"는 우려를 발표한 것입니다.

이런 사실은 우리가 가벼이 넘어갈 수 없는 문제인데, 특히 의사들로서는 경계하고 경보를 울려주어야 할 사실인 것입니다. 당뇨병의 원인에 대해서 여러 가지 말들이 많지만 당뇨병 환자가 계속해서 늘어나고 잘 낫지 않는 것은 역시 식생활과 연관되어 있습니다. 오염된 음식과 편향된 식사습관, 과식하는 습관, 스트레스의 증가, 운동량의 축소, 오염된 환경이 바로 문제입니다. 그래서 이런 상황에 대해 경보를 해주고 또 생활습관도 계몽해야 하는 것이 의사의 본분이라 하겠습니다.

또 합병증으로 인한 사망률에 있어서도 심혈관 합병증에 따른 사망자를 포함할 경우 당뇨병 사망자는 10만 명 당 80명꼴로 뇌혈관질환, 심장질환, 교통사고 등의 사인을 누르고 사망률 1위를 차지하게 되는 것으로 추정하고 있다고 하니, 앞으로 가장 주의하고 지금부터 미리 예방하고 계몽하여야 할 중요한 병이라 하겠습니다.

박경수 원장은 오래 전부터 이런 당뇨병에 대해서 깊이 연구하였는데 1995년부터 2년간은 중국 북경의 여러 병원들을 방문하여 당뇨병 치료의 대가라고 하는 명의들을 찾아서 연구의 깊이를 더하였으니 당뇨병 치료에 대한 그의 열정을 읽을 수 있는 대목입니다.

올해 6월에는 "한국당뇨병연구회"를 발족하여 보다 체계적이고 객관적인 연구의 기초를 다질 준비를 하고 있다고 하니 이런 연구와 노력들이 당뇨병을 정복하는 데 초석이 되기를 바라마지 않습니다.

또 금번에 이런 연구 자료를 일반인들이 보기 편하고 또 꼭 알고 지켜야 할 상황들만을 잘 정리하여 책으로 출판하니, 이 책이 많은 어려움을 겪고 있는 당뇨병 환자들에게 좋은 지침서가 되기를 진심으로 바랍니다.

2004년 5월 23일

안덕균(경희대학교 한의과대학 본초학 교수 역임)

추천사

한의학에서는 자연의 섭리를 대우주로 보고 인체를 소우주로 보아 대자연의 섭리 아래에서 이루어지는 인체의 생명활동을 관찰합니다. 이러한 학문의 특성상 우주의 법칙을 철학으로 설명하며 여기에 상응하는 인체도 철학으로 풀어서 나아갑니다. 그래서 한의학에서는 당뇨병을 인식함에 있어서도 이런 큰 관점을 벗어나지 않습니다. 즉 한의학에서는 크게 음식과 술, 방사(房事), 그리고 정신적인 스트레스를 원인으로 꼽고 치료를 하였다는 것이지요. 하지만 우리가 학교에서 배웠던 시절의 병과 지금의 병과는 차이가 있습니다. 병도 나름대로 꾸준히 발전과 진화를 하는데 어떤 때는 의학의 발전보다 그 속도가 빨라서 많은 의사들을 당황시키기도 합니다.

박경수 원장은 학교를 졸업하면서 일찍이 이런 난치병의 극복에 많은 시간과 정열을 쏟았는데, 중국 북경에서의 유학 생활을 통하여 당뇨병 치료법을 연구하기 위하여 뼈아픈 고생을 했습니다.

중국에 다녀온 후에 개인적인 만남에서 당뇨병 치료의 접근을 간(肝)이라는 관점에서 연구되어지는 유관학파가 있다는 사실에 나는 내심 깜짝 놀랐습니다. 왜냐하면 이제까지 당뇨병의 원인이 되는 장부와 치료해야 할 장부를 신장이나 비장의 관점에서 보아온 것이 대부분의 한의학적인 시각이었으며 또 내 시야의 전부였기 때문입니다. 앞으로 이러한 사고의 확장으로 당뇨나 기타 난치병의 연구를 확산시켜나가는 것이 한의학이 나아갈 방향이라고 생각되는 바입니다. 어렵게 연구되고 환자의 진료를 통해서 얻어진 여러 자료들이 책으로 출판되는 것에 대해서 개인적으로 높이 평가하는 바입니다.

특히 이 책은 당뇨병 환자들이 반드시 습득하여야 할 음식에 대해서 충분히 설명을 하고 있으며 한방에서 바라보는 당뇨병에 대해서 자세히 적어놓았기 때문에 많은 환자분들에게 큰 도움이 될 수 있을 것이라 생각되며 많은 환자들이 필독하여 치료에 큰 도움이 되기를 바랍니다.

2004년 5월 25일

구병수(동국대학교 한의과대학 신경정신과 교수)

推薦辭

當今，成爲韓國與中國共同的醫療問題之一的，是與延長平均壽命相提幷論的生活習慣病(成人病)以及老人病，此類疾病在中國已新升爲備受關注的疾病．特別是糖尿病，它是從國家方面來講也是非常重視的疾病．生活習慣病(成人病)，尤其和從年輕時開始的生活習慣有着很大程度的關系．

所以，豫防非常重要，而發病後想要改正生活習慣，是存在一定困難的．正因爲如此，對甚麽生活習慣會導致疾病，以及如何改掉它來避免疾病的發生，能否治療等等進行啓蒙是相當重要的．

我和朴慶洙院長1996年在北京相識的，他當時正在我所工作的協和醫院做糖尿病的研究．協和醫院是我的導師---中國著名的名醫祝諶予先生開設糖尿病問診，爲許多患者進行治療的醫院，是北京擁有豐富經驗和優良統計的較大醫院之一．朴慶洙院長在訪問我醫院期間，曾得到祝諶予先生的言傳身教，幷親自參與我對患者的診療過程，我也將醫療經驗傳授了他．

關于我對朴慶洙院長的印象方面，他爲了研究糖尿病的診治，只身來到北京，尋訪諸多醫院，聰穎好學，勤奮刻苦，收獲頗多．這種人眞求學的精神給我留下了極爲深刻的印象．現在他爲了進一步提高對糖尿病的療效, 造福患者, 得以出版這樣記載普通百姓必須信息的書籍, 我對此表視衷心的祝賀, 同時也眞誠地希望本書能够成爲糖尿病讀者們豫防和治療的指南.

2004年 5月 23日 北京에서 董振華

(北京協和醫科大學中醫科 敎授, 主任醫師,
中國政府 指定 名醫 祝諶予 先生 學術繼承人)

추천사(번역문)

오늘날 한국과 중국이 공통적으로 가지는 의료 문제 중의 하나는 평균
수명의 연장과 더불어 문제시되는 성인병(생활습관병) 및 노인병입니
다. 이런 질병들은 중국에서도 새롭게 주목받는 질병으로 떠오르고 있
으며 특히 당뇨병의 경우에는 국가적인 차원에서도 고려하고 있는 아
주 중요한 질병입니다. 성인병(생활습관병)은 특히 젊었을 때부터의 생
활습관과 많은 연관을 가지기 때문에 예방이 중요하고 또 발병한 후로
도 생활습관을 고쳐주어야 하는 어려움이 있습니다. 그래서 어떤 생활
이 병을 만들고 또 어떻게 바꾸어야 질병을 피하고 치료할 수 있는지에
대한 계몽은 아주 중요한 것입니다.

나와 박경수 원장과는 1996년 북경에서 만났는데 당시 내가 근무하
는 북경협화병원에서 당뇨병을 연구하였습니다. 북경협화병원은 나의
스승이며 중국에서 저명한 명의인 축심여 선생이 당뇨병클리닉을 운
영하며 많은 환자를 진료하여 좋은 경험과 통계들을 가지고 있는, 북
경에서 가장 큰 병원 중 하나입니다. 박경수 원장은 내가 근무하는 병
원을 방문한 기간 동안 축심여 선생으로부터 직접 가르침을 받았으며
내가 진료하는 과정에도 참가하여 내 경험들도 같이 공유하였습니다.

내가 박경수 원장에게서 받았던 인상적인 점은 당뇨병에 대한 연구

를 위해 혼자서 북경에 와서 여러 병원을 돌며 여러 가지 공부에 대한 점들을 빠르게 흡수하며 또 각고의 노력을 기울이던 모습이었습니다. 진실로 학문을 구하는 이런 정신은 정신 내게 아주 깊고 강인한 인상을 남겼습니다.

　이제는 당뇨병 치료에서 그 효과를 한층 더 끌어올려서 환자를 돌보고 있으며 또 일반인을 위한 이런 책을 출판하게 되었다는 소식을 전해 듣고 충심(衷心)으로 축하드리며 동시에 이 책이 당뇨병을 앓고 있는 여러분들에게 예방과 치료를 이끌어줄 수 있기를 진심으로 바랍니다.

2004년 5월 23일
북경에서 董振華
(북경협화의과대학 중의과 교수, 주임의사,
중국 정부가 지정한 명의 축심여 선생의 학술계승인)

나의 당뇨병 위험도는 얼마일까요?

다음 항목에 '예'와 '아니오'로 답한 후 '예'에 해당하는 항목수를 합한 것이 당신의 점수가 됩니다.

1. 아버지가 당뇨병을 앓고 있다. ( )
2. 어머니가 당뇨병을 앓고 있다. ( )
3. 어렸을 때부터 뚱뚱한 편이었다. ( )
4. 현재 몸무게가 표준체중보다 더 나간다. ( )
5. 최근 소변을 보는 횟수가 늘어났다. ( )
6. 한 번에 보는 소변양이 늘어났다. ( )
7. 요즘 밤에 깨서 소변을 보는 경우가 잦아졌다. ( )
8. 전에 비해서 물을 자주 마신다. ( )
9. 갈증 때문에 잠을 깨는 경우가 자주 있다. ( )
10. 평소 식습관이 불규칙하고 폭식을 하는 편이다. ( )
11. 요즘 식사량이 많이 늘어났다. ( )
12. 간식을 자주 먹는다. ( )
13. 식사 후 금방 허기가 진다. ( )
14. 하루 세끼 식사로 부족하여 식사를 더 자주 한다. ( )
15. 최근 습진 같은 피부병이 자주 생긴다. ( )
16. 예전과 다르게 한번 상처가 생기면 잘 낫지 않는다. ( )
17. 특별한 이유 없이 피부가 자주 가렵다. ( )
18. 발가락이나 손가락에 저린 느낌이 자주 생긴다. ( )
19. 발가락이나 손가락에 감각이 예전과 다르게 둔해진 것 같다. ( )

20. 특별히 눈을 혹사하지 않는데도 자주 아프다.   (   )

21. 최근 시력이 많이 떨어졌다.   (   )

22. 쉽게 피로를 느낀다.   (   )

23. 식사를 잘 하는데도 체중이 줄어든다.   (   )

24. 요즘 일상생활에 의욕이 많이 없어졌다.   (   )

25. 평소 규칙적인 운동을 거의 하지 않는다.   (   )

26. 요즘 스트레스를 많이 받고 있다.   (   )

27. 감기 같은 사소한 병이 끊이질 않는다.   (   )

28. 요즘 혈압이 높다는 말을 자주 듣는다.   (   )

- 0~15점 : 안심

  당뇨를 의심할 만한 특별한 이상이 없습니다.

- 16~22점 : 조심

  당뇨로 갈 수 있으니 미리미리 조심합니다.

- 23점 이상 : 병원으로 가세요!

  당뇨를 의심해 봐야 하는 위험신호가 들어왔으니 빨리 검사를 해보세요!

제1장 ● 당뇨병이란

1. 기본지식

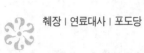

췌장 | 연료대사 | 포도당

우주의 오묘한 법칙이 조화를 이루며 생명현상을 유지하고 있는 우리 몸에는, 췌장이라는 소우주가 있습니다. 입과 위장에서 들어온 연료를 소화하고 흡수하며 또 필요에 따라 공급하는 일을 연료대사(Fuel metabolism)라고 하는데, 췌장은 이러한 일련의 과정에 중추적인 역할을 합니다. 당뇨라는 질병을 알기 위해서는 연료대사와 췌장에 주목해야 합니다.

1) 췌장

길이 15cm, 너비 5cm, 그리고 무게 100g 정도의 생물학적 수치를 가지고 있는 췌장은 위와 십이지장 사이에 누워 있는 형태로 우리 몸속에 존재하고 있습니다. 크게 2부분으로 나눌 수 있는데, 첫째는 각 기관과 연결되어 있어 소화효소(췌장즙)를 분비하는 곳으로 그 양은 하루에

1,000cc 정도에 달하며 이 액의 ph는 8.5 정도로 약알칼리성을 띱니다.

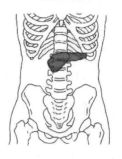

    따로 떨어져 섬같이 존재하는 췌장의 또 다른 부분은 '소도'라고 하고 혹은 처음 발견한 사람의 이름을 따라서 '랑게르한스 소도 (Langerhans islets)'라고도 부릅니다. 이곳에서는 주로 들어온 연료를 저장하고 또 모자라면 방출하는 일을 하는데, 특히 소도에서는 알파, 베타, 감마, 에프세포가 공동체로 작업을 진행합니다. 소도의 75%를 차지하고 있는 베타세포에서는 연료 저장을, 20%를 이루고 있는 알파세포에서는 연료를 방출해 공급하는 일을 맡아서 한답니다. 여기서 바로 인슐린, 글루카곤, 소마토스타틴(somatostatin)이라는 3가지 중요한 호르몬을 만들어내고, 이 호르몬들이 서로 밀고 당겨 엎치락뒤치락하며 몸 안의 연료를 일정하게 조절하는 작업을 합니다.

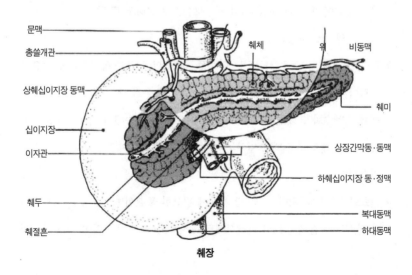

췌장

2) 연료대사

앞서 언급한 바와 같이, 몸을 유지하고 이끌어나가는 데 기본이 되는 것 중 하나가 바로 영양분을 소화하여 저장하기도 하며 필요한 곳에서 소모하게 하는 '연료대사'라는 것입니다. 영양분은 음식의 형태로 우리 몸에 들어오는데, 음식은 호흡을 통한 산소 공급과 더불어 몸이라는 소우주를 움직이는 가장 기본이 되는 연료입니다.

이러한 음식을 통한 연료를 한의학에서는 '수곡지정(水穀之精)'으로 표현하고 '음식을 통한 에너지원'이라고도 합니다. 그래서 수곡지정을 '후천지기(後天之氣)'라고 하고, 호흡을 통해 받아들이는 산소를 '천공지기(天空之氣)'라고 부르기도 합니다. 그럼 음식을 통한 연료 중, 직접 에너지원이 되는 주연료 3가지에 대해 알아볼까요?

● **몸에서 포도당으로 변하는 탄수화물** _ 설탕과 같은 당류와 곡물, 감자, 고구마, 빵, 밀가루와 같은 전분(녹말)을 말한다. 탄수화물은 몸에 들어가면 소화 흡수되어 포도당(glucose)이라는 모습으로 변하고 또 당원(glycogen)이라는 모양으로 저장된다.

● **탄수화물 대신 연료로 사용되는 단백질** _ 세포의 성장과 복구작업에 필요한 물질이며 병마와 싸우는 항체의 생산을 돕기도 한다. 또 탄수화물이 부족할 때에는 탄수화물 대신 연료로 사용되기도 하며, 몸속에서 아미노산(amino acid)의 형태로 흡수되고 일부는 지방이나 탄수화물의 형태로 바뀌어 다시 저장된다.

● **연료의 저장형태, 지방** _ 세포막 재생에 필요한 물질이며 남아도는 포도당이나 단백질과 같은 연료의 저장형태로도 사용된다. 그래서 많이 먹는 사람이

살이 찌는 것은 남은 연료가 지방형태로 몸에 저장되기 때문이다.

중요한 것은, 이런 연료들이 에너지를 내거나, 비축해뒀다가 비상시 적재적소에 사용할 수 있어야 한다는 것입니다. 이런 연료대사의 '대사(代謝)'는 원래 '새로운 것으로 바뀌어 헌 것이 사라진다'는 뜻입니다. 즉, 몸속으로 흡수된 영양소가 차례로 형태를 바꿔가는 과정을 일컫는 말이죠.

3) 포도당

자 그럼, 오늘 무엇을 먹었는지 한번 생각해볼까요? 우리가 섭취한 음식은 그 맛으로 군침을 삼키게 하고, 기분 좋은 포만감을 줄 뿐만 아니라 연료원으로 주역할을 한답니다. 탄수화물은 분해되어 포도당이나 당원의 형태로 되고, 지방과 단백질도 그 연료형태에서 직접 작용하거나 포도당으로 바뀌어 저장되고 또 소모됩니다. 즉, 3대 영양소라고 불리는 연료원에서 공통적으로 만들어내는 것이 바로 포도당입니다. 하지만 포도당은 주연료라는 점 말고도 앞에서 언급한 연료대사를 조절하는 지표가 된다는 점에서 아주 중요합니다. 즉, 포도당이라는 연료가 길(혈액)에 많이 있어 남아돌게 되면 저장능력(인슐린)이 향상되어 포도당이라는 연료를 간과 근육에 저장합니다. 반대로 길(혈액)에 포도당이 줄어들면 펌프(글루카곤)가 작동하여 간에서 당원을 분해하여 포도당을 만들어서 길(혈액)에는 항상 일정한 연료가 있게 만들어주는 것입니다. 포도당은 이런 조정자의 역할로서 연료대사의 중요한 위치를 차지하고 있습니다.

2. 당뇨병의 정의

 인슐린 저항성 | 인슐린 저항성 증후군(대사증후군, Syndrome—X)

앞서 말씀드린 바와 같이, 췌장의 소도에 있는 알파세포와 베타세포는 호르몬이라는 아주 특수한 제품을 만들어냅니다. 알파세포는 몸에 저장되어 있는 연료를 펌프처럼 밖으로 빼내 사용할 수 있는 상태로 만드는 글루카곤을, 베타세포는 연료를 비축하는 일을 하는 인슐린을 만듭니다. 중요한 것은, 각각 따로 작용하는 것이 아니라 몸 전체의 연료대사가 일정한 수치를 유지하며 넘치거나 모자람이 없도록 함께 역할을 수행한다는 것입니다.

간단히 말하면 당뇨병은 이 인슐린을 만드는 베타세포에 문제가 생겨 인슐린이라는 제품생산에 차질이 생기는 병이라 할 수 있습니다. 인슐린의 연료 저장작업이 제대로 되지 않는데 글루카곤은 비슷한 수준으로 계속 만들어내니 상대적으로 공급이 더 많아지게 되는 것이지요. 결국 연료들이 필요한 곳에 저장되지 못하고 혈액 속에서 우왕좌왕하다가 연료대사가 제대로 진행되지 못하는 상황을 당뇨병이라 합니다. 이때, 혈액에서 측정된 연료(포도당)는 공복상태에서 140mg/dl 이상으로 나타나, 베타세포의 1/2 이상이 심각한 손상을 입었음을 말해줍니다.

좀 다른 각도로 접근해볼까요?

대부분의 사람들은 당뇨병에 대해 포도당이 소변으로 나오는 병으로 알고 있습니다. 반은 맞고 반은 틀린 대답! 말 그대로 풀이해보면 '당이 소변으로 나온다'인데, 옛날에는 소변의 양이 늘고 개미가 소변에 몰리는 것을 보고 '달다'는 의미에서 당뇨라고 했으니 크게 다른 것도 아닙니다. 이 단맛의 소변이 포도당이라는 사실은 1815년에야 밝혀지게 됩니다. 만약 당뇨병이라는 이름을 현실에 맞게 바꾼다면 '고혈당병' 혹은 '고혈당증'이라는 이름이 가장 적당하지 않을까요.

---

1) 인슐린 저항성

혈액 속의 포도당은 주로 당원의 형태로 근육이나 지방에 저장됩니다. 특히 근육세포에서는 미토콘드리아가 에너지(APT)를 만들어내기 위한 연료로 사용되기도 하죠. 이처럼 포도당을 각 근육세포와 지방으로 이동시키는 역할을 맡은 것이 바로 인슐린입니다. 하지만 포도당이 흡수되지 않아 몸에 이상이 생기는 경우가 있는데,

첫째, 세포 표면에서 포도당의 출입이 금지당하는 경우와

둘째, 세포 표면에서는 통과하지만 세포 안으로 진입하는 것을 도와주는 물질인 'GLUT-4'라는 수송체가 자신의 역할을 다하지 못하는 경우가 그것입니다.

어려운 말로 전자를 수용체 결함, 후자를 수송체 결함이라고 합니다. 조사에 의하면 수송체 결함이 수용체 결함보다 훨씬 많다고 합니다. 이렇듯 근육과 지방에서 인슐린의 작용에 이상이 생긴 것을 인슐린 저항성이라고 합니다.

인슐린 저항성이 무서운 것은 우리 몸이 자꾸 더 많은 인슐린을 만들게 되어 결국 고혈압, 고지혈증은 물론 심장병, 뇌졸중, 당뇨병 등의 발병률을 높이는 결과를 가져오기 때문입니다. 인슐린 저항성이 심한 그룹은 인슐린 저항성이 없는 그룹에 비해 당뇨병은 10배, 고혈압은 1.8배, 이상지혈증은 2.8배, 고콜레스테롤혈증은 2.5배, 지방간은 3배 등의 발병률을 나타내는 것으로 조사된 바 있습니다.

2) 인슐린 저항성 증후군(대사증후군, Syndrome-X)

이렇듯 인슐린 저항성으로 인해 더 심각한 2차적 질병이 찾아오게 되는데 이러한 것을 인슐린 저항성 증후군 즉, X-증후군이라고 합니다. 결국 인슐린 저항성이라는 뿌리 위로 당뇨병, 고혈압, 고지혈증 등의 질병이 생기게 되는데 그 뿌리의 양분은 게으름, 운동부족, 과식, 스트레스, 약물남용이라는 잘못된 생활습관에서 비롯된다는 것입니다. 그러니 인슐린 저항성이 당뇨병에 있어서 얼마나 중요한 문제인지 아시겠죠?

불량 인슐린이 분비되면 원래의 작용을 하지 못하는 베타세포에서 계속해서 새로운 불량 인슐린을 더 많이 만들게 되고, 결국 간에서의 지방합성이 많아져 혈중에 좋은 지방은 줄고 나쁜 지방은 늘어나게 됨니다. 결국 비만이라는 결과로 이어지는 것이죠. 30대 이후 체중이 늘면서 지방이 내장 쪽에 집중되어 팔과 다리는 가늘면서 배만 볼록하게 나오게 되는 비만은 거미를 연상시킨다는 뜻에서 '거미형 비만'이라 부르기도 합니다.

한편, 그동안 대사증후군의 원인으로는 체지방의 중요성만 알려져 왔지만 정작 중요한 골격근에 대해서는 별로 거론되지 않았습니다. 연령과 성별에 따라 차이가 있기는 해도 골격근은, 체중의 35~40%를 차지하며 말초조직 중에서도 포도당 흡수와 저장의 80% 이상을 차지하는 중요한 곳입니다. 골격근의 양이 줄어들거나 기능이 떨어지면 포도당 이용률이 감소되어 인슐린 저항성을 악화시키는 결과를 초래하기도 합니다. 결국 내장지방량에 대한 골격근량의 비율이 인슐린 저항성을 결정하는 중요한 지표가 된다는 뜻입니다.

정리하자면 인슐린 저항성을 개선하기 위해서는 내장지방의 감소와 함께 골격근량을 증가시켜야 하며, 이를 위해 음식을 통한 균형을 맞추어야 한다는 것입니다. 여기서 중요한 것은 이런 인슐린 저항성 증후군에 대한 치료가 바로 당뇨병 치료의 근본이 된다는 것입니다.

인슐린 저항성 증후군(대사증후군) 진단

다음 5가지 중 3가지 이상이면 판정됩니다.
- 복부비만: 허리둘레가 남성 102cm(동양 남성 90cm) 이상, 여성은 88cm(동양 여성 80cm) 이상.
- 중성지방: 150(mg/dl) 이상.
- 고밀도 콜레스테롤(HDL): 남성 40(mg/dl) 미만, 여성 50 미만.
- 혈압: 수축기 130(mmHg) 이상 또는 이완기 85 이상.
- 공복 혈당: 110(mmHg) 이상 또는 당뇨병 치료 중.

출처: 미국 국립콜레스테롤 교육프로그램(NCEP)

3. 당뇨병의 역사

 서양 | 동양 | 우리나라

물고기, 어패류 등에도 당뇨병이 있는 것을 보면 당뇨병의 역사는 인류가 이 땅에 정착해 뿌리를 내리기 전부터 시작되었다고 해도 과언이 아닙니다. 이집트의 '테베스의 묘지'에서 '파피루스'에 적혀 있는 '극도의 다뇨'라는 기록을 볼 때 이미 그 이전부터 당뇨병은 인류를 괴롭히기 시작했던 모양입니다. 그럼 간단히 당뇨병의 역사에 대해 정리해 보겠습니다.

- **서양에서는** _ 로마시대에는 처음으로 임상적 치료법을 기술했는데, 살이 빠지면서 중태에 빠진다는 설명과 함께 치료로는 운동을 권장하고 식사량을 줄이라는 제법 현대적인 해석까지 나와 있다. 서기 90년 로마시대의 아레타우스는 "이 병은 매우 이상한 병으로 환자는 자주 소변을 보며 소변은 작은 개울처럼 계속 흘러나온다. 물을 마시거나 소변보는 것을 멈추는 방법은 없

으며 물을 마시지 않으면 목이 타서 견딜 수 없고 불덩어리 같은 것이 뱃속을 헤매는 것 같은 느낌을 준다. 살과 뼈가 녹아서 소변으로 나오는 듯한 질병이다"라고 당뇨병 상태를 기록했다.

라틴어로 당뇨병을 '다이아베테스 멜리투스'라고 하는데, 다이아베테스는 '높은 곳에서 낮은 곳으로 물을 흘려보내는 관' 즉 다뇨(多尿)를 뜻하며, 1756년 영국의 쿨렌은 다이아베테스라는 말 뒤에 '달다'는 뜻의 멜리투스라는 행동사를 붙였다. 즉, 단 오줌이 많이 나온다는 병의 어원이 이때 만들어졌고, 이 단맛의 오줌이 포도당이라는 사실이 1815년 밝혀지게 된다.

- **동양에서는** _ 춘추전국시대에 쓰인 『황제내경(黃帝內經)』에 소갈(消渴)이라는 이름으로 기록되었고, 기원전 2세기에 장중경(중국 한나라 말기의 의사)이 '목이 말라서 많이 마시고 또한 몸이 마른다'고 하여 당뇨병에 대한 아주 정확한 증상들이 서술돼 있다. 또한 감염증, 비만, 미식과 관계있다는 기록도 있는 것으로 보아 많은 연구가 있었던 것으로 추측된다. 인도에서는 서기 6세기에 다음과 같은 기록이 있다. "이 병은 곡식가루를 많이 먹음으로써 생기고 빈뇨, 구갈, 무기력, 성욕감퇴, 괴저 등의 증세가 일어난다. 그 원인은 간장과 신장의 관계가 고르지 못한 데 있다."

- **우리나라에서는** _ 13세기 중엽 고려 고종 때 『향약구급방』에 소갈(消渴)이라고 나와 있고 1497년 세종대왕 때 완성된 『향약집성방』에는 '소변이 달다'라고 기술되어 있다. 『세종장헌대왕실록』에는 세종대왕이 곁에 앉은 사람도 알아볼 수 없을 만큼 안질에 시달리고 옆구리에 종창과 풍질 등의 병에 걸렸다는 기록이 나와 있는데, 이것이 바로 당뇨병 합병증에 관한 기록이다. 1613년 광해군 5년 『동의보감』에는 소갈증에 대한 자세한 기록과 당의 섭취제한과 안정 등이 필요하다고 적혀 있다. 하지만 1970년대까지만 해

도 당뇨는 그다지 중요한 질병이 아니었다. 1980년대 이후 생활이 서구화되면서 현재는 당뇨대란이라는 말이 나오는 심각한 상황에 이르렀다.

4. 한의학에서 말하는 당뇨병 : 소갈

 소갈이란 | 신장정(腎藏精) | 비주운화(脾主運化) | 간주소설(肝主疏泄)

1) 소갈이란

한의학에서 '당뇨'라는 명칭은 없습니다. 한의학의 원전이라 일컬어지는 『황제내경』이나 『금궤요략(金匱要略)』에는 '소갈'이라는 표현이 나오는데 이것이 현대의 당뇨병을 포괄하는 개념이라 할 수 있습니다. 한마디로 소갈이란 열(熱)에 의해 몸의 진액(혈액, 호르몬, 침 등을 포괄하는 체액성분)이 부족해진 상태를 말합니다.

한의학에서 말하는 소갈의 원인은 현대의 그 해석과 비슷합니다. 옛 문헌에도 체질적으로 약하게 태어났거나 음식을 잘못 먹거나 비만과 스트레스 등을 그 원인으로 기록하고 있습니다. 이렇듯 병이 생기는 원인에 대한 관찰은 표현하는 방법에서 문화적인 혹은 의학적인 차이가 있을 뿐 당뇨병이나 소갈이나 크게 다르지 않습니다. 원인과 병을 만드는 과정은 달라도 '열'의 발생과 몸의 약함을 그 근본으로 하고 있기 때문이죠. 다시 말하면 선천적으로 몸이 건강하지 못하게 태어난 사람이 후천적으로 내부 장기, 특히 소화기와 간장에 열을 발생시킴으로 생기는 병이 바로 소갈이고 당뇨병이라는 것입니다. 이제 어떤 기능이 떨어지면 소갈이 발생하는지 보다 자세히 살펴보도록 하겠습니다.

2) 신장정(腎藏精)

한의학에서 말하는 신장은 양방에서 말하는 재흡수와 배출을 주업무로 하는 신장과는 개념적인 차이가 있습니다. 한의학에서 말하는 신(腎)은 한마디로 말하자면 선천적으로 타고난 생명력입니다. 신허(腎虛)를 당뇨병적인 말로 풀어보면 저체중아(2.5kg 이하)로 태어났거나 혹은 멀쩡하게 보여도 몸이 약하여 병치레를 잘하게 되는 상태를 가리키며 혹은 선천적으로 당뇨병 체질(유전)을 물려받았음을 의미합니다.

신장은 여러 가지 일을 하는데, 그 중 하나가 정(精)을 갈무리하는 작업으로 이를 '신장정'이라고 합니다. 글자 그대로 풀어보면 '신(腎)이 정(精)을 저장한다'는 것이지요. '정'이라고 하는 것은 몸에서 필요로 하는 가장 근본이 되는 물질들을 의미하는데 남성의 정액 혹은 여성의 난자를 포함하기도 하고, 음식으로 섭취한 '수곡지정'이라는 영양소를 의미하기도 합니다. 생명을 이끄는 근본이 되는 물질은 모두 '정'이라고 표현할 수 있죠.

한편, 생명활동을 지시하는 프로그램을 '신(神)'이라고 하며 현대의학으로 말하자면 정보전달을 의미합니다. 신경이나 호르몬 혹은 c-AMP, Ca^{2+}와 같은 것들을 말하는데 생명유지를 위한 전문적인 정보전달 요원들입니다. 신장정이란 직접 저장하는 행위와 이를 명령하는 정보의 의미를 모두 포함한 의미이며, 소갈이 일어나는 원인 중 중요한 원인을 차지하는 선천적인 요인으로 인해 장정하는 기능이 약하다는 것을 의미합니다. 한마디로 요약하자면, 수곡(음식)으로부터 얻은 정(포도당, 지방)을 근육이나 지방에 저장하는 기능에 문제를 가지고 있는 상황을 말하며, 이는 바로 현대의학에서 말하는 '인슐린 저항성'을 의미하는 것입니다.

3) 비주운화(脾主運化)

한의학에서는 신을 선천지본(先天之本)이라 하고 비(脾)를 후천지본(後天之本)이라고 합니다. 즉, 태어날 때부터 간직한 생명력이 신(腎)이라고 하면 음식을 통해서 이런 생명력이 쉴 새 없이 발휘되도록 만들어주는 것이 비(脾)라는 것이죠.

소화기로서 비의 기능을 살펴보면, 소화와 흡수 그리고 영양분을 필요한 장소로 운반하는 것까지가 그 소관업무입니다. 음식물이 들어오면 우선 위의 작용을 거치고 다시 소장에서 영양소를 흡수하고 필요 없는 부분은 다시 대장으로 보내집니다. 그런데 간장은 이런 작용 하나하나에 영향을 미치게 됩니다. 즉, 소화흡수, 운반에 필요한 모든 에너지 대사를 총괄하여 비위(脾胃)와 장(腸)이 일을 잘할 수 있도록 도와주는 것을 소설(疏泄)이라 하고 '간주소설(肝主疏泄)한다'고 합니다. 간의 소설을 밑바탕으로 하여 흡수된 영양물질은 비의 운화작용을 거쳐서 폐로 흘러들어가고 여기서 다시 폐(肺)가 받아들인 공기와 합쳐져서 생명활동을 영위할 수 있는 기본적인 것들을 만들게 되는 것이죠.

그런데 음식을 너무 많이 먹거나 혹은 해로운 음식을 먹는 것이 오랜 시간 반복되면 비는 힘을 잃게 됩니다. 이렇게 떨어진 기능 중 가장 대표적인 것이 운화(運化)기능으로, 이런 문제가 생기면 소갈이라고 하는 나쁜 병으로 한걸음 더 접근하게 됩니다.

4) 간주소설(肝主疏泄)

한의학을 전공한 사람이라고 하더라도 이 문제를 완전히 이해하는 것이 쉽지 않을 만큼 어렵지만, 소갈이라는 병을 말할 때 이 문제를 잘 이해하고 넘어가지 않으면 병을 풀어서 설명하고 이해하는 것이 어려워집니다.

소통하고 선설(宣泄)한다는 것은 몸에서 에너지 대사가 일어날 때에 막힘없이 뚫어주고 또한 쓰고 남은 것들을 배설하고 적당히 분비해낸다는 말입니다. 이 기능은 다방면으로 많은 영향을 미치기 때문에 한의학에서는 간(肝)을 오장육부지적(五臟六腑之賊)이라고 하여, 간의 소설 기능이 문제가 생기면 인체 전반에 걸쳐서 여러 가지 문제를 일으킬 수 있으므로 중요시 해왔습니다.

당뇨병과 연관지어 설명하면 저장되어 있는 에너지원인 당원이나 중성지방을 분해하여 포도당으로 만들어 소비될 수 있는 상태로 만드는 기능을 '간주소설'이라고 합니다. 당뇨병이라는 것은 이런 소설(疏泄)기능이 항진된 상태를 말하며, 저장된 에너지원을 꺼내 사용할 수 있는 상태로 만들어주는 작용이 계속해서 일어나는 상황을 말합니다.

그런데 소갈에서 이렇게 소설이 항진되는 것은 2가지 경로를 통해서 나타나게 됩니다. 1가지는 몸으로 흡수되는 음식물의 양이 늘어남에 따라 몸의 소화흡수기능이 과열된 상태이며, 나머지는 정신적인 스트레스가 계속돼 간의 에너지가 막히게(울체)되어 해야 할 일들을 잘하지 못하게 되는 상황이 그것입니다. 이 상황을 극복하기 위해 소설기능은 스스로가 더 항진되어 막힌 것을 풀려고 합니다.

좀더 쉽게 요약해보면 몸이 약하게 태어났거나 당뇨병의 유전적인 소인을 가진 사람이 음식이라는 에너지를 계속적으로 많이 섭취하게 되면 몸에서는 일단 소화흡수하는 기능이 항진됩니다. 또 운동을 하지 않기 때문에 이런 에너지가 소모될 수 있는 길도 줄어들게 되니 몸에서는 당연히 에너지의 소중함을 잊게 되는 것이죠. 우리 몸은 인류가 출현한 300만 년의 역사 중 299만 5550년 동안 식량이 없을 때의 긴급한 상황에 대한 정보를 가지고 있어 에너지의 소중함을 잘 알기 때문에 저축하고 대비하는 태세를 지켜왔습니다. 그런데 갑자기 그럴 필요성을 전혀 느끼지 못할 상황들이 일어나자 혼란이 온 것입니다. 이제는 저장할 필요가 없다고 몸이 판단해버리는 것이죠. 그래서 장정하는 기능은 쇠퇴하고 상대적으로 글루카곤 계통의 기능은 계속해서 항진된 상태에서 소설기능이 유지되는 것입니다.

여기서 중점적으로 알아둬야 할 것은 3가지 기능의 항진과 저하가 동시에 나타나야 소갈, 즉 당뇨병이 유발된다는 것입니다. 다시 말해, 신허＋소설항진한 상황이 비의 운화기능 혼란과 함께 일어나야, 그리고 이러한 상황이 악순환될 때 당뇨병이 만들어진다는 것입니다.

장정, 소설 같은 말과 인슐린, 혹은 글루카곤의 기능과 표현이 어렵게 느껴진다면 쉽게 "에너지가 늘 넘쳐나서 저장하려는 기능 자체가 퇴화된 상태"와 "혈당수치를 갑자기 너무 많이 높이고 떨어뜨리는 과정의 반복으로 당을 조정하는 기능이 혼란해진 상태"로 요약한다면 이해가 빠르실 겁니다.

한의학의 소갈과 양의학의 당뇨병은 무엇이 다른가?

산은 하나인데 앞에서 보니 둥글고 뒤에서 보니 울퉁불퉁하게 생겼더라도 그것은 엄연히 같은 산입니다. 당뇨병의 치료에 있어서도 앞에서 올라가는 방법과 뒤에서 올라가는 방법이 바로 양·한방의 차이라고 볼 수 있지만, 현실에서는 앞과 뒤 둘 중 각자가 편하고 좋은 것을 선택하여 정상에 올라야 하는 것입니다.

혈당이 너무 높아서 한약만으로 떨어뜨리기 힘들다면 당분간은 양약을 함께 사용하는 것도 한 방법입니다. 또 필요하면 비타민이나 무기질 제제를 복용하기도 합니다. 한약은 양약보다 근본적인 부분을 치료하기 때문에 근본은 한약으로 치료하는 것이 효과적입니다.

제2장 ● 당뇨병의 분류

인슐린 의존형 당뇨병(제1형 당뇨병)
인슐린 비의존형 당뇨병(제2형 당뇨병)

1. 인슐린 의존형 당뇨병(제1형 당뇨병)

 유전적 요인 | 환경적 요인

당뇨병은 베타세포에 생긴 이상증상 유형에 따라 크게 몇 가지로 분류됩니다. 첫 번째는 인슐린을 만들어내는 기능이 망가져서 생기는 인슐린 의존형 당뇨병(제1형 당뇨병)입니다. 이 경우 외부에서 인슐린을 투여하지 않으면 연료대사에 당장 문제가 생기기 때문에 생명까지 위험할 수 있습니다. 두 번째로 베타세포에서 인슐린은 생산되지만 제대로 작동하지 않은 경우를 인슐린 비의존형 당뇨병(제2형 당뇨병)이라고 합니다. 그 외에 임신성 당뇨병, 내당능장애, 2차성 당뇨병 등이 있습니다.

인슐린 의존형 당뇨병은 전체 당뇨병 환자의 5~10%를 차지하며 베타세포가 망가져 인슐린을 생산해내지 못하거나, 생산하더라도 몸이 필요로 하는 양에 턱없이 부족한 경우를 말합니다. 대개 세포의 80~90%가 파괴되면 제 역할을 할 수 없고 몸 안의 연료대사를 조절하지 못해 고혈당 상태가 됩니다. 이런 경우는 주로 15세 미만에서 나타나며 요즘은 제1형 당뇨병을 자가면역질환군(몸속에 있는 세포를 병균으로 오인하여 생기는 병)으로 간주하고 있습니다.

1) 유전적 요인
가족이나 친척이 이 병을 가지고 있다면, 정상적인 경우에 비해 발병률이 3~5배 높게 조사됐고, 일란성 쌍생아의 경우 두 아이 모두 발병률이 50%로 나타났습니다.

2) 환경적 요인
바이러스가 감염되어 베타세포를 직접 파괴하거나 혹은 앞서 설명했듯이 자가면역을 일으켜 파괴하는 경우를 말합니다. 멈프스(mumps, 이하선염), 흔한 감기바이러스인 콕사키(coxackie), 풍진바이러스 등이 주된 원인 바이러스입니다.

2. 인슐린 비의존형 당뇨병(제2형 당뇨병)

 유전 | 비만 | 운동량 부족 | 먹거리의 변화 | 스트레스 | 체내 유해독소 축적 | 약물

전체 당뇨병 인구의 90% 이상을 차지하는 인슐린 비의존형 당뇨병은 베타세포의 일부가 망가져 인슐린을 충분히 생산하지 못하거나 불량 인슐린을 생산하는 바람에 기능을 제대로 수행하지 못하는 경우를 말합니다. 그 결과, 포도당이라는 연료가 지방과 근육에 저장되지 못하여 혈액 속에 그대로 쌓이게 되고, 반대로 포도당의 공급을 돕는 글루카곤의 생산을 억제하지 못해서 몸속 구석구석까지 포도당이 넘치는 상황이 벌어지게 되는 것입니다.

- 베타세포에서 생긴 고장 _ 고장 원인은 베타세포 기능에 이상이 생기면서 섬유화되거나 아밀로이드 등의 찌꺼기 등이 만들어진 때문으로 추정하고 있다.
- 계속 배출되는 글루카곤 _ 알파세포에서 생산되는 글루카곤은 혈액 중의 포도당 양이 적어지거나 인슐린이 적게 분비되면 펌프가 작동하여 연료공급

을 수행하는 정밀한 호르몬이다. 그런데 인슐린에 문제가 생겼는데도 간에서는 인슐린의 양을 제대로 판단하지 못하고 글루카곤으로 하여금 간에 저장돼 있는 당원을 포도당으로 바꾸어 공급하게 함으로써 고혈당을 초래하게 된다.

- 세포 내로 흡수되지 못하는 포도당 _ 앞서 설명했듯이 인슐린이 포도당을 세포 내로 넣어주려는 작업을 제대로 못하는 것을 인슐린 저항성이라고 한다. 포도당이 몸 안에서 연료로 사용될 때 인슐린의 중개작용이 필요한 곳은 약 30% 정도. 또 그 중 근육세포에서 80~90%, 지방조직에서 10~20%의 포도당이 각각 소비된다고 볼 수 있다.

1) 유전

유전적 원인이 중요한 역할을 한다는 것은 이미 밝혀져 있지만 아직 구체적인 유전자를 발견하지는 못한 상황입니다. 당뇨병 환자의 가족에서 당뇨병 발병률은 평균 유럽 38%, 아시아 19%라는 조사보고가 있습니다. 또 부모가 모두 당뇨병일 경우 자식의 58%가, 부모 중 어느 한쪽이 당뇨병인 경우는 27%가, 부모가 모두 건강할 경우는 0.9%가 발병한다는 연구결과도 있습니다. 한편 일란성 쌍생아에서는 한쪽이 제2형 당뇨병일 경우 다른 쪽에 발생될 확률은 90% 이상인 것으로 밝혀져 제1형 당뇨병에 비해 유전적 원인이 더 큰 것을 알 수 있습니다.

2) 비만

비만증(내장비만)을 가진 사람은 인슐린 비의존형 당뇨병 발병률이 높은 것으로 조사됐습니다. 내장비만이란 복강(대장이나 소장 등을 둘러

싸고 있는 막) 안쪽에 차 있는 지방을 말하는데, 주목할 것은 미국비만
학회 학술지에 발표된 내용에 따르면 특히 동양여성이 서양여성보다
내장비만이 많아 주의가 필요하다는 것입니다.

서구형 비만은 제2형 당뇨병과의 관계가 60~70%이며, 한국에서는
30% 정도로 알려져 있습니다. 이것이 조사된 시점과 발병시점의 차이
로 정확한 통계라고 보기 힘들다 해도, 30% 이상이 비만과 연관된다는
점은 부인할 수 없는 사실입니다.

3) 운동량 부족

문명이 발달하면서 모든 일은 점차 전문화돼 가고 있습니다. 굳이 몸을
움직이지 않아도 모든 일은 자동으로 처리되고 손가락 하나만 까닥하
면 TV가 켜지고 컴퓨터가 작동합니다. 얼마나 편리한 세상인지 모릅니
다. 하지만 에너지를 소비시키는 몸 체계를 생각했을 때는 오히려 큰
문제가 되어 질병을 일으키게 되는데 대표적인 질병이 바로 당뇨병입
니다.

운동부족은 비만으로 연결되고 결국 근육의 약화로 인슐린 저항성
을 유발하게 되는 것이지요. 한 보고서에 따르면 대학시절 운동선수였
던 여자의 당뇨병 발병률은 운동을 하지 않았던 여자보다 낮은 것으로
나타났다고 합니다.

4) 먹거리의 변화

오늘도 점심으로 햄버거나 피자를 드신 분이 많으시죠? 점차 생활이
서구화되면서 당연히 음식물 섭취에 있어서도 지방이 많은 음식을 자

주 먹게 되고 인스턴트 음식이 우리 식탁에서 차지하는 비율도 높아지고 있습니다. 하지만 이 모든 것은 바로 과다한 열량과 지방을 많이 섭취하게 된다는 나쁜 공통점을 가지고 있다는 사실을 아셔야 합니다. 형제 중에서도 높은 열량을 섭취하는 아이에게서 증상이 잘 나타난다는 보고가 있으니, 먹거리는 아무리 강조해도 지나치지 않은 문제입니다.

5) 스트레스

급변하는 사회, 각박해지는 현대의 가정, 직장 등에는 수많은 불안과 좌절, 증오, 공포, 근심, 짜증, 신경질, 초조 등의 스트레스를 초래하는 요소들이 가득합니다. 이것들이 오래 지속되는 경우 어떤 정상인이라도 건강을 유지하긴 힘들겠죠. 스트레스와 관련된 호르몬이 인슐린의 작용을 방해하고 이로 인해 면역력도 저하되는 등 당뇨뿐만 아니라 여러 성인병의 원인이 되기도 합니다.

6) 체내 유해독소 축적

자양분이 되는 토양, 매일 숨쉬는 공기, 마시는 물, 흡연, 식품 속의 방부제, 농약, 중금속 등 그 수를 헤아릴 수 없을 만큼 우리는 매일 각종 유해물질에 노출되어 있습니다. 우리가 섭취하게 된 독소들을 몸 밖으로 배출하지 못하고 체내에 축적하게 되면 저항력이 떨어져 여러 장기에 심각한 피해를 주고 당뇨의 주요 원인이 됩니다.

7) 약물

경구피임제, 이뇨제, 부신피질호르몬제 등 많은 약물이 알려져 있으나 아직 기전을 찾지는 못한 상황입니다.

이러한 여러 원인 외에도 후진국에서는 서구화된 지역, 또는 그런 직업을 가진 사람들이, 선진국에서는 소득과 교육수준이 낮은 계층에서 많이 나타난다고 합니다. 전통적인 식생활을 하고 육체노동이 많은 지역 주민에게는 인슐린 비의존형 당뇨병의 발생률이 낮고, 식사를 포함한 생활양식이 서구화되거나 농촌지역에서 도시로 이주한 경우 혹은 후진국에서 선진국으로 이민 간 사람들, 운동량이 적은 사람들에게서는 발생률이 현저하게 증가하는 것으로 조사됐습니다.

인슐린 의존형과 비의존형 당뇨병의 비교

	인슐린 의존형	인슐린 비의존형
발병연령	40세 이전(대개 15세 미만)	40세 이후
발병양상	급성	서서히 진행
체형	마른 체형	비만, 정상
자가면역	있음	없음
유전	낮다(10~25%)	높다(30~60%)
증상	삼다(다음, 다식, 다뇨)	무증상
합병증	신부전증이 나타나기 쉬움	망막증이 나타나기 쉬움

제3장 ● 당뇨병의 진단과 증상

당뇨병의 진단
당뇨병의 증상

1. 당뇨병의 진단

 당부하검사 | 당화혈색소 측정 | 공복 인슐린치 측정 | 소변 검사 | C-펩타이드 검사

당뇨병의 진단은 혈당의 정도로 정하게 되는데 일반적으로 정상인의 경우 혈당치는 80~110mg/dl 정도로, 공복시 혈당이 126mg/dl 이상이거나 식후 2시간의 혈당치가 200mg/dl 이상일 경우 당뇨병으로 진단됩니다. 아래는 최근 미국당뇨병학회에서 발표한 강화된 내용의 당뇨병 진단입니다.

	공복시 혈당	식후 2시간 혈당
정상	110mg/dl 미만	140mg/dl 미만
공복혈당장애	110~125mg/dl	140mg/dl 미만
내당능장애	126mg/dl 미만	140~200mg/dl
당뇨병	126mg/dl 이상	200mg/dl 이상

＊1997년 개최된 미국당뇨병학회에서는 기존 세계보건기구와 함께 당뇨병 진단기준의 문제점을 지적하고 새로운 당뇨병 진단기준을 제시하였으며, 현재 이 기준이 국제적으로 인정받고 있는 상황이다.

이 분류는 전보다 기준이 더 엄격해진 자료입니다. 과거에는, 공복혈당이 140mg/dl 이상이던 것이 126mg/dl 이상으로 바뀌었고, 예전에 당부하시험 결과가 정상인과 당뇨병 환자의 중간혈당치인 110~140mg/dl에 해당될 때 내당능장애로 분류했던 것은 그대로 두고, 공복혈당이 정상과 당뇨병의 중간인 110~125mg/dl으로 나타나는 경우 공복혈당장애란 용어를 추가했습니다. 물론 더 중요한 것은 혈당이 조금 높고 낮음이 아니고 당뇨병의 소인을 가지고 있는지 없는지 여부를 정확하게 판단하는 것이지만, 정확한 진단기준이 없기 때문에 진단수치가 더 강화된 것입니다.

이렇게 해서 당뇨병의 자각증상이 전혀 없는 사람은 나이 45세부터 시작해서 3년 간격으로 철저한 건강진단과 혈액검사를 받도록 하고, 당뇨병의 위험요소(비만증, 고혈압, 이상지혈증 및 당뇨병 가족력)를 가진 사람은 나이 45세 이전부터 정기건강진단과 혈액검사를 될 수 있으면 자주 받을 것을 권합니다.

1) 당부하검사

공복혈당이 110~125mg/dl에 있는 사람, 즉 내당능장애나 공복혈당장애가 있는 환자와, 정상의 중간단계에 있는 사람에게 당뇨병을 예방할 목적으로 시행하는 검사로 다음 2가지가 있습니다.

● **경구 당부하검사** _ 검사 받기 12시간 전에는 물 외에는 아무것도 먹지 않은 공복상태에서 포도당 75g을 물 300cc에 타서 5분 동안 천천히 마신 후 30분, 1시간, 1시간 30분, 2시간마다 채혈하는 것으로 식후 2시간 후의 혈당치

를 진단기준(200mg/dl 이상)으로 삼고 있다.

• **정맥내 당부하검사** _ 위장 호르몬의 영향을 받지 않고 분비되는 인슐린과 그 작용을 정확히 알아보는 검사로, 대개 연구목적으로 사용되며 또 위장장애로 인해 경구로 포도당 흡수가 어려울 때 사용되기도 한다. 검사시 5% 포도당 50cc를 2~4분 동안 정맥 내로 주사한 후 10~30분 사이에 채혈하는데, 검사결과에서 혈액 내의 포도당소실률(KG)이 1.7% 이상이면 인슐린의 분비 작용이 정상, 1~1.7% 사이면 인슐린의 분비와 작용에 이상이 있다는 것이고, 1% 이하이면 베타세포의 기능이 감소되어 있는 것을 말한다.

2) 당화혈색소 측정(HbA1c)

HbA1c 측정기는 지난 일정 기간(8~12주) 동안의 혈당 변동의 전체적인 평균을 알려주는 검사이기 때문에 인슐린 비의존형 당뇨병(제2형)의 치료를 평가해주는 검사입니다. HbA1c의 정상치는 4~6%입니다. 당화혈색소로 하는 혈당치 산출은 HbA1c 7%일 때 혈당치가 150mg/dl이 되는 것을 기준으로 삼아 매 HbA1c 1% 변화할 때마다 혈당치가 약 30mg/dl씩 변동합니다.

예: 5% HbA1c = 150-(30×2) = 90mg/dl

10% HbA1c = 150+(30×3) = 210mg/dl

3) 공복 인슐린치 측정

정상수치는 5~15uU/mL이며 대개 인슐린 저항성을 동반하는 인슐린 비의존형 당뇨병(제2형) 환자는 혈중 인슐린 수치가 15~40uU/mL로 높게 나타납니다. 인슐린치 측정은 인슐린 저항성을 알아보는 한 방법으로 인슐린 분비 자체가 적은지 아니면 저항성이 심한지를 분별해주는 기준이 될 수 있습니다.

4) 소변검사

소변에서 당의 유무를 알아보는 검사로 식사 후 1~2시간 지나서 하는 것이 원칙이며, 소변에서 검출된 다른 당은 대개 1~2시간 전의 혈당치와 관련이 있지만 정확도는 떨어지는 단점이 있습니다.

5) C-펩타이드 검사

C-펩타이드는 인슐린과 함께 생산되는 물질입니다. 인슐린이 몸에서 생산돼 이용되는 동안 소변으로 배출되기 때문에 인슐린의 생산을 의미하는 것으로, 당뇨병의 진단기준으로 사용됩니다.

이상에서 나열한 방법처럼 당뇨병의 진단이 많기도 하고 복잡하기도 한 것은 조기진단과 적절한 치료를 하기 위해서입니다. 예를 들어 내당능장애가 있으면서 고혈압, 이상지혈증과 같이 검진되었다면 동맥경화증이 촉진된다고 볼 수 있어서, 식사와 운동요법을 통해 혈당치를 정상화하고 동맥경화증을 예방하도록 지시하는 기준이 될 수 있습니다. 또 당화혈색소 같은 경우는 시간에 구애 없이 한 번의 검사로 지난 2~3개월의 혈당조절 상황을 알 수 있는 것으로 의사와 환자가 경각심을 가질 수 있게 해주는 사이렌이라 할 수 있습니다.

2. 당뇨병의 증상

 삼다증 | 피로감 | 저림 | 감염 | 체중감소 | 시력 이상 | 뇨당 | 질염 | 저혈당 증상 |
새벽현상 vs 소모기현상 | 당뇨밀월기

대체로 당뇨병의 증상이라고 하는 것은 인슐린 결핍 때문에 당을 사용
하지 못하게 되어 나타나는 것입니다. 즉, 혈당이 높아져서 생기는 증
상과 에너지원으로 지방을 사용함으로써 생기는 문제 그리고 단백질
분해로 생기는 문제 등이 원인인데, 먼저 혈당이 높아지면 피로감과
전신소양감을 느끼며 특히 식후 고혈당일 때가 심합니다. 그리고혈당
치가 충분히 높아져 소변으로 당이 배출되면 당뇨병의 전형적인 증상
인 삼다증(三多症)을 보이게 됩니다.

1) 삼다증

삼다증이라고 하면 말 그대로 3가지가 많은 증상을 가리킵니다. 소변
이 많아지고 물의 양, 식사량이 늘어나는 것을 말하며, 다음(多飮), 다
뇨(多尿), 다식(多食)이라고 합니다. 혈액 내 포도당 농도가 높아지면

삼투압작용이 일어나 혈액 내 당분이 소변을 통해 배설되는데 이때 체내의 수분도 같이 빠져나가게 되어 소변양이 많아지고 자연히 횟수도 늘어나게 되는 것입니다. 이로 인해 당뇨환자의 몸에서는 탈수현상으로 하루에 3~4리터 이상의 물을 필요로 하게 됩니다. 또 당분이 계속 빠져나가면서 3~4배까지도 물을 먹게 만듭니다. 소변으로 당이 나가기 때문에 거품이 나고, 특정 냄새가 나기도 하며, 밤에 소변을 자주 보게 되고, 그때마다 물을 많이 마시기도 합니다.

2) 피로감

삼다증의 경우 환자에게 나타나는 확률이 50% 정도라고 하지만 거의 대부분의 당뇨병 환자가 느끼는 증상은 바로 피로입니다. 몸 전체와 다리가 나른하고 정신집중이 잘 되지 않으며 졸리거나 다리에 쥐가 난다고 호소합니다. 무력감을 느끼고 심지어 누우면 땅으로 가라앉는 느낌이라는 분들도 있습니다. 이것은 단백질의 합성이 충분히 이루어지지 못하고 오히려 파괴되기 때문에 몸에서는 회복이 느려지고 호르몬의 균형이 무너져 영양결핍상태가 되는 까닭입니다. 사용할 에너지가 모자라는 것도 문제지만 많은 양의 수분이 밖으로 빠져나가 탈수현상을 겪게 되기 때문에 피로감이 더 가중된다는 문제도 있습니다.

3) 저림

혈당이 높아지면 혈액이 말 그대로 걸쭉해집니다. 이런 혈액은 순환에 좋지 못한 영향을 주고, 손발이 잘 저리기도 하고 또 상처가 나더라도 잘 낫지 않게 합니다. 이것은 고혈당이 직접 순환장애를 일으키는 부분

이기도 하지만 상태가 오래 지속되면 혈관을 망가뜨리기 때문이라고
도 볼 수 있습니다.

4) 감염

몸에서 에너지가 모자라게 되면 몸을 이루는 주요성분들이 자꾸 빠져
나가게 됩니다. 감염에 대한 저항력이 떨어져 종기나 화농이 쉽게 생기
고 잇몸의 염증도 생겨 치주염이나 농양으로 이가 흔들리고 잘 빠지게
될뿐더러 입냄새도 심해집니다. 피부에는 무좀 같은 곰팡이도 쉽게 번
식하고 습진도 잘 생기며 심해지면 염증이 생기기도 합니다. 뇨당이 나
오게 되는 점과 합쳐져서 외음부가 잘 짓물러 벌겋게 부어오르기도 합
니다.

5) 체중감소

비교적 가벼운 제2형 당뇨병에는 오히려 살찐 사람들이 많기도 하지만
제1형 당뇨병에서는 심한 인슐린 부족으로 혈당은 높지만 사용되지 못
하기 때문에 몸 안의 지방이나 단백질을 분해하여 에너지원으로 사용
합니다. 심하면 하루에 50g이 넘는 포도당이 소변으로 나와 탈수현상
을 일으키기도 하고 심지어는 2~3개월 사이에 10kg 이상의 체중이 줄
기도 한답니다.

6) 시력 이상

눈은 흔히 카메라와 비교해서 설명됩니다. 이때 카메라 렌즈에 해당하
는 부분을 수정체라고 하는데 이 수정체 내 액체의 삼투압은 혈장의 삼

투압과 균형을 이루게 됩니다. 그런데 혈당이 갑자기 올라가면 혈장삼투압도 올라가는 데 비해, 수정체 내의 삼투압은 빨리 적응하지 못해서 수정체 내의 액체가 밖으로 빠져나와 수정체가 쪼그라들게 됩니다. 결국 가까운 것은 잘 보이고 먼 곳은 잘 보이지 않게 되는 것이죠. 하지만 이러한 것은 일시적인 현상으로 혈당이 유지되면 별 문제를 일으키지 않습니다.

7) 뇨당
신장의 역할 중 하나가 사용할 수 있는 영양분을 걸러 재활용해주는 것입니다. 포도당 역시 쓸 수 있는 영양분이지만 너무 많은 당분이 나오게 되면 재흡수할 수 없게 됩니다. 신장에서 재흡수하는 혈당 농도는 180mg/dl으로, 이 이상이 되면 당이 소변으로 나와 거품이 나거나 이상한 냄새가 납니다.

8) 질염
혈당이 높으면 질 내 분비물에도 당의 농도가 높아져 균이 생기게 됩니다. 특히 칸디다균이 잘 번식할 수 있으며 증상으로는 외음부가 가렵고 분비물이 증가하여 붓고 성교시 고통을 느끼기도 합니다.

9) 저혈당 증상
고혈당에 대한 관리가 지나쳐 오히려 저혈당의 상황이 생기는 경우로, 혈당강하제나 인슐린 사용이 지나치게 많았거나, 운동을 너무 많이 하거나, 혹은 식사를 걸렀을 경우 생깁니다. 공복감과 더불어 전신이 나른하며, 어지럽거나 머리가 아픕니다. 시력 이상을 보이기도 하며 식은땀을 흘리고 가슴이 두근거리기도 합니다. 얼굴이 창백해지고 조절하지 않으면 전신성 경련과 더불어 의식을 잃고 심지어는 생명을 잃기도 하는 무서운 증상입니다.

10) 새벽현상 vs 소모기현상

당뇨병 환자들이 혈당을 관리하며 흔히 갖는 의문 중의 하나가 취침전보다 음식섭취가 전혀 없는 새벽에 혈당이 더 높게 측정된다는 것입니다. 인슐린과 글루카곤의 균형이 무너져 조절되지 못하는 병이 당뇨병인 만큼 조절되지 못하는 증상의 하나로 새벽현상이 나타나게 됩니다.

밤이 되어 음식섭취가 없을 때도 우리 몸은 에너지를 공급하기 위해서 간에 저장되어 있는 당원을 분해하는 일을 계속합니다. 새벽현상이란 이렇게 적당한 혈당을 유지하기 위한 노력으로, 글루카곤과 인슐린의 조절작용이 잘 되지 않아 간에서 당원을 분해하여 혈당을 올리는 기능이 항진되어 새벽에 혈당이 높아 보이게 되는 것을 말합니다. 이는 당뇨병으로 인한 조절작용 실조로 나타나는 것이기 때문에 당뇨병의 상태가 호전되면 저절로 사라지게 됩니다.

새벽현상과 아주 유사하게 아침 공복시에 고혈당을 보이는 소모기현상이라는 것이 있습니다. 과도한 경구혈당강하제나 인슐린을 투여한 경우 잠자는 중에(새벽 3~4시경) 저혈당이 유발되고 이것에 대한 신체반응으로 아침 공복에 심한 고혈당이 관찰되는 것이지요. 소모기현상은 새벽현상과 함께 공복 고혈당을 보인다는 점은 같지만 그 원인은 완전히 다르며 그에 다른 치료법도 정반대이기 때문에 반드시 구분해줘야 합니다.

새벽현상은 혈당을 떨어뜨리는 치료를 해줘야 하고, 소모기현상은 오히려 혈당이 너무 떨어지므로 약을 줄이는 즉, 혈당을 좀 올리는 치료를 해줘야 한다는 것이죠. 소모기현상은 취침중저혈당에 의해 아침에 잠에서 깬 후 심한 두통이 있거나, 밤새 땀을 심하게 흘린 경우 그리고 심한 악몽을 되풀이하는 경우 의심할 수 있습니다.

두 증상을 확실하게 감별하는 방법으로는 새벽 3시에 혈당을 측정하면 알 수 있습니다. 소모기현상인 경우 저혈당 소견을 볼 수 있고 새벽현상의 경우 혈당이 정상적이거나 높으므로 감별될 수 있습니다. 새벽현상과 소모기현상, 증상은 같지만 원인과 치료는 서로 다르니 이런 현상이 나타날 때는 반드시 구분할 필요가 있다는 점 명심하세요.

11) 당뇨밀월기

인슐린 의존형 당뇨병의 경우 환자들은 당뇨 진단 직후 "밀월기(honey-moon period)"로 불리는 기간을 경험하고는 합니다. 밀월기라 불리는 이 기간 중에는 몇 달에서 1년 정도까지 당뇨가 사라진 것처럼 혈당이 정상치를 유지합니다. 환자들의 인슐린 요구량은 최소량이고, 일부 환자들은 실제 인슐린을 거의 또는 전혀 주사하지 않더라도 정상 혹은 거의 정상에 가까운 혈당치가 유지돼서 환자들로 하여금 오해를 하게 하는 못된 증상입니다.

이 증상은 비록 인슐린을 분비하는 췌장의 베타세포가 90% 이상 파괴되었지만 10% 가량 남아 있는 세포로부터 인슐린 분비가 이루어지며 이렇게 분비된 인슐린이 그 역할을 충분히 해내어 밖으로는 아무런 문제가 없는 것으로 보이는 현상을 말합니다. 하지만 밀월기는 폭풍전야에 비유하는 것이 적절할 듯싶습니다. 아무런 조치를 취하지 않으면 인슐린 세포의 90%를 파괴시킨 당뇨의 진행과정상, 결국 남아 있는 인슐린 분비세포도 모두 파괴될 것이고 이때 증상이 다시 나타나게 되기 때문입니다.

12) 기타
신경계통의 손상으로 손발이 자주 저리거나 손끝, 발끝이 따끔거리기도 하고 장딴지에 쥐가 나기도 합니다. 또 자율신경계통의 이상으로 땀을 많이 흘리거나 변비, 설사를 동반할 수도 있으며 남성은 성욕감퇴가, 여성에게는 생리불순이 나타날 수 있습니다.

제4장 ● 당뇨병의 합병증

합병증으로의 변화
급성합병증
만성합병증

당뇨병이란 결국 합병증으로 이해 몸이 망가지는 병임을 잊어서는 안 됩니다. 혈당이 높다는 것 자체로는 큰 문제가 되지 않지만 이렇게 높은 혈당이 계속 유지되면 우리 몸을 심각하게 손상시켜 죽음에까지 몰아넣을 수 있다는 데 문제가 있습니다. 그렇지 않다 하더라도 삶의 질을 아주 형편없이 낮은 곳으로 끌어내릴 수 있다는 것도 심각한 문제입니다.

당뇨병의 합병증은 병이 시작된 후 7~8년의 세월이 경과한 후에 나타나게 되지만, 경우에 따라서는 더 일찍 나타나기도 하며 처음 진단받게 되는 것이 발병하고 많은 시간이 흐른 뒤인 경우도 있습니다. 노인들의 당뇨병은 합병증 때문에 병원에서 검진받다가 처음으로 발견되는 경우도 종종 볼 수 있습니다.

당뇨병의 합병증은 임상경과에 따라 크게 급성합병증과 만성합병증으로 나눌 수 있는데 급성합병증은 혈당이 갑자기 높이 오르는 것으로 제때에 적절한 치료가 이루어지지 않으면 생명을 잃게 되기도 합니다. 당뇨병성 케톤산혈증, 고혈당성 고삼투압성 비케톤혼수, 유산혈증, 저혈당증 등이 그것입니다. 당뇨병이 오래 지속되면서 생기는 만성합병증에는 당뇨병성 신경병증, 망막병증, 신증, 대소혈관질환 합병증, 감염증 등이 있습니다. 특별한 증상 없이 자신도 모르는 사이 서서히 진행하여 가랑비에 옷 젖는 것과 같이 옷이 축축하여 이상을 느꼈을 때는 이미 몸의 많은 부분이 파괴된 뒤일 경우가 대부분이니, 당뇨병을 '침묵의 살인자'라고 부르는 것은 바로 이런 만성합병증 때문입니다.

당뇨를 치료하는 데 있어 완치를 목표로 하지만 어떤 경우에는 합병증을 막거나 줄이고 지연시키는 것이 목적일 경우도 생기게 됩니다. 이런 의미에서 합병증이 어떻게 진행되며 어떤 병들이 생기는지 자세히 공부하고 대책을 세우는 것이 무엇보다 중요합니다.

1. 합병증으로의 변화

 단백질의 당화 | 폴리올 경로 | 혈액의 역학적 변화

1) 단백질의 당화

당뇨병성 미세혈관병증의 혈관 변화 중 가장 중요한 것은 혈관을 이루는 막 성분의 일종인 기저막이 두꺼워지는 것인데, 이런 변화는 고혈당에 의해 효소의 촉매 없이 포도당이 단백질과 결합하는 단백질의 당화(糖化)가 기본적인 원인이 됩니다. 효소촉매 없이 일어나는 당화는 혈당치에 비례해서 일어나며, 혈관벽의 콜라겐 단백질이나 기타 단백질 성분이 당화되어 초기에 형성된 물질이 사라지지 않고 오히려 바뀌지 않는 구조를 지닌 최종당화산물로 변해, 일생동안 혈관벽에 쌓이게 되는 것을 말합니다.

이 외에 당뇨병 환자의 침샘, 고환, 유선관 등 조직의 기저막과 신장 세뇨관 등의 기저막이 두꺼워지며, 또한 폐포 상피, 신경주의 기저막, 피부섬유 속 등에서도 이런 변화가 나타나게 됩니다. 제4형 콜라겐, 라미닌, 파이브로넥틴이라고 하는 기저막 성분들이 증가하고 두꺼워지는 등 혈관에서 기본적인 병리변화가 일어납니다.

한편, 죽상동맥경화증은 혈관벽의 콜라겐 단백질과 결합된 최종당화산물이 혈장단백과 비가역성으로 교차 결합되어 결국 혈관 내막에 콜레스테롤이 축적되어 생기는 병입니다.

2) 폴리올 경로

폴리올 대사경로란 포도당이 소비톨(근육에 있는 당의 일종)을 거쳐 과당(fructose)으로 가는 과정을 말하는데, 당뇨병의 경우 혈당이 높은 상태이기 때문에 소비톨을 더 많이 만들게 됩니다. 이때 이 소비톨은 세포 밖으로 나오지 못하면서 삼투압을 높이고 세포가 팽창하여 변성을 일으키게 됩니다.

3) 혈액의 역학적 변화

혈류가 정체되고 조직으로 산소 공급과 물질 운반의 장애가 일어납니다. 내피세포의 화학적·물리적 장애, 혈관 내강의 폐쇄성 장애, 물질투과성의 항진 등이 나타나게 됩니다.

2. 급성합병증

당뇨병성 케톤산증 | 고혈당성 고삼투압성 비케톤성 혼수 | 저혈당성 혼수 | 저혈
당증

1) 당뇨병성 케톤산증

당뇨병 환자는 포도당이 몸에서 주원료로 사용되지 못하면서 간에서
지방을 분해하여 부족한 에너지를 얻기 시작하는데, 지방이 에너지로
분해되는 과정에서 인슐린의 부족으로 인해 불완전연소를 하게 됩니
다. 그 결과 부산물인 케톤산 혹은 케톤체가 생기게 되는 것이죠. 한편
포도당은 소변과 함께 소금과 물이 함께 배출되면서 다른 전해질인 칼
륨, 인, 마그네슘 등도 함께 빠져나가게 됩니다. 단백질의 경우, 부족한
인슐린으로 분해되었던 단백질이 다시 재합성되지 못하고 포도당이나
케톤산으로 변화되어 결과적으로 혈당과 체내의 산성도를 높이게 됩니
다. 이렇게 혈액 속에 과다한 케톤산으로 몸 전체가 산성화되는 상황을
케톤산혈증이라고 합니다. 휘발유 자동차에 경유를 넣고서 운행할 때
엔진이 손상되는 것을 예로 들면 이해가 빠를까요?

- 증상 _ 피로감, 탈수, 갈증, 다뇨, 소화불량, 식욕부진, 오심, 구토 등이 있고 점점 악화되면 혈압이 떨어지고 호흡이 깊고 빨라지며 입에서 특징적인 쥐오줌냄새(방향성 아세톤 냄새) 같은 케톤 냄새를 맡을 수 있다. 자꾸 졸리고 몽롱해지며 점차 의식을 잃게 되는데 방치하면 생명을 잃을 수 있다. 이런 경우 빠른 시간 내에 응급실로 이송해야 한다.

  이런 케톤산증은 절대적인 인슐린의 분비 저하가 있는 비교적 젊은 사람에게 자주 발생하는데, 대개 인슐린이 절대적으로 부족한 상황, 혈당이 높은 환자가 자신이 인슐린 의존형 당뇨병(제1형)임을 모르고 지내는 상황이나 인슐린 주사를 자기 마음대로 중단한다든지 혹은 감염되었거나 중병이나 수술 등으로 스트레스를 받고 있는 환자, 정서적으로 불안이 지속되고 있는 환자 혹은 심한 인슐린 저항성으로 인슐린 주사를 맞고 있는 인슐린 의존형 당뇨환자에게서 나타난다.

- 대처 _ 위와 같은 상황에서 평소와 다르게 갑자기 무력감에 사로잡히거나 갈증, 다음, 다뇨 등의 증상이 나타나면 곧 요당검사와 함께 케톤체 검사를 하는 것이 좋다. 이런 검사는 가정에서도 간단히 할 수 있기 때문에 검사도구를 미리 준비하는 것이 필요하다. 소변을 받아 요당검사 스틱으로 요당수치가 4(+)로 나오고 케톤스틱으로 케톤체가 4(+)로 검출되면 케톤산혈증으로 진단내릴 수 있다.

2) 고혈당성 고삼투압성 비케톤성 혼수

대개 나이가 많은 제2형 당뇨병 환자에게서 주로 발생하는 이 증상은 환자가 당뇨병 관리를 소홀히 하고 부신피질호르몬제나 고혈압치료제, 이뇨제 등을 사용하게 되면 고혈당 상태가 발생할 수 있습니다. 이것은 곧 신장과 소변으로 당을 배출하는 기능의 문제로 이어질 수 있습니다. 때문에 대개 심한 고혈당(600mg/dl)과 요당수치가 4(+) 이상으로 나타나지만 케톤뇨는 없고 고나트륨혈증과 고요소질소혈증이 나타납니다.

포도당이 계속해서 소변과 함께 배출될 때 소금과 물도 동시에 빠져나가므로 탈수증이 가속화되고 이런 상태가 지속되면 몸속 수분이 계속해서 혈액 속으로 이동하게 합니다. 결국 몸 전체는 고삼투압 상태가 되는 것이죠. 탈수증 또한 극도에 달하게 됩니다.

• **증상** _ 비케톤성 고삼투압성 혼수는 당뇨병성 케톤산증에 비해 서서히 진행되며 의식장애를 보이는 경우가 많다. 며칠 혹은 몇 주간 갈증, 다뇨, 체중감소, 쇠약감, 시력장애를 보이고 뇌졸중, 신기능부전 등과 같은 질환을 수반하는 경우가 많다.

심한 탈수로 인해 체중이 감소하고 혈압이 떨어지며 중등도의 체온상승을 보이는 경우도 있다. 온몸이 기진맥진해지고 눈이 흐리게 보이며 다리에 쥐가 잘 난다. 종국에는 점차로 몽롱한 상태에서 의식을 잃고 깊은 혼수에 빠지게 된다. 신속한 응급조치가 이뤄지지 않으면 40~50%에 달하는 높은 사망률을 보인다.

3) 저혈당성 혼수

노인 당뇨병 환자가 경구혈당강하제를 너무 많이 복용했을 경우에 나타나기도 하는데, 대개 인슐린을 사용하는 제1형 당뇨환자(인슐린 의존형)에게서 일어나는 경우가 많습니다. 인슐린 주사량을 갑자기 늘렸을 때, 혹은 심한 운동을 한 후 식사를 거르거나 설사를 하면서 인슐린 투여량을 줄이지 않았을 경우, 음주 그리고 아스피린, 고혈압약 중 베타차단제를 복용했을 때 나타나기도 합니다. 특히 식사를 거른 상태에서 술을 마시는 것은 아주 위험한 일입니다. 과음이나 오랫동안 운동을 한 후에는 저혈당이 생각보다 오래 지속될 수 있다는 사실을 꼭 명심해야 합니다. 이런 저혈당은 인슐린이나 경구혈당강하제 치료를 받고 있는 환자에게 가장 흔하고 심각한 부작용을 낳기도 합니다.

- 증상 _ 혈당이 50mg/dl 이하가 되면 교감신경계의 흥분으로 공복감, 땀 흘림, 사지 떨림, 빈맥(맥박수가 빨라짐), 불안감 등이 나타나며 혈당이 이보다 더 떨어지면 두통, 어지러움, 이상감각, 시력장애, 보행장애, 의식장애가 나타나고 심하면 혼수와 경련 같은 뇌기능 장애가 나타난다.

- 대처 _ 저혈당 혼수의 경우 시간이 2~3시간만 지체되더라도 환자에게 치명적인 손상을 주어 회복할 수 없을 정도의 뇌손상을 포함한 심장, 신장 등의 주요기관에 타격을 줄 수 있다는 점을 알아야 한다. 즉, 응급조치를 하지 않았을 경우 사망하거나 중추신경 손상에 의해 식물인간이 될 수도 있다. 당뇨병 환자가 혼수로 쓰러졌을 경우 만일 저혈당성 혼수를 당뇨병성 혼수(당뇨병성 케톤산증 혼수, 고혈당성 고삼투압성 비케톤산증 혼수)로 잘못 알고 인슐린을 주사했다가는 바로 돌이킬 수 없는 사고를 유발할 수 있다는 점을 유의해야 한다.

4) 저혈당증

혈당이 50mg/dl 이하인 경우를 저혈당이라고 하는데 대부분 인슐린요법을 받고 있는 소아형 당뇨병 환자에게 나타나고 혈당강하제를 복용하는 노인 당뇨병 환자에서도 간혹 볼 수 있습니다. 인슐린 투여량을 갑자기 늘린 경우, 심한 운동을 하거나 식사를 거른 경우 혹은 설사를 하면서 인슐린 투여량을 줄이지 않은 경우에 나타납니다.

- 증상 _ 맥박이 빠르게 뛰고 공복감과 함께 불안, 초조한 느낌 등의 자율신경 장애가 나타난다. 혹은 당 결핍으로 피로감, 두통, 졸림과 복시(複視), 일시적으로 감각과 운동기능이 떨어지기도 하는데 이럴 때 당질을 섭취하면 회복되어 혼수상태에 빠지는 것을 막는다. 그래서 인슐린 치료를 받고 있는 환자는 항상 사탕, 캐러멜, 초콜릿 등의 고당질 식품을 휴대하는 습관을 가지도록 한다. 만일 이런 저혈당 상태가 지속된다면 정신착란, 혼수, 전신경련 등의 신경증상이 나타나 응급치료를 하지 않으면 식물인간이 되거나 사망한다.

- 대처 _ 장에서 잘 흡수되는 설탕, 꿀, 사탕, 주스 등을 섭취하는 것이 좋은데 가벼운 증상은 10g의 단순한 섭취로 10~15분이면 증상이 완화된다. 심한 저혈당이나 혈당이 50mg/dl 이하였을 때는 정신 및 운동기능의 회복이 늦으므로 반드시 30분 이상의 휴식시간이 필요하지만, 40mg/dl 이하였을 때는 정신 및 운동기능이 회복되는 데 1시간 이상이 걸릴 수 있다.

3. 만성합병증

1) 당뇨병성 눈 합병증

① 당뇨병성 망막증

당뇨병으로 인해 눈의 망막에 있는 미세혈관계가 손상되는 병을 당뇨병성 망막증이라고 부릅니다. 미국을 비롯한 선진국의 경우에는 새로 발생하는 실명의 10%가 당뇨병에 의한 것으로서 실명의 원인 중 으뜸을 차지하고 있기 때문에 사회적으로 큰 문제가 되고 있습니다.

인슐린 비의존형(제2형)은 처음 진단 후 이미 20% 정도는 어느 정도 망막증을 가집니다. 망막증은 인슐린 의존형 당뇨병 환자의 30~35%에서 나타나며 25세 이상은 50% 이상의 유병율을 보이고, 제2형 당뇨병 환자는 10% 정도의 유병율을 나타내며 앓는 기간이 오랠수록 높고, 당뇨병이 발생한 나이가 어릴수록 증가하는 것으로 연구결과 나타났습니다.[1] 합병증의 진행이 심각한 정도에 이르면 그때는 어떠한 치료를 하더라도 이상적인 결과를 얻을 수 없습니다. 그래서 당뇨병 환자는 망막증이 없더라도 1년에 한 번씩 정기적으로 검사를 해야 합니다.

- 기전 _ 손상을 입은 약한 혈관벽이 터지면서 여기서 흘러나온 액체와 혈액이 망막 안으로 스며들게 된다. 이렇게 되면 망막 부위에 부종이 생기고 빈혈상태가 되는데 이를 '비증식성 망막증'이라 한다. 이런 상태를 방치하면 빈혈상태가 계속되고 망막 자체에서 빈혈상태를 메우기 위해 신생혈관이 생겨서 증식한 상태를 '증식성 망막증'이라 한다. 바로 이 신생혈관들이 다시 손상을 입고 출혈이 되면서 유리체 속으로 스며들게 되고 이 혈액 때문에 빛은 차단되며 혈액들이 떠도는 물체로 보이게 되는 것이다. 만약 치료 없이 방치하게 되면 부서진 혈관 주위에 반흔이 생기고 점점 굳어져 나중에는 망막을 잡아당기게 되어 '망막박리현상'이 일어나 실명하게 된다.
- 원인 _ 실험동물을 이용한 연구결과를 보면 고혈압은 혈당 조절이 불완전할 때 많이 나타나는 것으로 조사됐다. 그리고 고혈압, 고혈당, 고지혈증, 당화혈 색소량의 증가, 비만, 임신, 간염, 신장장애 등이 작용해 혈관장애를 더 악화시키는 것으로 알려져 있다. 특히 고혈압과 인슐린으로 치료하는 환자 등은 저혈당이 오지 않도록 관리를 철저히 해야 한다. 또한 인슐린 의존형 당뇨병(제1형)이 발생한 지 7∼10년이 되는 환자의 안저를 검사하면 2명 가운데 1명이 당뇨병성 망막증이어서 주의를 요한다.

② 백내장

비당뇨인보다 3∼4배 많이 발생해 전체 당뇨병 환자의 20∼30%에서 발견되고, 그 중 5∼7%는 심한 백내장으로 시력장애를 일으킵니다. 백내장이 합병되면 보통 사람보다 병의 진행이 빨라지며 당뇨병의 증상이 심할수록, 당뇨병 조절이 양호하지 못할수록 유병율은 높아집니다.

백내장은 눈의 수정체 내에 회백색의 혼탁이 오는 병으로 서서히 진행되는 노인성 질환이지만, 당뇨병을 오래 앓게 되면 30~40대에서도 생기게 되고 병의 진행속도도 빨라집니다. 그러나 실제로 백내장의 원인은 확실하지 않으며 당대사 이상으로 수정체에 당이 지나치게 쌓여 수정체가 커지면서 생기는 것이 아닌가 하고 추측만 할 뿐입니다. 백내장의 증상이라고 하면 시력이 떨어지는 것으로 환자의 눈을 들여다보면 눈동자가 뿌옇게 혼탁해진 것을 볼 수 있습니다.

현재 치료는 안과적 수술만이 유일한 방법이며 수술함로 시력을 되찾기는 하지만 그 상태가 불안전해 여러 개의 안경이 필요하게 됩니다.

③ 녹내장

당뇨병 환자의 5% 정도가 녹내장을 앓고 있으며, 정상인보다 발병율이 2배에 달하는 질환입니다. 자세히 살펴보면 모양체에서 만들어내는 방수가 전방 모서리의 여과조직에 제대로 흡수되지 않아 안압이 올라간 상태(22mmHg)를 녹내장이라고 합니다. 처음에는 증상이 거의 없다가 차츰 머리가 아프고 시력이 나빠지며 시야가 좁아집니다. 심하면 눈이 부시며 시신경에 손상을 주어 시력을 떨어뜨리고 그대로 방치하면 실명에 이르기도 합니다.

④ 안근장애

안구를 움직이는 근육이 마비되어 안구의 움직임이 균형을 잃고 굳어지는 증상을 말합니다. 한쪽 안구가 돌아가 사시가 되면서 물건이 둘로 보이는 복시현상이 일어나며 눈꺼풀이 아래로 처지거나 통증을 느끼기도 합니다. 전형적으로 안근마비의 시기는 급작스럽게 찾아오고 눈에 심각한 통증과 전(前)두통 등이 함께 일어나기도 합니다. 이 질환은 혈당이 갑자기 오를 때 나타나기 쉬운 증상이므로 신속하게 혈당을 조절하면 1~6개월 후 회복되지만, 치료가 제대로 되지 않았을 경우 사시(斜視)가 될 수도 있습니다.

⑤ 기타 안과질환의 합병증

안구 주위에서 나타나는 세균성 또는 진균성 감염과 이에 앞서 비루, 비출혈(鼻出血), 두통, 위아래 눈꺼풀이 붓는 안검융기, 안검주위 무감각, 안자극, 눈물이 흐르는 누루, 시력저하 등이 있으며 결막출혈 등을 보이는 혈관이상과 홍채색소상피의 공포화(vacuolization)가 나타나기도 합니다. 홍채색소상피의 공포화란 당원 축적에 의한 일시적인 현상입니다. 혈당농도 변화에 따라 수정체 내 삼투압의 변화로 인해 혈당이 높을 때는 근시, 혈당이 낮을 때는 반대로 원시가 되는 경향이 있으며 시신경장애로 위축이 일어나 회복 불가능한 시력 감퇴가 나타나는 등 이들 안질환은 혈당 조절 상태와 직, 간접적 관계를 갖고 있습니다.

이 외에도 눈동자에 빛을 비출 때 오므라들지 않는 반사성 동공강직이 나타나기도 하는데, 이 경우 '척수로(脊髓癆)'라는 합병증이 발생하기도 합니다. 척수로의 증상은 환자가 몸의 위치감각을 잃게 되어 걷기 어렵고 팔도 마음대로 움직이지 못하며 피부에 개미가 기어가는 느낌이 들고 극심한 고통을 겪다 나중에는 완전 불구자가 되는 병입니다.

2) 당뇨병성 신경병증

당뇨병 만성합병증 중 가장 먼저 발생하고 환자들이 가장 불편함을 많이 호소하는 증상 중 하나인 당뇨병성 신경병증은, 발병한 지 대략 5년 후 50% 정도의 환자들에게서 신경병증이 발견되고, 10~15년 후에는 증상이 없더라도 정밀검사를 해보면 거의 100%의 환자에게서 발견되는 무서운 합병증입니다.

- **말초신경병증** _ 신경병증이라 하면 주로 말초신경계통(팔, 다리)을 통하여 침범하는 것으로 신경세포는 인슐린의 도움 없이 포도당을 받아들이기 때문에 혈액 내의 포도당치가 높으면 신경세포 내의 포도당치도 같이 올라가며, 높은 농도의 포도당은 독작용을 하여 신경손상을 일으킨다. 주로 발과 다리가 따끔따끔하고 통증이 오면 불에 데인 것처럼 쑤시기도 한다. 보통, 양쪽 발에 꼭 같은 시기에 나타나고 다발성으로 오는 경우가 많은데 대체로 6~18개월간 지속된다. 특히 작은 신경섬유가 손상된 경우, 냉감이 있으며 자통(刺痛: 바늘로 찌르는 듯한 고통)과 불에 덴 듯한 통증이 있기도 하다. 큰 신경섬유가 손상되면 균형감을 잃어버려 걷다가 넘어지기도 하고 지금 밟고 있는 곳의 느낌을 느끼지 못한다.
- **자율신경병증** _ 위장관 장애로는 소화불량, 복부팽만감, 오심 및 구토, 역류성식도염 등이 있으며, 가장 흔한 소화기 증상은 간헐적인 설사인데 설사와 변비가 교대로 나타난다. 기립성저혈압, 안성시 빈맥증 등이 주로 나타나는 심혈관계 장애는 교감신경과 미주신경의 손상으로 맥박수의 변화나 부정맥이 나타나 때로 급성 심장마비의 원인이 되기도 한다.

    비뇨생식기 증상으로는 방광기능 장애와 성기능 장애가 있는데, 방광기

능 장애는 서서히 소변의 횟수가 줄다가 심해지면 소변이 쉽게 나오지 않게
되고 더 진행이 되면 소변이 배출되지 않아서 요도에 관을 삽입하여 소변을
배출해야 하는 이완성방광이 되기도 하고 요실금에 이르기도 한다.

3) 당뇨병성 신증

신장과 관련된 합병증은 당뇨병 환자가 사망하게 되는 주요 원인 중 하
나로 가장 주의해야 할 합병증이라고 할 수 있습니다. 또한 삶의 질이
떨어지고 말기로 갈수록 본인뿐만 아니라 가족들까지 힘들어지므로
특별히 주의하고 대비하도록 합시다. 혈당을 잘 관리하지 못하면 초기
에는 신장이 커지고 여과장치인 사구체 여과율이 증가하며 가벼운 고
혈압 증세 등이 나타나다 병이 깊어지면 신부전증으로 바뀌게 됩니다.

제1형 당뇨병은 시간이 지날수록 당뇨병성 신증의 발병율이 높아져
진단 후 약 20~25년이 지나면 약 25%로 가장 높고 그 이후로는 감소
합니다. 제2형 당뇨병은 5~10% 정도 신장병증을 앓게 되며 나이가 들
수록 당뇨병성 신증의 빈도가 높고 정도도 심해집니다.

신증 초기부터 말기신부전증까지 몇 단계로 나눠 설명하겠습니다.

- 제1기 _ 사구체 여과율이 증가하고 신장이 커지는 시기로, 초기 급성 사구체
  비대는 아직 그 기전이 밝혀지지 않은 상황이다.
- 제2기 _ 사구체 등의 조직학적인 변화로 사구체가 손상되며, 환자의 개인차
  는 있겠지만 10~15년 정도 당뇨병을 앓아온 사람에게 발병한다.
- 제3기 _ 초기 당뇨병성 신증으로 미세단백뇨 또는 미세알부민뇨(소변의 알
  부민 배설량이 30~300mg)가 나타난다.

- 제4기 _ 단백뇨가 지속적으로 진행되면서 신장병의 증상이 하나둘 나타나는 임상적 당뇨병성 신병증의 시기를 말한다.

- 제5기 _ 사구체 여과율은 감소하고 부종, 고혈압이 나타나는 시기이며 몸에 독소가 쌓이게 되는데 이를 요독증이라고 한다. 결국 말기 부전증으로 발전하게 되는데 말기 상태에서 치료받지 않으면 중독상태가 되어 질소과잉혈증이 오게 된다. 특히 심장을 싸고 있는 낭에 액체가 흘러나와 축적되어 심장박동이 어려워지고 구토와 경련이 일어나 의식이 흐려진다. 또 칼륨이 걸러지지 않고 정상치 이상으로 축적되면 근육에 경련이 일어나 심장이상을 초래할 수 있는데 이 상태의 치료법으로는 투석과 신장이식수술뿐이다.

당뇨병성 신증은 유전적 소인이 많이 작용하는데, 말기 신부전증 환자의 37%는 1대부터 3대 사이에 발병 환자가 있는 반면, 그렇지 않은 집안에선 7%에서만 나타난 것으로 조사됐습니다. 부모 모두 단백뇨가 없는 집의 당뇨병 자녀는 14%가 단백뇨를 보였고 둘 중 1명이 단백뇨가 있을 경우 당뇨병 자녀 23%가, 부모 모두 단백뇨가 있으면 당뇨병 자녀 46%에서 발병율을 보였습니다. 그 밖의 발병요인으로는 높은 콜레스테롤치, 요도감염, 흡연 등이 있습니다. 앞서 제3기에 나와 있듯이 소변의 알부민 배설량이 30~300mg이면 미세알부민뇨, 300mg 이상일 때 알부민뇨로 진단하는데 하루 300mg 이상의 알부민뇨를 초과하면 신장의 기능이 떨어지기 시작합니다. 알부민뇨 검사에서 음성 판정이 나오면 1년에 1번 정도 검사하고 알부민 배설이 점차적으로 증가하면 1년에 3회 이상 검사를 받아야 합니다.

일단 임상적으로 당뇨병성 신증이 발병하면 혈당 조절을 엄격히 해도 신기능이 떨어지는 것을 완전히 막을 수는 없다고 합니다. 다른 원인에 의한 신부전에 비해 5년 생존율이 20%가 채 못 되는 것으로 알려져 있을 정도이니까요.

단백질 식품은 신기능에 큰 영향을 미칩니다. 정상 성인이 다량의 단백식이를 하면 식후 2~3시간에 최고 40%까지 사구체 여과율을 증가시키고 그 영향으로 사구체 손상을 주므로 당뇨병이나 신기능이 감소될 가능성이 있는 다른 질환 모두에서도 단백질 식품을 제한하는 것이 좋습니다. 또 신장에 손상을 주는 소염진통제, 항조울제(리듐)와 같은 약물의 상용을 자제합시다. 한편, 고혈압은 신증을 악화시키기도 하지만 잘 치료하면 신증의 진행을 늦추는 중요한 요인으로도 작용합니다.

4) 동맥경화증

동맥경화증은 말 그대로 동맥을 이루는 동맥벽이 두꺼워지면서 탄력을 잃어 뻣뻣한 상태입니다. 단백질이 고혈당에 의해 당화(糖化)되고 고농도 포도당에 의해 세포 내 삼투압이 높아지면서 혈관이 손상되는 과정에서 혈관의 기저막이 두터워져 동맥이 굳는 현상을 말하는 것이죠. 이 경우 혈관 내부가 좁아져 피가 충분히 공급되지 못하니 영양결핍상태를 보이게 되는데 대표적인 형태로는 죽상경화증이 있습니다.

일반인은 물론이고 당뇨병 환자 사망원인의 50%가 이 질환에 의한 것이며, 이런 대혈관 합병증은 당뇨병이 없는 사람보다 있는 사람이 2~4배 정도 많다고 하니 그 심각성은 말하지 않아도 아시겠죠?

아닌 게 아니라 당뇨병의 모든 상황이 죽상동맥경화증의 위험을 증가시키고 있습니다. 생활습관병인 당뇨병, 고혈압, 고지혈증 및 동맥경화증은 같은 뿌리를 가지고 있다고 말씀드렸습니다. 바로 인슐린 저항성증후군의 나쁜 원인(게으름, 복부비만, 과식, 운동부족, 스트레스 등)으로 인해 고인슐린혈증이 나타나고, 이것으로 체내 나트륨과 수분이 과잉축적됨에 따라 고혈압을 만든다는 것입니다. 또 간장에서 중성지방의 합성을 증가시켜 콜레스테롤의 생성을 늘리게도 하기 때문이지요. 결론은, 병 자체보다는 혈당조절 못지않게 고혈압, 이상지혈증, 복부비만 등의 근본원인부터 다스려줘야 한다는 것입니다.

① 관상동맥 죽상경화증

동맥 안쪽으로 흐르는 길이 좁아짐으로 인해 심장근육에 혈액이 충분히 공급되지 못하고 심장이 영양결핍 상태에 빠지게 되는 병을 말합니다. 우리가 책에서 흔히 만나는 관상동맥질환, 관상동맥 심장병, 허혈성 심장병, 관상동맥 죽상경화증 등의 말은 모두 같은 병을 가리키는 이름만 다른 병이라 할 수 있습니다. 미국과 유럽의 경우 제2형 당뇨병 환자의 70~80%가 일반인보다 10배 가량 높다고 하니 이 질환이 당뇨병 합병증에서 차지하는 중요도는 아주 높다고 하겠습니다.

관상동맥의 죽상경화증은 허혈성 심질환과 부정맥 또는 심부전증을 유발하여 생명이 단축되거나 생활의 질이 떨어지게 됩니다. 허혈성 심질환이란 심장근육에 혈액 공급이 부족하여 산소가 충분하지 않은 상태를 말하며 흔히 협심증, 심근경색증이라고도 합니다. 이런 증상 갑자기 나타나면 3명 중 1명은 돌연사하게 됩니다.

• **협심증** _ 심장근육의 산소 결핍으로 비교적 완만하게 나타나는 경련성 흉부

통을 가리키며 관상동맥 순환의 50~75% 정도가 덜 되는 것을 말한다. 대개 운동을 시작할 때 증상이 나타나며 당뇨병성 말초 신경병증을 겸하고 있고 70% 정도의 환자는 통증을 느끼지 못하기도 한다.

● **심근경색증** _ 관상동맥이 막혀 심장근육으로 피가 가지 못해 심장근육이 괴사하는 증상을 말하며, 제1형 당뇨병(인슐린 의존형) 환자에게서 발작이 일어날 확률이 높고 급격히 심장 부위가 아프면서 1시간에서 몇 시간 지속되기도 한다.

● **충혈성 심부전증** _ 심장근육이 수축하고 이완하는 기능에 문제가 생겨 혈액을 충분히 펌프질하지 못하고 다시 채우지도 못하는 상태를 말한다. 일반인보다 발병율이 4~5배 정도 높게 나타난다.

중요한 것은 당뇨병을 앓는 기간이 길수록 그 빈도가 증가하며 뚜렷한 이상 없이도 심장근육의 섬유화와 세(細)동맥의 병변에 의해 심장 기능 장애와 더불어 심부전이 나타날 수도 있다는 것입니다.

② 뇌동맥의 죽상경화증

한국인에게서는 관상동맥질환 못지않게 뇌동맥경화증도 많이 발생하여 의식장애, 반신불수가 되는 뇌졸중 환자를 많이 볼 수 있는데 그 사망률 또한 높습니다. 뇌졸중이란 뇌혈관이 막히거나 터져 뇌세포에 산소나 영양공급이 중단되어 신경장애가 나타나는 경우를 말하는데, 이런 뇌졸중은 전세계적으로 암, 심장질환과 더불어 주요 사망원인 중의 하나로 꼽힐 정도로 무서운 병입니다. 그런데 당뇨병 환자에서는 뇌혈관질환 중에서 특징적으로 뇌혈관 죽상경화증에 의한 뇌경색과 일과

성 허혈발작의 빈도가 높고 뇌출혈의 빈도는 높지 않은 것으로 나타났습니다. 즉, 고혈당의 경우 산성화로 인한 뇌손상이 심해질 수 있으므로 이 경우에도 혈당조절은 아주 중요하다고 할 수 있습니다.

　뇌졸중을 피하려면 우선 혈당조절이 기본적으로 돼야 하며 일상생활에서 음식과 생활습관 조절이 필요합니다. 특히 운동이 필수적인데, 한 보고에서는 일주일에 2,000kcal 정도의 열량을 소모시키는 운동을 하는 사람은 그렇지 않은 사람에 비해 동맥경화질환의 위험이 2배 가량 적다고 한 이유가 여기에 있습니다.

③ 하지동맥 죽상경화증

당뇨병이 없는 사람에 비해 약 5배나 흔한 이 질병은 당뇨병을 오래 앓은 환자의 30% 이상에서 발견되는 말초혈관질환과 관계 깊습니다. 가장 많이 관찰되는 하지동맥 죽상경화증의 위치는 무릎 아래의 경골동맥과 비골동맥 그리고 그 주위로 분포하는 작은 분지들과 같은 소동맥이며, 여러 분절이 막히고 동맥의 근위부, 원위부가 함께 광범위한 경

뇌졸중의 적신호!

- 일시적인 운동, 지각, 언어장애
- 아무 일 없이 갑자기 일어나는 경련
- 갑작스러운 심한 두통과 현기증
- 한 쪽 눈이 잘 안 보이거나 2개로 보이는 것
- 갑작스러운 청각장애

화성 변화를 보여, 양측 하지에 동시 발생하는 것이 특징입니다.

하지동맥 죽상경화증에 의한 말초혈관질환의 가장 중요한 증상은 종아리 부위에 나타나는 '간헐성 파행(跛行, 절뚝걸음)'입니다. 휴식상태에서는 아무 증상이 없지만 걸음을 걸으면 여기에 소모되는 혈액량을 채우지 못하게 되어 통증이나 무력감이 나타나는 증상입니다. 쥐어짜는 듯한 통증이 있으며 협심증과 같은 원리로 근육의 저산소증에 의해 발생합니다. 대퇴슬와동맥이 막히면 종아리와 둔부나 고관절 부위에 통증이 오게 되며 발기부전이 일어나기도 합니다. 이 상태가 계속 진행되면 가벼운 외상으로도 쉽게 궤양이 생기고 치유가 늦어 자주 감염이 되며 부종과 소혈관 혈전에 의해 결국 괴사와 괴저가 생기게 됩니다.

파행은 걷거나 움직이는 동안에만 나타나는 증상으로 날씨가 춥거나 바람이 불거나 빠른 걸음으로 걸을 때는, 평상시보다 짧은 거리를 걷고 난 뒤에도 생길 수 있습니다. 발이 차갑게 느껴지며 피부 탄력이 없고 발톱에 진균감염이 잘 일어나 발톱이 두꺼워지고 피부가 투명하지 않게 되거나 갑작스런 하지 무력감, 모발 손실, 피부 반질거림 등의 증상이 나타나기도 합니다. 노인의 경우 활동이 적어 파행이 나타나지 않을 수 있기 때문에 진단이 늦어 병을 키우게 되는 경우가 있으니 주의해야 합니다. 다리를 늘혀 침대 아래로 내리면 붉어지면서 혈관이 부풀어오르는 증상이 생기기거나 다리를 들어올리면 발이 창백해지는 현상이 나타나면 의심해봐야 합니다.

허혈에 의한 전형적인 통증의 한 형태는 침대에 누웠을 때 발가락 끝에 생기는 작열감입니다. 이는 허혈성 신경염의 한 형태로 누운 자세에서 통증이 더 심해지며 침대에 다리를 걸쳐놓아 중력의 효과를 이용해야 비로소 통증이 감소해 잠을 이룰 수 있습니다.

이렇게 서서히 진행되는 혈류장애 외에도 혈전색전증으로 갑자기 동맥이 폐쇄될 수 있으므로 하지죽상경화증을 가진 환자는 하지통증이 심하게 오면 바로 진찰을 받아야 합니다. 한편 흡연은 말초동맥질환의 중요한 위험인자로 비흡연자보다 괴저의 유병율이 2.5배 정도 많은 반면, 금연은 간헐성파행이 오는 보행거리를 40% 정도 증가시킵니다.

5) 족부궤양

전 세계에서 외상에 의하지 않고 하지를 절단하는 원인 중 가장 많이 차지하는 것이 이 당뇨병성 족부병변이라고 합니다. 당뇨병을 10년 이

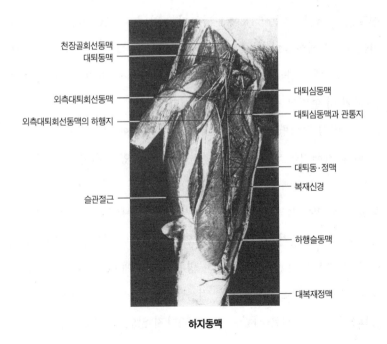

하지동맥

상 앓은 사람에게서 발생하는데 여성보다 남성이, 그리고 혈당을 조절하지 못한 사람, 혈관에 합병증이 있는 사람에게서 잘 나타납니다. 이런 허혈성 족부병변은 하지의 큰 혈관에 생긴 동맥경화증이 원인이긴 하지만, 대부분 신경병증이 동반되어 나타나기 때문에 발의 감각이 없어지고 운동신경이 저하돼 발근육이 변형됩니다. 뿐만 아니라 자율신경마비가 생겨 혈액순환 장애 피지선 및 땀 분비감소 등이 나타나고 발의 피부가 건조해지고 갈라집니다. 즉, 한마디로 말하면 신경병증과 허혈증 그리고 골관절병 등에 의해 감염, 궤양 등이 일어나 다리의 조직이 파괴된 상태를 말합니다.

당뇨병 환자는 정상인에 비해 하지 절단 위험이 약 15배 높고, 한쪽 다리를 절단하면 다른 쪽 다리도 절단할 확률이 1~3년 이내에 40%에 이르며 3~5년까지는 58%에 도달한다고 합니다. 또한 발을 절단한 환자는 3년간 생존율이 50%, 5년간 생존율은 40%에 이르는 무서운 병으로, 당뇨병에 의한 족부병변이 얼마나 위험하며 삶의 질을 앗아가는지는 굳이 더 설명할 필요도 없을 것입니다.

당뇨병성 신경병증이 있거나, 굳은살이나 이에 동반된 출혈과 발적 등 발에 가해지는 압력이 높은 증상을 가지고 있는 환자, 관절운동이 저하되거나 골격에 이상이 있는 환자, 발톱이 두꺼워지거나 보행이 이상한 환자, 말초동맥질환이 있거나 당뇨병성 족부궤양이나 이미 한쪽 다리를 절단한 환자는 하지 절단의 위험이 높으니 특별한 관심을 기울여야 합니다. 얼마 전 우리나라 한 병원의 조사에 따르면, 당뇨병 환자의 74.5%가 당뇨로 인한 발질환 검사를 받지 않은 것으로 나타났으며, 당뇨신발을 착용해본 사람은 3%에 지나지 않았고, 2%의 당뇨환자가

효과적인 발관리

- 굽이 높거나 작은 신발은 피하고 가능하면 당뇨신을 신도록 한다. 그렇지 못하면 편안한 운동화나 캐주얼화를 신도록 한다.
- 매일 신발을 신기 전에 신발 안쪽에 이물질이 있는지를 확인한다.
- 맨발로 다니면 상처를 입기 쉬우므로 절대 맨발로 다녀서는 안 된다.
- 매일 발을 뜨겁지 않은 미지근한 물로 청결히 닦고 씻은 후에는 발가락 사이의 물기를 완전히 말리도록 한다.
- 발이 건조하면 베이비오일이나 니베아크림 같은 윤활제로 발을 마사지하여 피부가 갈라지지 않도록 한다.
- 굳은살이나 티눈 등은 무리하게 자르지 말고 심할 때는 크림을 발라 부위를 부드럽게 해주며 물집, 상처, 살 속으로 파고든 발톱이 있는지 관찰한다.
- 발톱은 둥글게 자르지 말고 직선으로 자르는 것이 살 속으로 파고 들어가는 것을 막을 수 있다. 발톱을 깊게 자르지 말고 두께를 줄이는 손질은 조심스럽게 한다.
- 발의 감각이 둔할 때는 전기장판이나 난로 등으로 화상을 입을 수 있으므로 주의한다.
- 발목을 너무 조여 혈액순환을 방해하는 압박이 심한 양말은 피하고 통풍이 잘 되는 면양말을 신도록 한다.
- 담배를 피우면 혈액순환에 많은 장애를 가져오므로 피우지 않도록 한다.
- 압박을 가하는 거들이나 코르셋, 벨트는 하지 쪽으로의 혈액순환에 방해가 된다. 이 외에 다리를 꼬거나 책상다리, 너무 오래 서 있거나 앉는 등의 자세도 피하도록 한다.
- 다리근육으로의 혈액순환을 촉진하기 위해 다리근육 강화운동을 지속적으로 한다.

아직도 당뇨 발질환을 일으키는 앞이 뾰족하고 굽 있는 구두를 즐겨 신는 것으로 조사됐습니다. 당뇨환자들은 1년에 2번 꼭 발검사를 받아야 하며 가급적 당뇨신발을 착용해야 한다는 것을 잊지 말아야 합니다.

6) 당뇨병과 고혈압

당뇨병 환자에게 고혈압이 나타날 확률은 정상인의 2~3배 이상입니다. 일단 고혈압이 발생하면 당뇨병성 신증, 망막병증 등의 미세혈관 합병증과 뇌졸중 관상동맥질환, 하지동맥경화 등 대혈관 합병증 발생이 늘고, 이런 질환이 이미 발생한 상황이라면 상황을 더욱 나빠지게 해 악순환을 초래합니다. 고혈압은 빈도면에서 나이, 비만, 당뇨병을 앓은 기간에 비례하고, 당뇨병 분류에 따라 여러 차이가 나타납니다.

혈관세포 내 나트륨이온과 칼슘이온의 농도가 증가하고 그 결과 혈관의 긴장도가 증가해 고혈압으로 진행되며, 혈중 지질농도가 높아져 혈관이 굳어지는 죽상경화증이 나타나 고혈압이 발생할 수 있습니다. 인슐린 의존형(제1형) 환자가 인슐린 주사를 과다 사용할 때와 인슐린 비의존형(제2형) 환자가 인슐린 저항성으로 고인슐린 혈증이 나타나게 되면 고혈압이 나타날 확률이 높아집니다. 제2형 당뇨병의 경우 진단 순간부터 고혈압과 함께 진행되고 있는 경우가 많아 진단 순간부터 혈압을 늘 체크해야 합니다. 또 당뇨병 환자에게는 원인을 알 수 없는 본태성 고혈압이 생기는데 수축기와 확장기 혈압 모두가 올라갑니다.

고혈압은 특히 인슐린 비의존형 당뇨병(제2형)에서 합병율이 높지만, 엄격한 식사요법과 운동요법으로 인슐린 저항성을 낮춰주면 혈압 강하제를 사용하지 않더라도 혈압을 떨어뜨릴 수 있습니다.

7) 당뇨병과 고지혈증 및 지방간

당뇨병 환자에게 고지혈증은 흔하게 생기는 합병증으로 질병 자체가 합병증 발생에 큰 영향을 주게 됩니다. 지방조직의 저장능력이 떨어지고 유리지방산이 방출되면서 혈중 지질농도가 높아져 혈관에 기름이 끼고 굳어져 과산화지질이 발생하기 때문입니다. 이 질병은 죽상동맥경화증을 일으키는 중요한 원인이므로 반드시 치료해야 합니다.

식사 후 혈당이 상승하면서 췌장의 베타세포에서 인슐린이 분비되는데, 이것은 간문맥을 통해 간에 작용하여 간세포와 결합, 포도당 당원과 중성지방의 합성을 돕고 간에서의 포도당 분비를 억제하여 지방조직으로의 지방 섭취도 촉진시킵니다. 당뇨병 환자의 40% 정도가 고지혈증을 나타내고 당뇨환자의 30~80%는 비알코올성 지방간이 생기게 됩니다. 뿐만 아니라 만성적인 간질환 환자의 30~40%는 공복혈당 및 식후혈당이 증가하며 인슐린 저항성도 늘어납니다. 그래서 당뇨병과 간장질환은 상호 밀접한 관련을 가지고 있다고 할 수 있습니다.

8) 당뇨병과 성기능 장애

남성 당뇨환자의 약 50%에서 발기부전이 나타나며 이 시점도 일반인보다 빠릅니다. 당뇨병을 앓은 지 10년 이상 지나면 성욕저하는 심하지 않지만 발기부전이 나타납니다. 성기능 장애로 가장 흔한 것이 역행성사정이라는 것인데 정액이 배출될 때 밖으로 나가지 못하고 방광으로 역류하는 현상을 말합니다. 성행위 후 정액의 양이 너무 적으면 의심해볼 수 있으며 사정 후 소변검사를 통해 간단히 알 수 있습니다.

당뇨병과 성기능 장애의 관계는 여러 가지 원인을 들 수 있는데 자율신경병증과 혈액순환 장애가 좋지 않은 영향을 미치기 때문입니다. 당뇨병이 악화되면 시상하부, 뇌하수체, 갑상선, 부신 및 성선 등의 내분비선에 여러 가지 변화가 오고 특히 성선호르몬의 감소는 성기능 장애를 일으키기도 합니다. 그 외에 정신적인 요인이나 혈압강하제 등의 약제도 무시할 수 없는 원인입니다. 여성의 경우 당뇨병이 불감증 및 불임증의 중요한 원인이며 임신이 되어도 태아와 임산부에게 나쁜 영향을 미칠 수 있습니다. 또한 여성에게도 극도의 성욕저하나 질경련 등의 성기능 장애가 나타나기도 합니다. 하지만 성관계 자체가 불가능한 남성의 경우와는 조금 차이가 있습니다.

9) 당뇨병과 감염

혈액 속의 백혈구는 면역이라는 일을 맡아 외부로부터 균을 지켜주는 역할을 합니다. 그런데 혈당이 높아지면 피의 삼투압이 증가하고 백혈구의 이동속도가 늦어져 균을 방어하고 공격하는 움직임이 늦어질 수밖에 없습니다. 따라서 쉽게 감염되고 잘 낫지 않게 되는 것이죠. 하지만 혈당이 조절되면 감염에 대한 저항력이 빠르게 회복되기 때문에 혈당을 확실하게 조절해야 합니다.

① 피부병

곰팡이 감염이 흔하여 곰팡이 감염에 의한 무좀도 잘 생기게 되는데, 포도상구균감염증(종기, 종창 등)은 발생률도 높고 증상 또한 심하게 나타납니다. 칸디다 피부감염증은 습하고 따뜻한 부위의 피부 즉, 유방, 대퇴부의 상부 및 생식기 등에 잘 발생하는데 비만환자나 항생제를 투여받고 있는 경우 주의해야 합니다. 또한 괴사성 봉소염이 있는데, 이는 고열이 심한 전신증상, 국소적인 피부궤양이나 피부괴사 또는 피부괴저 등으로 시작하여 적절한 치료를 하지 않으면 대부분의 환자가 사망하게 되는 무서운 질병입니다. 사망률에 있어 비당뇨환자는 44%, 당뇨환자의 경우 85%에 이릅니다.

그 외에 당뇨병 환자에게는 전신 가려움증도 흔히 나타나는데 자율신경기능의 이상으로 땀 분비가 줄어 피부가 건조해지고 여성 생식기의 외음부와 질내에 심한 가려움증을 나타내는 소양감이 발생하기 때문입니다. 주의할 점은 발에 피부감염 궤양이 발생하면 최악의 경우 조직괴사와 이에 따른 다리 절단으로 이어질 수도 있다는 것입니다.

② 폐결핵

1970년대 한국인 당뇨병 환자의 폐결핵 합병증 발병율이 10% 이상이었던 것이 최근에는 2%로 감소하고 있기는 하지만, 아직 노인 당뇨병 환자에서는 드물지 않게 발견되고 있습니다. 결핵에 대해 우리 몸은 세포성 면역이라는 방어기전을 통해 몸을 지키지요. 당뇨병에 의해 폐결핵의 발병률이 높아지고 반대로 폐결핵에 걸려도 그것이 원인이 되어 상당수 당뇨병을 일으키기도 하는 것으로 나타났습니다.

특히 세균성 폐렴이 잘 합병되고 조기에 치료하지 않으면 폐렴 자체의 악화나 패혈증으로 인해 생명이 위독해지는 사례도 있어 주의를 요합니다. 따라서 체력이 약한 당뇨환자의 경우 독감 유행시 미리 독감 예방주사를 맞는 등 감기 예방이 중요합니다.

③ 구강질환

고혈당 상태에서는 몸에 수분이 부족해지므로 침 분비 역시 줄어들게 됩니다. 사탕을 입에 물고 있는 상황과 비슷하다고 생각하면 이해가 빠를 겁니다. 그러므로 치아를 벌레가 갉아먹어서 생기는 충치와 잇몸염증 등의 질환이 쉽게 발생합니다. 발생뿐만이 아니라 오래되면 치아 내 신경에까지 세균감염이 진행되어 치신경까지 염증을 일으키며 잇몸이 붓고 이도 흔들리게 되는 상황까지 이릅니다. 이러한 질병을 예방하려면 철저한 혈당관리와 함께 치아에 대한 지속적인 관심을 갖고 6개월마다 치과진료를 받을 것을 권장합니다.

④ 진균성 요로감염증

다른 환자에 비해 칸디다(진균)에 의한 요로감염증인 칸디다증이 잘 발생하게 되는데 회음부에 진균감염이 있는 경우 특히 그렇습니다. 증상으로는 피부가 빨갛게 변하고 주변으로 작은 종기들이 나타나며 이런 증상이 심해지면 패혈증이나 수막염과 같은 병을 일으키기도 합니다. 이런 병을 예방하기 위해서는 물론 혈당관리가 선행되어야 하며 그 외에 몸을 깨끗이 유지하도록 하는데, 특히 사타구니 부분을 자주 씻어주고 통풍이 잘 되도록 해주는 것이 중요합니다.

10) 당뇨병과 위장관 장애
① 식도운동 장애

대부분의 당뇨환자에게서 볼 수 있지만 비교적 소수의 환자들에게 가슴앓이나 연하곤란 등의 증상이 나타나며 심하지는 않습니다. 식도 밑

부분이 위산으로 인해 헌다든가 염증이 생겨 음식물이 잘 통과하지 않는 상태를 연하곤란이라 부르며 이런 상태에서 식사 후 눕거나 허리를 굽히면 앞가슴이 몹시 쓰리고 트림을 하는 것을 가슴앓이라고 합니다.

② 위운동 장애

당뇨병 환자의 20~30%에서 위운동 장애를 보이며 음식물이 위에 오랫동안 머물게 되어 포만감을 느끼고 구역질과 구토증상이 나타납니다. 일반적으로 증상이 심하지는 않지만 가끔 심한 위무력증으로 인해 갑자기 오심, 구토, 딸꾹질 등의 증상을 보이기도 합니다. 위운동 장애는 위운동의 배출을 조절하는 신경의 반사장애로 인해 생기기도 하지만 제1형 당뇨병을 앓고 있는 젊은 여성의 경우 위축성 위염의 빈도가 높아지기도 합니다.

③ 설사

당뇨를 오래 앓거나 인슐린을 사용하는 환자 등이 많이 겪게 되는데 일반적으로 밤에 증상이 나타나고 심하면 참지 못하여 옷에 실례를 하기도 합니다. 발생빈도는 5% 정도이며 역시 자율신경병증이 그 원인인 것으로 알려져 있습니다.

④ 변비증

당뇨병 환자들이 겪는 위장질환 중 가장 많은 것이 변비증이고 그 빈도는 신경병증이 없을 때 25%, 겸하고 있을 때 50% 이상으로 올라간다고 합니다. 변이 대장을 통과하는 시간이 길어짐에 따라 수분이 많이 흡수되어 변이 딱딱해지는 것이 주원인입니다.

11) 당뇨병과 우울증

질병을 앓고 있는 사람이 유쾌하고 행복할 리 없습니다. 특히 만성적이며 점진적인 그리고 위해성이 큰 질병을 앓고 있는 사람일수록 정신적인 부담은 더 커지게 마련입니다. 이런 점에서 당뇨병도 예외일 수 없어서 환자의 약 20%는 우울증을 보인다고 합니다. 당뇨환자 중 5년 동안 우울증 없이 지내는, 어떻게 보면 특이한 사람들은 약 10% 미만이고 대개는 일생 동안 1년에 1회 정도 고통을 겪게 됩니다. 하지만 문제는 이것이 별개의 병으로서만 문제가 되는 것이 아니라 우울증이 당뇨 합병증 진행상황에 영향을 줄 수 있다는 연구결과가 '정신신체의학(Psychosomatic)'지에 보고되었습니다. 하지만 또 하나 중요한 것은 환자를 직접 진료하는 의사들조차 우울증의 심각성을 제대로 인식하지 못하고 있다는 점입니다.

12) 당뇨병과 기억력 저하

고혈당은 뇌의 기억중추를 위축시켜 기억력을 떨어뜨립니다. 미국 뉴욕대학 안토니오 콘비트 박사는 '국립과학원 회보' 최신호에 발표한 연구보고서에서 당뇨병 환자는 아니지만 과체중이나 비만으로 혈당대사가 제대로 되지 않아 혈당이 높은 사람들은 뇌의 기억중추인 해마(海馬)가 작아지면서 기억력이 손상된다는 사실을 발표했습니다. 콘비트 박사는 또한 당뇨병 환자도 아니면서 치매 증세도 없는 남자 12명, 여자 17명(53~89세)을 대상으로 일련의 기억력 테스트를 실시한 뒤,

아침 공복상태에서 포도당을 정맥 주사하고 4시간에 걸쳐 포도당이 체내에 흡수되는 속도를 관찰하면서 동시에 자기공명영상(MRI)으로 해마의 크기를 측정한 결과, 포도당 대사속도가 느린 사람일수록 기억력 테스트 성적이 낮고 해마의 크기가 작은 것으로 나타났습니다.

13) 합병증 예방과 혈당 및 지질

앞에서 살펴본 바와 같이 당뇨병에 있어 가장 두려운 적은 바로 합병증입니다. 합병증이 진행하는 데 있어 가장 영향을 미치는 것은 단연 고혈당이라고 할 수 있으며 나머지는 인슐린과 글루카곤 등의 호르몬이 지방과 단백질에 영향을 미치는 정도의 변화였음을 알 수 있습니다. 결국 당뇨를 조절하는 가장 주된 지표는 혈당이며 더불어 혈액 속에 있는 지질도 중요한 지표라 할 수 있습니다.

몇 년 전부터 미국에서 126mg/dl 이상을 당뇨병이라고 진단하면서부터는 당뇨병에 대한 관리가 한층 강화되었지만, 126이라는 수치는 합병증이 일어나는 마지노선을 가리키는 것일 뿐 혈당 하나만으로 합병증의 기준을 삼을 수는 없습니다. 당뇨병으로부터 완전히 벗어나는 것이 가장 큰 목표지만, 그렇지 못한 경우라도 역시 이런 조건들이 우리가 할 수 있는 최선의 방법일 것이라는 점에서는 이견이 없습니다.

혈당조절 목표는 공복혈당 126mg/dl 이하, 식후혈당 180mg/dl 이하, 콜레스테롤 200mg/dl 이하, 중성지방 200mg/dl 이하, 저밀도 콜레스테롤 130mg/dl 이하, 고밀도 콜레스테롤 40mg/dl 이상 등입니다.

미국질병통제예방센터는 당뇨병 합병증에 대한 예방을 위해 아래와 같이 발표했습니다.

당화혈색소(HbA1c) 1% 감소에 따른 합병증 감소율

합병증	감소율(%)
미세혈관 합병증(망막증, 신장병 등)	35
당뇨 관련 사망	25
다리 절단 및 말초혈관으로 인한 사망	43
심근경색	18
모든 합병증	21

자료: 영국전향적당뇨연구회(UKPDS)

- **혈당조절** _ 혈당조절을 잘 하면 그 혜택이 매우 큰 것으로 입증되었으며 일 반적으로 A1c 혈액 검사결과를 1% 낮출 때마다 당뇨병으로 인한 미세혈관 합병증(눈, 신장, 신경계질환)을 40% 정도 줄일 수 있다.

- **혈압조절** _ 혈압을 조절하면 심혈관계 질환(심장병, 중풍)의 발생 위험을 33 ~50% 줄일 수 있고, 미세혈관 질환(눈, 신장, 신경계질환)의 위험은 33%로 줄일 수 있다. 일반적으로 수축기 혈압(최고혈압)을 10mmHg 낮출 때마다 합병증의 위험은 12% 줄어든다.

- **혈중지질조절** _ 혈중 콜레스테롤과 지질 농도를 낮추면 심혈관계 합병증의 발생 위험을 20~50% 줄일 수 있다.

- **눈, 신장, 발에 대한 합병증 관리**
  - 당뇨병성 안과질환을 확인하고 레이저요법으로 치료하면 심각한 시력 손상을 약 50~60% 줄일 수 있다.
  - 종합적 발관리 프로그램으로 사지절단 발생률을 45~85% 줄일 수 있다.
  - 당뇨병성 신장병 초기에 이를 확인, 관리하면 신부전의 발생률을 30~ 70% 줄일 수 있다.

제5장 • 무엇이 문제인가

우리가 이 책을 읽고 있는 목적은 오로지 하나입니다. 당뇨병을 치료하고 예방하기 위해서 우선 당뇨병이라는 놈을 해부해보았습니다. 그랬더니 인슐린 저항성 증후군이 당뇨병의 가장 핵심원인임을 발견하게 되었습니다.

이제 우리가 해야 할 일은 2가지로 나누어집니다. 당뇨병의 뿌리인 인슐린 저항성 증후군을 철저히 해체하는 작업과, 또 하나는 당뇨병의 근본을 뿌리째 뽑는 일입니다. 그렇지 않으면 당뇨라는 잡초는 끈질긴 생명력으로 언제든지 다시 올라올 것이기 때문입니다. 근본적인 치료에 속하는 것을 본치(本治)라고 하며 당뇨병을 치료하는 것은 겉에 나타난 부분을 치료하는 것, 표치(標治)라고 하겠습니다. 자, 그러면 당뇨병의 뿌리는 어떻게 만들어졌는지 우리의 먹거리부터 살펴볼까요?

1. 먹거리의 문제

 과식 | 육식 | 음식의 산화 | 전자파와 인체 그리고 음식 | 밀가루와 빵 | 식품첨가물 | 소금 | 설탕 | 인스턴트-가공식품 | 청량음료 | 식이섬유 섭취의 부족 | 유전자조작식품 | 방사선 처리 식품 | 태우는 영양소의 부족 | 음식을 먹는 방법-저작

1) 과식

오늘날 먹거리의 변천은 많은 질병들을 새로이 만드는 문제로 등장하고 있습니다. 음식의 질이 좋지 못하고 그것도 편향되게 섭취하여 '현대판 영양실조'를 만든다는 것입니다. 넓게 보면 인류는 300만 년 전의 역사 가운데 고작 50년 정도를 제외한 299만 9950년 가량을 굶주림에 속에 지내왔습니다. 동물은 일생을 먹잇감을 찾기 위해 움직입니다. 옛날 우리 인간 역시 다른 동물과 마찬가지로 음식을 확보하기 위해 바쁘게 움직여야 했습니다. 이런 인류 선조들의 오랜 습성이 사실 우리의 머릿속에 저장되어 있다는 사실, 알고 계세요? 좌우로 나뉘어진 뇌 중 좌뇌에는 개인이 살아오면서 터득하는 모든 것이 저장되어 있는 반면, 우뇌에는 300만 년에 달하는 인류 선조의 경험들이 농축되어 들어 있습니다. 기아에 익숙하지만 영양소 과잉에는 익숙하지 못하다는 것이

바로 문제인 것이죠. 다시 말하면 우리 몸은 과식에 대한 대비체계가 선천적으로 약해서 식원병(食原病, 먹거리가 원인이 되어 생기는 질병)이 잘 생긴다는 것입니다.

그렇다면 단순히 우리 주위에 음식이 많이 있어서 우리가 많이 먹게 되는 것일까요?

우리 인간에게는 재물욕, 색욕, 식욕, 명예욕, 수면욕의 5가지 욕망이 있습니다. 이들 존재하는 욕망 중에 가장 간단하고 쉽게 욕망을 풀 수 있는 것이 바로 식욕입니다. 식욕은 현대를 살아가는 사람이 언제 어디서든 마음만 먹으면 쉽게 충족될 수 있는 욕망이기 때문에 나머지 욕망을 충족시키지 못하는 욕구불만의 분출구가 되어 욕심 이상으로 식욕이 과장되게 나타난다고 볼 수 있습니다.

비만이 되면 정상인에 비해 심장병 2.5배, 고혈압 3배, 지방간 2배, 담석증 3배, 당뇨병 5배, 자궁암 3배, 불임증 3배, 관절질환 3배의 가능성이 높습니다. 그렇다면 과식의 반대인 소식을 하게 되면 어떤 결과들이 나타날까요?

1973년 텍사스주립대학 의과대학에서는 쥐의 식사량을 40% 줄인 소식군과 마음대로 실컷 먹게 한 군을 나누어 연구했더니, 마음대로 먹게 한 군은 축 늘어져 하루 평균 200m 정도조차도 겨우 뛰었고 그것도 어려서만 뛰었을 뿐 성장기를 지나면서는 뛰는 것도 잊어버렸는지 사라졌다고 합니다. 이에 비해 40%를 줄인 쥐들은 하루 평균 4km를 뛰었으며 이런 일이 그들의 일생인 4년 동안 계속되었다고 합니다. 결론적으로 얘기하자면 40%를 적게 먹은 쥐의 경우 혈당수치나 인슐린의 분비가 젊었을 때와 같이 유지된 것입니다. 즉, 인슐린 감수성을 유지하여 인슐린 저항성 증후군을 막아준 것이죠.

일본의 한 대학에서도 비슷한 실험을 했습니다. 시간이 지나면 암이 발생하도록 조작한 '암 발생 쥐'에게 평소 섭취량의 80%와 50%로 줄인 두 군에게서 어떤 일이 일어나는지를 조사한 것입니다. 80%만 먹었을 때 암 발생률은 27%로 줄었으며 섭취량을 50%로 줄였을 경우에는 발생률은 1%로 나타났습니다. 그 외에도 많은 실험을 통해 소식이 동맥경화 등의 질환을 예방할 수 있으며 활성산소의 생성을 막아 노화를 막는다는 연구까지 진행되고 있습니다.[2]

2) 육식

우리 인간의 치아는 음식이 들어오면 저작이라는 작업을 통해 소화를 시킵니다. 이 치아도 생김새가 각기 다르고 하는 일 또한 다르죠. 예로 육식동물은 뾰족해서 고기를 뜯어먹기 알맞게 만들어져 있고 이에 반해 초식동물은 풀을 뜯어서 씹어 먹기에 적합한 치아구조를 가지고 있습니다. 그럼, 인간은 어떨까요? 인간의 치아는 모두 32개로 그 중 20개는 곡물을 부술 때 사용하는 맷돌과 같은 어금니이고 8개는 과일이나 야채를 씹는 앞니이며 오직 4개만이 고기를 먹기에 적합한 송곳니로 구성돼 있습니다. 이것은 바로 우리의 몸은 고기의 비율이 먹는 음식 중 1/8 정도가 되는 것이 적합하게끔 만들어졌다는 사실을 말해줍니다. 이뿐 아니라 장의 길이를 보아도 육식동물인 호랑이, 사자 등은 장이 짧습니다. 고기가 장에 들어가 빨리 밖으로 배출할 수 있게 하기 위한 구조인 것이죠. 사람의 장 길이는 8.5m로 초식동물 정도의 길이입니다. 이것을 종합해볼 때, 인간의 몸은 구조적으로 곡식이나 채소를 주로 먹도록 만들어져 있음을 알 수 있습니다.

육류는 장 안에 오래 머물러 있으면 부패하여 아민, 암모니아, 페놀, 인놀 등의 여러 가지 물질을 발생합니다. 그러니 초식동물이 육식을 하게 되면 장의 길이는 길고 고기는 빨리 부패하여 발생하는 독소들이 많은 질병을 유발하는 것입니다.

자, 이쯤해서 우리가 즐겨 먹는 고기를 한번 살펴보도록 하겠습니다. 아마도 이 글을 읽고 우리 인간이 어떻게 동물을 사육하는지 안다면 고기를 먹을 때 다시 한번 생각해보게 되지 않을까요?

① 소 이야기

소는 원래 25년 정도 살 수 있다고 합니다. 하지만 소들은 2년 만에 도살되어 우리 식탁에 오릅니다. 일명 꽃등심을 만들기 위해 소는 태어나면서 쇠사슬에 묶여, 앉고서는 것 외에 움직이지도 못하는 상황에서 살아가게 됩니다. 그래야 육질이 부드러워지다 못해 온몸이 꽃무늬 모양을 한 고기가 된다고 하는 이유 때문이죠.

② 닭 이야기

닭을 키우는 양계장에 한번 가보셨나요? 정말 공장이라는 느낌을 줍니다. 몸 하나 겨우 들어갈 만한 좁은 철창에 끼어 24시간 밝은 백열등 아래 쉼 없이 먹고 알을 낳는 닭은 생명체라기보다 알을 낳는 기계 같다는 느낌이 들 정도입니다. 그런데 생물은 좁은 공간에서 살아가려면 상대방을 죽이고서라도 자기가 살아남으려는 본능으로 생물독성을 발산합니다. 그래서 양계장 닭의 몸에는 독소가 쌓이게 되고 이로 인해 더 많은 항생제와 같은 약품이 사용되고 있습니다.

③ 돼지 이야기

좁은 공간에 갇혀 오물을 뒤집어쓰며 살아갑니다. 물론 경제의 법칙에 따라 사료를 줄이고 많이 움직이면 살이 찌지 않기 때문이라고 하지만, 고열량의 사료를 투여한다든가 더 빨리 자라게 하기 위해 성장호르몬까지 투여한다고 하니 해도해도 너무 합니다. 도살되는 순간까지 돼지가 받는 스트레스를 측정한다면 어떤 결과가 나올까요? 만일 배우자의 죽음을 지수 100이라는 스트레스 지수로 표시한다면 100 정도 혹은 그보다 높은 스트레스 지수를 나타내지 않을까 생각해봅니다.

몇 년 전에 푸에르토리코에서 웃지 못할 심각한 상황이 발생했습니다. 생후 7개월 된 아기의 젖가슴이 부풀고 어린아이들에게서 월경이 나오는 등 약 2천 명의 어린아이에게서 이런 일이 일어났습니다. 이 아이들이 먹은 미국산 닭고기에서 성장촉진제로 알려진 '에스트로겐'이라는 여성호르몬이 문제를 일으켰던 것입니다. 굳이 이러한 예를 들지 않더라도 미국의 '환경을 걱정하는 과학자협회(UCS)'는 2001년 미국 항생제 생산량 중 많은 부분이 가축에게 투여되고 있다는 사실을 발표했습니다. 이런 약품이 투여된 고기도 문제지만 영양이 농축되듯이 오염물질도 농축되어 있는 알과 젖이 더 큰 문제입니다. 왜 독성연구가들이 달걀만 먹지 않아도 성인병과 면역체계 이상을 상당히 극복할 수 있다는 말을 했는지 이해가 됩니다. 그 외에 이런 육류, 우유, 달걀은 몸속에 들어가 분해되는 과정에서 산성이 된다는 또 다른 문제를 안고 있습니다. 그 외에 2차적인 문제는 새로운 항생제가 나올수록 더 강력한 병균이 나타난다는 사실입니다.

이런 상황은 우리나라에서도 이미 오래 전부터 나타났으며 2002년 7월 소비자보호원에서 발표한 자료에 따르면 현재 시판중인 각종 식품에서 발견한 대장균 중에 항생제 내성을 가진 것이 무려 93%나 된다고 하며, 식중독균인 황색포도상구균은 전체의 27%에서 검출됐고 항생제 내성균의 비율은 95%에 달했다고 합니다.

영양학적 측면에서도 육식은 취해야 할 점보다는 버려야 할 점이 더 많습니다. 육식을 하면 지방 과다섭취로 고혈압, 심장질환 등을 만들게 되며 담즙의 분비를 증가시켜 발암물질인 3-메틸콜란트렌의 생성을 촉진시킵니다. 육류의 단백질에는 유황, 인과 같은 미네랄이 많아 체액을 산성화시키고 독성물질을 체외로 배출시키는 과정에서 중요한 미네랄도 함께 사라져버리게 합니다. 당연히 미네랄의 결핍으로 인해 그만큼 손실을 입는 것은 자명한 사실입니다.

또 고기를 많이 먹게 되면 췌장 알파세포에서 글루카곤의 분비를 촉진하며, '트립토판'이라는 아미노산은 그 대사과정에서 필요로 하는 비타민 B_6가 부족하게 되어 '크산튜렌산'이라는 중간대사 산물을 생성합니다. 이 물질은 인슐린을 분비하는 췌장의 베타세포를 파괴하는 독작용을 하며 인슐린과 결합하여 인슐린의 작용을 떨어뜨리게 합니다.

정리를 하자면 우리 몸은 고기보다는 채식에 맞는 구조로 만들어져 있기 때문에 과다한 고기 섭취는 건강을 해치게 되고, 그나마 공급되는 고기의 질도 문제가 많으니 몸이 어떻게 될지는 불 보듯 뻔하다는 얘기입니다.

3) 음식의 산화

우리 주위 모든 것들은 양면성을 가지고 있습니다. 산소가 없으면 우리는 1분 1초도 살 수 없지만 또 이 산소 때문에 우리가 노화하고 병드니 말입니다. 음식의 산화에서 가장 중요한 것은 지방성분이 공기 중 산소와 반응하여 변질되는 것으로 지방변성의 가장 큰 원인이 됩니다. 지방은 원래 냉동실의 산소로도 얼마든지 변질될 수 있으며 더불어 대부분의 단백질 식품은 지방을 함유하기 때문에 지방과 같은 의미를 가진다고 하겠습니다. 이렇게 지방이 산화되면 과산화지질이라는 것이 생기는데 이 과산화지질은 혈관을 갉아먹어 여러 가지 질병을 만들며 세포구조를 바꾸고 호르몬 생성에도 차질을 빚게 합니다. 결국 체질 자체를 달라지게 함으로써 알레르기질환과 다른 면역질환을 일으키게도 하고 심지어 암을 유발시키는 무서운 원인이 됩니다.

튀긴 음식의 경우 반드시 바로바로 먹도록 해야 하며 모든 음식은 제철의 자연식품을 구입해 바로 먹는 것을 원칙으로 삼으시기 바랍니다. 냉동한 육류의 보관은 일주일을 넘기지 말고 고등어, 삼치, 꽁치, 청어 등 불포화지방산의 함량이 높은 등푸른 생선은 냉동보관을 삼가는 것이 좋겠습니다. 또한 호두, 땅콩, 잣 등은 냉동실에 오래 보관하지 말고 신선한 상태에서 먹도록 합니다.

4) 전자파와 인체 그리고 음식

전자파란 전기 사용으로 발생하는 에너지의 형태로서 전계(電界)와 자계(磁界)의 합성파를 가리키는 말입니다. 그 중 극저주파, 초저주파는 매우 미약한 성분을 가지고 있지만 인체에서 세포막을 이동하는 칼슘,

칼륨, 나트륨, 염소 등의 이온 분포에 영향을 주어 호르몬 분비에 나쁜 작용을 하는 것으로 알려져 있습니다. 또 피부를 통해 흐르는 전기장이 습진 등 피부질환을 유발시킬 가능성이 있으며, 특히 세포 증식이 빠른 혈구, 생식기, 임파선 등의 조직에 해롭습니다.

주목해야 할 것은 전자파를 받으면 식품의 성질 또한 변하게 되고 그런 변질된 식품을 먹게 되면 우리 몸이 원래 먹고자 하는 음식이 아닌 다른 변형된 음식을 먹게 된다는 사실입니다. 특히 불포화지방산이 많은 식품을 전자레인지에 돌렸을 경우 말론디알데하이드라는 발암물질이 60배까지 증가한다고 하니 주의해야겠습니다. 또 플라스틱 용기는 용기 속에 있는 가소제 등 플라스틱 첨가물이 흘러내릴 가능성이 있어 플라스틱 용기에 랩을 씌워 전자레인지에 가열하는 일은 절대로 없어야 합니다. 전자레인지는 전자파를 발생하여 전자파로 인한 건강 영향뿐만 아니라 조리과정에서 환경호르몬 노출을 가져올 수 있다는 사실도 명심하시기 바랍니다.

5) 밀가루와 빵

밥 다음으로 우리에게 주식의 의미로까지 가까워지고 있는 빵에 대해 알아볼까요? 고소한 냄새와 부드러운 감촉은 생각만 해도 군침이 돌게 만들지만 이 빵을 만드는 과정 속에도 문제는 도사리고 있습니다. 우선 밀가루입니다. 밀과 같은 곡식은 전체를 먹어야 합니다. 껍질을 벗기는 과정에서 우리 몸에 실질적으로 도움을 주는 많은 영양분들이 사라져버리기 때문입니다. 인과 아연은 1/3, 칼슘은 1/2로 줄어드는데 여기까지는 그래도 좋습니다.

하지만 이 밀가루는 대부분 수입에 의존한다는 사실을 아실 겁니다. 이런 농산물은 수확하는 과정에서 살충제를 듬뿍 뿌릴 뿐만 아니라 운송과정에서도 계속 첨가하며 배송기간 동안 몇 주마다 부화하는 유충을 죽이기 위해 '취화에틸렌' '취화메틸' 등을 가합니다. 지난 1993년 미국과 호주에서 수입한 밀에서는 기준치의 130배에 달하는 살충제가 검출되었으며 그것이 사료로 전용되었다고 하니 사료를 먹은 가축을 결국 우리가 먹은 꼴이 되고 말았습니다.

밀가루가 준비됐으니 이제 빵을 만들려면 맛을 내기 위해 설탕과 버터를 충분히 넣어줘야 합니다. 빵 가운데 설탕의 함량은 15~20% 정도 되며 또 부드러운 맛을 내기 위해 숱한 첨가물을 더 넣습니다.

우리들이 즐겨먹은 간식은 이렇게 영양소도 섬유질도 제거된 채 첨가물과 방부제로 얼룩져 있는데 이런 음식은 라면, 인스턴트 가공식품, 과자 등 매일 접하는 식품들입니다. 첫째, 가까운 곳에서 생산된 것으로 둘째, 제철의 것을 셋째, 자연에 가까운 상태로(통째로) 먹어야 한다는 것을 원칙으로 삼아야 할 것입니다.

6) 식품첨가물

눈과 혀를 더 자극하기 위해 그리고 보존기간을 늘리기 위해 사용되고 있는 식품첨가물은 3천여 종이 된다고 합니다. 이 중 현재 국내에서 사용되는 식품첨가물은 화학조미료, 방부제, 감미료, 착색제, 발색제를 비롯, 산화방지제, 탈색제, 팽창제, 살균제 등이 있습니다. 현재 사용이 허가된 식품첨가물은 나름대로의 기준에 따라 동물실험 등을 거치기도 하고 독성 테스트를 하기도 하지만 몇 가지 문제점이 있습니다. 먼저 이런 실험을 거쳤다고 해서 인간에게도 안전하다고 단언할 수 있을까요? 게다가 지금까지는 안전하다고 사용돼오던 첨가물이 연구가 진행됨에 따라 몇 년이 지난 후에는 독성이 있는 것으로 판명되어 사용금지되는 경우도 많았습니다. 또, 합격한 것이라고 해도 각각의 첨가물에 대한 실험을 통해 합격된 것이지 여러 첨가물을 동시에 섭취했을 경우에 대한 실험은 아예 하지도 않고 더욱이 갑자기 나타나는 급성독성이 있는가 하면 10년, 20년 후에 나타나는 독성 혹은 몇 세대 후에 나타나는 유전독성 등도 있어 시한폭탄 같은 존재라고 해도 과언이 아닙니다. 그럼 몇 가지 첨가물에 대해 자세히 알아보겠습니다.

- **아황산염** _ 가장 문제시되고 있는 화학물질로 건조과일, 건어물 등의 갈변 방지와 세균으로 인한 부패를 막기 위해 사용된다. 인체에 천식을 유발하는 것으로 확인되었다.
- **글루탐산나트륨** _ 라면이나 과자, 그리고 주부들과 식당에서 가장 많이 애용하고 있는 화학조미료로 하루 3g 이상 복용하면 안면경직, 호흡곤란, 전신경직과 작열감을 유발한다. 미국에서 이것을 많이 사용하는 중국음식점에서 자주 음식을 먹은 사람이 갑자기 호흡곤란과 마비증상을 보여 글루탐산나트륨임을 확인하고는 '중국음식점증후군'이라고 부르기도 한다.
- **안식향산** _ 청량음료 및 간장에 쓰이는 이 첨가물은 국소마비, 운동성 저하, 간염을 일으킬 수 있으며 인공색소는 천식과 두드러기 그리고 과운동증을 나타내는 것으로 보고됐다.
- **아질산나트륨** _ 육가공식품의 변색을 막기 위해 햄, 소시지, 베이컨 속에 첨가하는 아질산나트륨은 돼지고기의 선홍색을 유지할 수 있도록 하며 고기

의 풍미를 더해주고 미생물의 성장을 억제하는데, 이것이 분해되면서 고기에 있는 '아민'과 결합하여 '니트로사민'이라는 발암물질이 생긴다. 1989년부터 미국식품의약국(FDA)에서 사용을 금지시킨 화학물질이다.

• 소르빈산 _ 우리나라에는 30여 종의 방부제가 허용되어 있는데, 이 중 0.2% 이하의 소르빈산이나 소르빈산칼륨도 포함되어 있다. 그런데 15%의 소르빈산을 사료와 더불어 80주 동안 복용시킨 결과 19마리 쥐 중 11마리에 간장암이 발생했다.

이런 화학물질의 사용 여부와 사용량은 반드시 표기되어야 하는데 우리나라의 경우 관계법령이 강력하지 않아서 첨가제의 양은 늘어만 가는데 하루 섭취량이 얼마인지조차 파악이 안 되고 있는 안타까운 현실입니다.

7) 소금

소금이 문제가 되는 것은 나트륨(Na) 때문입니다. 나트륨의 섭취가 많아지면 혈액의 부피가 커지며, 압력을 받게 되어 높아진 혈압을 유지하기 위해 혈관벽은 더 두꺼워지고 혈관은 자연히 좁아져서 심장과 신장의 기관들이 손상을 입게 되는 것입니다. 칼륨은 나트륨과 함께 체내에서 체액을 조절하는데 나트륨과 함께 결합되어 몸 밖으로 배설됩니다. 그런데 나트륨의 섭취가 많아지면 칼륨 소모 또한 많아져 체액을 조절하는 데 문제가 생깁니다. 이런 이유로 만일 짠 음식을 먹을 경우 칼륨이 많이 함유된 신선한 채소, 과일, 다시마 등을 섭취하도록 합니다. 또한 나트륨은 칼슘과 어우러져 신경전달의 자극과 근육의 수축작용에 관여합니다. 신장과 뇌, 그리고 심박동을 일정하게 유지하는 등의 역할을 하며 결핍됐을 때는 부종, 여드름, 심박동 이상, 피부건조, 변비, 신경과민, 저혈압 등의 증상이 일어날 수 있습니다.

8) 설탕

설탕의 폐해는 심각한 정도를 넘어 위험에 빠져들고 있습니다. 아이들의 이유식에는 23%, 아이스크림에 22~23%, 토마토케첩에 27~28%가 들어가 있는 등 어떤 음식이건 거의 설탕을 섭취할 수 있다고 해도 과언이 아닙니다. 설탕과 같은 단순당질은 복합당질과는 달리 급작스런 혈당상승과 함께 몸의 긴급상황이 자주 연출된다는 문제점을 가지고 있습니다. 이뿐 아니라 요즘 아이들이 왜 산만해지고 집중력과 학습능률이 떨어지는지에 대한 설명은 잘못된 식생활의 측면에서도 접근이 가능합니다.

설탕을 완전연소시키는 데 필요한 비타민 B군이 모두 소모되어 에너지로 전환되지 않으면 대량의 유산(乳酸)이 몸에 축적되게 됩니다. 유산이란 산성물질로 인해 여러 가지 성인병에 원인이 되는 혈액의 산성화가 이루어지는 것입니다. 또한 골다공증환자의 경우 칼슘이 많이 들어 있는 음식을 먹는 것도 중요하지만 설탕의 섭취량을 줄이는 것이 더 중요합니다.

① 슈거 블루스

설탕이 갑작스레 많이 공급되면 이를 흡수한 몸에서도 역시 혈당이 올라가게 됩니다. 이런 응급상황에 몸은 잘 적응하기 위해 많은 양의 인슐린이 당을 흡수하면서 본래의 상태를 유지하려고 합니다. 하지만 이런 일이 자주 일어나게 되면 몸은 고혈당과 이를 순간적으로 낮추는 작업을 반복하다가 결국 조절작용의 한계를 보이며 서서히 무너지게 됩니다. 이렇게 무너지면서 생기는 일 중 하나가 저혈당증입니다.

저혈당 상태에서는 뇌세포와 신경조직, 적혈구세포 등이 아주 민감해서, 식사 때를 놓치면 다리가 후들거리고 어지럽고 마음이 산만하며 정신적으로 불안정하여 과민하게 반응하게 됩니다. 감기를 자주 앓거나 면역기능의 저하, 잦은 염증을 앓게 되기도 하며 아이들의 경우 집중력이 저하되면서 심지어는 비행과 폭력을 일삼아 사회문제를 일으키기도 합니다. 이렇게 혈당의 높낮이 변화가 심해지는 것을 설탕의 '롤러코스터 현상'이라 하며 이런 현상으로 나타나는 육체적, 정신적 증상을 '슈거 블루스(sugar blues)'라고 합니다.

이런 상황이 오래 지속되면 인슐린에 대해서도 세포들이 민감하게 반응하지 않게 되는 인슐린 저항성 증후군을 불러오고, 췌장의 베타세포에서도 인슐린을 만드는 것이 힘들어 공급도 줄어들게 되어 당뇨병이라는 병을 만들게 되는 것입니다.

그럼 중간과정에서 생기는 '저혈당(슈거 블루스)'은 뭘까요? 앞서 말한 대로 당뇨병으로 가는 중간단계이지만 저혈당에 대해서는 발견하기도 힘들고 경각심도 부족해 아무런 제지 없이 당뇨병으로 골인하는 안타까운 경우가 생깁니다.

(주의: 여기서 말하는 저혈당증과 당뇨환자에게서 중간중간 나타나는 저혈당증과는 다른 것임을 이해해주시기 바랍니다.)

② 슈거 블루스의 증상(저혈당증)

- 마음이 공허하고 감정의 기복이 심한데 그 이유를 잘 모른다.
- 흥분을 잘하고 화를 잘 내며 집중력이 떨어진다.
- 건망증이 심하고 우울증이 있다.
- 인내력이 없고 항상 안절부절못한다.
- 항상 지쳐 있고 낮에는 졸리고 밤에는 잠이 오질 않는다.
- 갑자기 배가 고파 허겁지겁 먹게 된다.
- 식은땀이 자주 난다.
- 식사시간을 넘기면 몸이 후들거리고 열이 났다 사라지기도 한다.
- 배고픔을 참을 수 없다.
- 단 음식을 먹고 싶고 청량음료를 자주 마신다.
- 성욕이 저하되거나 과잉 항진된다.

한 조사에 의하면 교통사고를 내는 진짜 원인도 여기에 있다는 보고도 있고 교도소에서 행해진 많은 보고를 봐도 많은 범죄자들이 저혈당증을 가지고 있다고 합니다. 미국 분자교정의학회 회장인 레저 박사에 의하면 병원에 다니면서 치료를 받는 정신분열증 환자 중 67%에서 저혈당증을 발견할 수 있었다는 보고가 있습니다.[3]

9) 인스턴트―가공식품

피자, 햄버거, 라면, 냉동식품, 소시지, 햄, 빵 등 이름만 들어도 남녀노소 할 것 없이 좋아하는 이 음식들은 점차 우리 식탁에서 차지하는 비율이 늘고 있고 그만큼 음식문화는 빠르게 변화하고 있습니다. 하지만 이런 음식들은 빠르고 간편하다는 장점보다도 훨씬 더 크고 많은 단점들을 가지고 있음을 항상 명심해야 합니다.

① 영양소의 불균형
인스턴트와 가공식품은 이 음식이 만들어진 본토에서도 '정크푸드(junk food)'라고 부르는데, 과잉열량으로 비만을 초래하고 필요한 영양소는 상대적으로 적게 함유되어 있어 영양의 불균형을 가져오는 것으로 알려져 있습니다.

② 식품첨가물
보존기간을 늘리기 위해 방부제 등 식품첨가물이 들어간 대량생산되는 음식은 대개 먹기 좋게 보이기 위해 발색제나 향료를 넣습니다. 뿐만 아니라 폴리스틸렌 용기나 플라스틱 용기 및 플라스틱 포장재를 사용하여 전자레인지나 뜨거운 물에 데워 먹게 되어 있어, 이 과정에서 환경호르몬이 검출되고 중독성을 갖는다는 등의 보고가 쏟아져 나오고 있습니다. 게다가 이런 포장재는 대부분 소각을 통해 폐기처분되는데 이때 발생하는 유독가스는 다시 환경을 오염시켜 악순환을 계속한다는 점도 간과해선 안 되겠죠.

③ 소금, 설탕
앞에서 심각성을 언급한 바 있는 소금과 설탕은 가정에서 사용되는 양뿐만 아니라 식품에 이미 첨가돼 있는 양을 꼼꼼히 따져보고 섭취해야합니다. 인스턴트식품에 함유돼 있는 소금은 소금 자체라기보다는 각종 나트륨염이며, 글루탐산나트륨이나 아질산나트륨 등은 미네랄의 균형을 깨고 있습니다. 예를 들어 라면 1봉지에는 성인의 하루 나트륨 제한량의 1/2에 해당하는 소금과 기타 나트륨염이 첨가되며 우리는 대부분 김치와 함께 먹기 때문에, 벌써 하루에 필요한 소금섭취량을 바로 충족시키고도 남는 꼴이 되고 맙니다. 설탕 역시 전체 섭취량 중 4/5 가량을 인스턴트식품을 통해 섭취하고 있어 어떻게 우리 몸에 들어오는지도 모르게 이미 많은 양의 설탕이 쌓이고 있는 것이죠.

④ 지방 변질

인스턴트 음식 중에는 원래 많은 지방질을 함유한 음식도 있고 가공 중에 첨가되는 불포화지방산(식물성 기름)도 있는데 이런 지방질은 시간이 지나면 산소와 접촉하여 과산화지질이라는 유해한 물질을 만들어 몸 전체를 공격하게 됩니다.

인스턴트 음식 중 10~20대 젊은 사람들에게는 햄버거와 피자, 40~50대 어른들에게는 라면이 가장 친숙한 먹거리로 자리잡고 있습니다. 그럼, 라면을 살펴볼까요? 면의 원료가 되는 수입 밀가루는 앞서 설명했으니, 기름을 한번 봅시다. 한때 떠들썩했던 공업용 우지 문제는 해결되었다지만 지금 사용되는 콩기름은 안전할까요? 유통과정에서 변질되지 않도록 수소를 첨가하기 때문에 원래 콩이 가지고 있던 지방보다 훨씬 더 많은 지방산을 함유하고 있습니다. 더군다나 이 콩이 유전자조작 변형콩이라는 데 문제가 있습니다. 수프 또한 2g 정도의 화학조미료가 들어 있고 특히 소금 성분이 많습니다.

이처럼 인스턴트 가공식품은 뭐가 더 나쁜지 내기라도 하듯이 건강에 유해한 성분들로 꽉 차 있습니다. 이런 말을 하면 어떨지 몰라도 이런 식품들은 아예 화학제품이라는 표현이 더 어울릴 듯싶습니다. 아마도 이런 화학제품을 섭취하면서 자란 세대가 40대에 이른다면 그 위해성은 극에 달해 사회적인 문제로까지 대두되지 않을까 염려됩니다.

10) 청량음료

더운 여름이면 시원한 음료수 한 잔, 또 느끼한 음식을 먹으면 톡 쏘는 콜라가 생각나지 않는 사람은 아마 없을 겁니다. 피자도 콜라, 햄버거도 콜라, 치킨도 콜라. 이렇듯 등식화 돼버린 이 청량음료는 우리 건강에 어떤 영향을 미치고 있을까요?

먼저 콜라 한 잔에는 50mg의 카페인이 들어 있습니다. 커피 한 잔에 80mg의 카페인이 들어 있는 것을 생각하면 계산이 되시나요? 요즘에는 한 잔만 마시는 게 아니라 리필(refill)이라는 고마운 제도가 있어 앉은자리에서 2~3잔 마시는 것은 놀라울 일도 아닙니다. 그렇게 섭취한 카페인은 아드레날린과 글루카곤이라는 호르몬의 영향을 증대시켜 혈당에 직접적인 영향을 준다는 사실을 꼭 알아야 합니다. 카페인을 과량 섭취했을 때 발생할 수 있는 부작용은 고혈당이나 저혈당 때와 유사한 증상을 보인다는 것입니다. 즉, 스트레스 반응을 일으킬 수 있는 강력한 자극제 역할을 해 두통, 집중력 저하, 흥분, 불안증까지 유발합니다.

카페인뿐이 아닙니다. 콜라에는 설탕이 13%나 들어 있어 200ml의 콜라를 마시면 26g의 설탕을 먹는 셈입니다. 과다한 당질을 에너지로 바꾸는 과정에서 중요한 비타민을 모두 소진하게 돼 정작 필요할 때는 사용하지 못하는 경우가 생깁니다. 더불어 면역력을 떨어뜨리고 뇌대사를 불안정하게 하여 중독을 만듭니다. 또 있습니다. 톡 쏘는 맛을 내기 위해 사용하는 탄산가스에 더 강력한 중합인산을 첨가하여 과다한 인의 섭취로 칼슘과 결합해 함께 몸 밖으로 빠져나가는 현상을 일으킵니다. 정작 중요한 칼슘이 빠져나가 여러 가지 부작용이 일어난다는 것이죠.

국회 보건복지부위원회 국정감사에서도 대부분 청량음료가 치아를 부식시킬 수 있다는 보고가 나왔다고 합니다. 식약청 자료에 따르면 콜라의 평균산도(ph)는 2.5이고 사이다는 2.9, 그리고 과즙 탄산음료는 2.7, 어린이 음료는 3.3, 스포츠음료는 3.0으로 강한 산성을 띠고 있음이 드러났습니다. 이런 음료를 마시면 치아산식증(화학물질에 의해 이가 삭는 증상)을 초래한다고 합니다.

그렇다면 마시면 건강해질 것만 같은 사과나 오렌지, 포도과즙이 10% 정도 들어간 음료는 어떨까요? 과즙 음료에는 사과, 오렌지가 각각 1/5쪽, 포도즙은 서너 알이 들어간다고 합니다. 결국 과즙 음료로는 1일 권장량의 약 1/5도 섭취할 수 없으며 더불어 많은 양의 당분만을 마시게 됩니다. 스포츠음료 또한 간이나 신장이 나쁜 사람에게는 독과 같은 작용을 합니다.

11) 식이섬유 섭취의 부족

우리가 섭취하는 음식 중 나쁜 것을 줄이는 것도 건강으로 가는 길이긴 하지만 이 나쁜 것을 중화시킬 수 있는 음식을 늘리는 것도 좋은 방법입니다. 섬유질 중 먹을 수 있는 것을 식이섬유라고 하는데 최근 들어

불필요한 찌꺼기(숙변)를 제거해줌으로써 대장암 등 소화기질환을 예방할뿐더러 허혈성 심장질환, 고콜레스테롤혈증, 비만증, 당뇨병 등의 성인병 예방에 탁월하다는 결과가 나와 '제6영양소'라고 불릴 만큼 각광을 받고 있습니다.

당뇨병의 발생원인으로 설탕과 지방 및 육식 섭취 증가도 문제지만 식이섬유의 결핍은 더 큰 원인입니다. 식이섬유를 많이 섭취하게 되면 당분의 흡수를 방해하여 천천히 그리고 지속적으로 당이 공급되게 해줍니다. 이런 식이섬유의 역할은 당뇨병을 어떻게 치료할 것인지를 제시해주는 중요한 것입니다. 모든 치료는 어떤 원인으로 해서 병이 발생하는지 잘 관찰하여 거꾸로 올라가다 보면 해답이 보이게 마련입니다. 특히 생활습관병이라 일컬어지는 당뇨병에 있어서는 꼭 필요한 부분이기도 합니다.

12) 유전자조작식품

미국이 중심이 되어 인류의 식량문제를 해결하고 여러 가지 질병으로부터 인류를 구하기 위한 거창한 의도로 시작된 유전자조작 농산물을 GMO(Genetically Modified Organisms) 혹은 프랑켄푸드(Franken Food)라고 합니다. 이런 조작식품은 병충해와 제초제 저항성 및 품질개선 작물의 개발이 주를 이루며 대두, 면화, 감자, 옥수수, 담배, 호박, 멜론 및 토마토, 밀을 비롯한 대부분의 주요작물에서 성과를 거두어 상당수 상업화단계에 이르렀습니다.

제초제를 뿌려도 죽지 않도록 콩의 유전자를 조작하고 원하는 식으로 콩을 바꾸어 재배하는 등 듣기에는 그럴싸하고 적은 노동력과 생산

비용으로 기업과 농민에게 모두 경제적 이득과 식량문제, 환경문제를 해결할 수 있는 것처럼 보입니다. 물론 일정 부분 타당하기도 하지만 만약 그것을 인간이 먹는다면 결코 절대 인체에는 무해한 것일까요? 그 부분에 있어서는 누구도 '예'라고 답할 사람은 없습니다. 이런 조작 농산물이 몸에 들어가면 어떤 점이 나빠지기 때문에 어떻게 대처를 해야 한다는 답안은 그 어디에도 없습니다. 하지만 유럽의 독립과학자들이 내놓은 안전성에 관한 보고는 귀기울여 들어볼 만합니다. 유전자가 조작된 감자를 먹은 실험쥐들은 면역체계와 내부 장기의 이상을 보였고 유전자조작 옥수수를 먹은 제왕나비의 유충들은 모두 죽어버렸습니다. 이런 결과들은 유럽 소비자들로 하여금 유전자조작 농산물을 거부하게 하였습니다. 이 결과 미국, 캐나다 등의 나라는 상대적으로 만만한(?) 아시아 국가들에게 수입을 강요하고 있는 실정입니다.

어쨌든 중요한 것은 바로 우리나라 우리 식탁이 안전한가에 대한 문제입니다. 우리의 주식인 밥의 원료인 벼, 상추, 고추, 마늘, 김치 등은 현재까지는 안전한 상태입니다. 삼겹살은 돼지사료로 유전자조작 콩이 쓰였을 수 있기 때문에 완전히 자유롭다고 단정하기는 어렵지만, 된장, 고추장, 간장은 유전자조작식품일 가능성이 비교적 높은 편입니다. 국내에 유통되는 콩과 옥수수 가운데 유전자조작 콩은 20∼50%, 옥수수는 20∼30%가량으로 추정되기 때문입니다. 농림부는 콩, 옥수수, 콩나물에 대한 유전자조작 농산물 표시제를 시행하고, 식품의약품안전청에서도 식품에 표시제를 시행하여 포장지에 '유전자 재조합'이라는 표시가 붙게 되었습니다. 하지만 최근(2003년) 대표적인 식품회사에서 판매하는 두부마저 유전자조작식품으로 밝혀지면서 표시제에 허점이 드러나기 시작했습니다. 의무표기 농산물인 콩, 콩나물, 옥수수, 감자를 식품의 5대 주원료로 사용하지 않으면 유전자조작식품 표시를 하지 않아도 되고 가축사료에 대한 부분도 여전히 빠져 있어 이것은 여전히 중요한 숙제로 남아 있습니다.

13) 방사선 처리 식품

세균을 죽이거나 배아숙성을 막기 위해 엑스선이나 감마선을 식품에 쬐어 신선도를 유지하는 '방사선조사법'은 우리나라의 식품위생법에서도 마늘, 양파, 밤 등 18종에 허용하되 반드시 업소명, 방사선 처리 연월일 등의 마크를 붙이도록 하고 있습니다. 하지만 표시만 한다고 이런 식품들이 아무런 문제가 없을까요?

먼저 식품에 있는 항산화제를 고갈시키고 방사선을 쬐게 되면 활성산소라는 위험한 산소종이 생겨 식품 안에 섞이게 됩니다. 빨리 사라지긴 하지만 그 사이 식품을 변질시켜 놓는 데 문제가 있습니다. 더 큰 문제는 동남아시아나 중국에서 수입되는 농산물 중에는 신선도를 유지하기 위해 이런 방사선 처리를 이중, 삼중으로 한 것들이 많다는 점입니다.

14) 태우는 영양소의 부족

우리가 섭취하는 영양분은 크게 둘로 나눌 수 있습니다. 하나는 타는 연료로 탄수화물, 지방, 단백질 등 그 자체가 타면서 열량을 만들어내는 영양분이고, 다른 하나는 이런 연료를 깔끔하고 완전하게 태우기 위해 쓰이는 비타민과 무기질입니다. 또한 칼슘은 3대 영양소의 분해 과정에서 생기는 황산, 인산 등의 유해한 '산'과 결합하여 무해한 중성염으로 배출시키는 작업을 합니다. 즉, 연료의 찌꺼기를 깨끗이 청소해주는 역할을 하는 것이죠.

현대에 와서는 굶어서 병이 생기기보다는 섭취하는 영양의 불균형으로 병을 만들어가는 경우가 늘고 있습니다. 연료가 되는 영양소는 많이 섭취하면서 이런 연료를 잘 태우는 미네랄, 비타민, 칼슘 등은 제대로 섭취하지 못하기 때문에 병이 생기는 것입니다. 즉, 많이 먹는 것이 아니라 제대로 된 음식을 잘 먹는 것이 더 중요하겠죠. 생활습관을 어

남태평양에서는 무슨 일이 벌어졌나?

캥거루 하면 떠오르는 오스트레일리아라는 평화로운 대륙은, 백인들이 침입하기 전과 들어온 후가 특히 많은 차이를 보이는 지역이라고 합니다. 원주민들은 백인들이 이주하기 시작한 200년 전까지는 소규모 부락을 유지하며 각 지역에서 나는 곡식과 열매를 먹고 물고기와 동물들을 사냥하며 살았습니다. 그러던 원주민은 백인 이주민과 함께 들이닥친 큰 변화를 맞이하게 되었습니다. 식생활의 갑작스러운 변화를 맞으면서 그들의 삶에도 큰 변화가 나타나기 시작했습니다. 즉 술이나 고지방, 고당분 식품에 대한 기본적인 지식조차 갖추지 못하고 이런 것들을 편식한 결과, 심장질환이나 당뇨가 전염병처럼 퍼지게 되었으며 많은 호주인들이 80세까지 사는 데 비해 원주민들은 40~50세에 죽게 되었습니다.

가장 극명하게 드러나는 곳은 호주의 북동쪽에 위치한 나우루(Nauru)라는 섬나라 이야기입니다. 이곳은 30년 전까지만 해도 남태평양에서 가장 가난한 나라였지만 1970대 인구 9,500명의 작은 나라에 인산염 광산이 본격 개발되면

떻게 들이느냐에 따라 여러분의 건강이 결정됩니다.

15) 음식을 먹는 방법-저작

음식을 씹는다는 것은 단순히 음식을 잘게 부숴 소화를 쉽게 하기 위해 돕는 작업으로만 알고 있는 사람들이 많습니다. 씹는다는 것에는 아주 다양한 비밀이 숨겨져 있습니다. 함께 파헤쳐볼까요?

① 맷돌작업

음식물이 입에 들어오면 혀가 그 맛을 보고, 치아는 소화 전초전으로

서 현재 1인당 개인소득이 7천 달러를 넘게 되었습니다. 개인소득이 늘면서 특히 많이 바뀐 것은 음식문화였습니다. 호주에서 비행기로 실려온 각종 기름진 음식들이 나우루 사람들의 식생활을 바꿔놓은 것으로 그 결과는 참담했습니다. 국민 1/3 이상이 당뇨병을 가지게 된 것입니다. 고지방식과 운동부족 그리고 술과 담배가 30년 만에 전 인구의 1/3을 당뇨병이라는 깊숙한 수렁으로 몰아넣은 것입니다. 이것은 30년 동안 일어난 일들로 이제 이곳 사람들은 30대 초반에 죽음을 맞이하게 되었습니다.

현재 한국의 당뇨 유병률은 전체 인구의 1% 미만이었던 것이 최근에 와서 10% 이상으로 높아졌습니다. 지난 30년에 걸쳐 당뇨병이 거의 10배 이상 많아졌다는 점은 우리의 마음에 경각심을 불러 넣어주기에 모자라지 않는다고 생각합니다. 또한 이런 당뇨병의 증가는 우리 자신뿐 아니라 사랑하는 아들과 딸들에게도 연결될 수 있는 아주 무서운 병이라는 사실은, 경각심을 넘어 공포감을 주기에도 충분합니다.

곧 맷돌과 같이 음식물을 찧고 갈아버립니다. 우리가 흔히 알고 있는 저작기능입니다.

② 정보전달 작업

이런 맷돌작업과 동시에 혀는 음식을 잘 분배해주는 역할과 더불어 음식에 대한 정보를 뇌에 전달하는 중요한 작업을 합니다.

③ 활성산소 차단

침들이 음식과 섞이면서 활성산소에 대항하는 항산화제 역할을 합니다. 활성산소는 혈관을 막고 세포를 손상시켜 암을 유발하고 호르몬 체계를 혼란에 빠뜨리는 무서운 존재입니다. 이렇게 활성산소가 인체에 미치는 영향을 '산화'라고 하는데 실제 사람이 하루에 마시는 산소량(약 500리터)의 2%는 활성산소입니다. 현재 세계 의학계는 모든 질병의 근원이 바로 이 활성산소의 과잉 발생과 밀접한 연관이 있고 모든 질병의 90%가 이것과 관련이 있다고 입을 모으고 있습니다.

④ 뇌의 발달

뇌를 발달시키는 요소에는 크게 2가지가 있습니다. 하나는 오감의 자극으로, 눈으로 보고 귀로 듣고 코로 냄새를 맡고 입으로 맛을 보고 피부로 느끼는 감각이고, 또 하나는 운동 자극으로 3가지 길로 전달이 이루어집니다. 즉, 손과 발을 통한 자극, 그리고 나머지가 바로 턱의 정보입니다. 즉 25%의 팔, 25%의 다리, 그리고 나머지 50%가 턱이 전해주는 것입니다. 이렇게 볼 때 저작이라는 운동은 단순히 소화운동으로 보기에는 더 중요한 의미를 담고 있다는 것이 분명합니다.

⑤ 포만감

잘 씹지 않으면 포만감을 느끼게 해주는 뇌의 좌우가 자극을 받지 않아 아무리 많이 먹어도 자꾸 먹고 싶어집니다. 잘 씹기만 해도 포만감을 충분히 느끼고 이로써 비만도 방지할 수 있는 놀라운 비밀이 있습니다. 그래서 오래도록 씹는 것이 중요한 것입니다. 비만한 사람들의 공통적인 특징이 잘 씹지 않아도 되는 음식을 선호하거나 또 잘 씹지 않고 바로 삼키는 습성을 가지고 있다는 사실, 알고 계셨나요?

⑥ 파로틴의 역할

타액에는 파로틴이라는 호르몬이 함유되어 있어 그것이 저작에 의해 다량으로 분비 흡수됩니다. 파로틴은 뼈나 치아의 단단한 조직을 튼튼하게 하고 혈관의 신축성을 높여 세균과 싸우는 백혈구를 증가시키고 모발이나 피부의 발육도 좋게 합니다. 그래서 입 안에 음식이 없을 때도 단순히 입을 움직이기만 해도 좋은 효과를 얻을 수 있답니다. 타액과 함께 분비되어 온몸을 돌면서 뼈, 치아 등을 튼튼하게 도와주고 질병을 물리칠 수 있게 합니다. 그래서 한의학 고서들을 보면 침을 뱉지 말라고 한 이유가 여기에 있습니다.

앞에서 열거한 대로 좋은 음식이란 저작작업을 적당히 도와주는 음식이라야 합니다. 즉 너무 씹을 것이 없는 것도, 또 너무 질겨서 힘이 들어도 좋지 못한 음식이라고 할 수 있는데, 문제는 점차 씹지 않아도 되는 음식이 늘어난다는 것입니다. 음식은 30~50번 가량 꼭꼭 씹어서 삼켜야 하며 많이 씹지 않아도 되는 음식을 많이 섭취하게 되면 우리 건강의 좋은 보너스를 아깝게 놓치는 꼴이 되고 맙니다. 명심하세요.

2. 환경오염―공해

토양오염 | 수질오염 | 대기오염

우리의 환경이 심한 몸살을 앓고 있습니다. 공기와 물이, 그리고 땅이, 또 먹거리가 오염되어 우리의 생명을 위협하고 있습니다. 한의학도 예전에는 몸을 보(補)하는 치료법이 많았습니다. 못 먹어서 생기는 병이 많았기 때문이지요. 그런데 요즘은 너무 많이 먹어서, 또 여러 가지 유해한 독성물질들로 인한 독작용 때문에 만성적인 질환을 만들고 있습니다. 또 발생한 병을 치료해야 하니 예전과 치료법도 달라지고 있으며 같은 병이라도 변종이 생겨나 병을 치료한다는 것이 점점 어려워지고 있습니다. 이런 변수들은 그 종류가 다양해지면서 또 계속 늘어나고 있기 때문에 문제가 됩니다. 특히 문명의 발달과 비례해 현재 사용되고 있는 화학물질의 수만 해도 10만 가지 이상이라고 합니다. 집이나 사무실에서 바닥재, 책 껍질, 책상을 붙인 접착제, 숨쉬는 공기, 마시는 물, 어느 것 하나 마음 놓고 있을 수 없습니다.

간과하지 말아야 할 것은 이런 문제들이 비단 우리 세대에만 영향을 주는 게 아니라는 점입니다. 우리 가정, 나아가 사회와 연결되어 개인적인 노력뿐만 아니라 사회적으로도 해결방법을 모색해, 우리 다음 세대에까지 심각한 해악을 미치지 않도록 대처해야 합니다.

1) 토양오염

토양오염이란, 산업과 생산활동에 따라 농약, 생활하수, 세균, 바이러스, 산업폐수, 비료, 방사선물질 등 각종 유해물질이 토양에 주입되어 식물 특히 농산물에 영향을 미치고, 다시 인간이나 동물에게 해를 끼치는 토양의 물리, 화학적 성질을 저해하는 현상을 말합니다. 이 모든 것은 간접적이면서 만성적이어서 개선이 어렵다는 특징을 갖고 있습니다. 토양오염을 막으려면 농약의 과다사용을 금지하고, 산성비료를 줄여 중성비료나 퇴비 등 유기질 비료를 사용하며, 가정하수, 산업폐수 등 독성물질을 잘 처리해야 합니다. 생활쓰레기를 재활용하는 것도 중요하죠. 일부분은 농민이나 산업현장에 있는 사람들이 해야 할 일이지만 나머지는 가정의 몫이기 때문에 우리 모두 적극적으로 실행해야 하겠습니다.

2) 수질오염

우선 가정에서 나오는 생활하수는 수질오염의 약 70%를 차지하는데, 주방에서 배출되는 유기물, 목욕과 세탁에서 나오는 암모니아성 질소화합물 등이 문제입니다. 거의 모든 가정에서 사용하고 있는 합성세제는 물 속에서 생태질서를 파괴하며 가정에서 버려지는 음식 찌꺼기 등도 메탄, 황화수소 등의 유해물질을 배출시킵니다. 공장에서 유출되는 유기물과 중금속 등도 문제이며 이 모든 것들이 물로 흘러들어가 여러 생태계를 파괴하고, 결국 다시 우리 인간에게로 돌아오는 악순환을 계속하고 있습니다. 이러한 수질오염은 생물학, 화학, 물리학적으로 달리 표현되는데 아래의 지표가 그 기준이 됩니다.

* 생물학적 산소요구량(BOD): 유기물이 하천에 유입되었을 때 이 유기물을 호기성 세균이 분해하기 위해 필요로 하는 산소의 양.
* 지표종: 그 지역 환경을 판단하는 데 기준이 되는 종.
* 용존산소량(DO): 물 속에 녹아 있는 산소의 양.
* 화학적 산소요구량(COD): 유기물이 하천에 유입되었을 때 이를 화학적으로 분해하기 위해 필요로 하는 산소의 양.
* 호기 미생물: 산소가 있는 상태에서 잘 자라는 미생물.

3) 대기오염

공기는 78%의 질소와 21%의 산소로 이루어져 있습니다. 그리고 약 3천만 년 전부터 이 산소 농도는 별 탈 없이 유지돼 왔습니다. 그러나 대기오염으로 인해 대기 중 산소 농도의 균형이 깨지면 생태계에 문제를 일으킬 것은 불을 보듯 자명한 일입니다. 대기오염은 대기 중에 매연, 먼지 및 악취 등의 오염물질이 인간의 건강과 재산, 동·식물과 생활환경에 피해를 줄 정도로 다량 존재하는 상태를 말합니다. 이런 대기오염의 원인은 대부분이 발전소나 대규모 공장의 산업활동에서 비롯되는 매연과 자동차 매연을 들 수 있습니다. 이들은 47종의 대기오염의 원인이 되는 물질 또는 악취물질을 배출하며 특히 일산화탄소(CO), 아황산가스(SO_2), 탄화수소(HC), 질소산화물(NOx), 부유분진, 오존(O_3) 등의 6가지 주요 대기환경 오염물질을 뿜어내고 있습니다.

그 외에도 산성비로 인한 생태계 파괴가 전방위로 이루어지고 있으며 지난 200년 동안 화석연료의 사용이 증가하면서 대기 중 이산화탄소의 농도가 증가해 온실효과와 지구의 온난화 등 많은 영향을 미치고 있습니다. 전 세계에서 매년 대기오염으로 사망하는 사람은 3백만 명에 이르고 전체 사망률의 5%나 해당합니다.

미국에서 홍미로운 실험이 있었습니다. 미국 버펄로대학교 의과대학 교수 앨런 락우드(Alan Lockwood) 박사팀은 미국의 각 주로부터 유해 화학물질 배출목록(Toxic Release Inventory, 이하 TRI) 데이터를 받아 각 주의 당뇨병 발생빈도 데이터와 비교 분석하였습니다. 그 결과 TRI 방출이 높은 오하이오주는 당뇨병 환자 빈도가 7.5%였던 반면, 방출이 적었던 알라스카주에서는 당뇨병 빈도가 4.4%에 불과했다는 결과가 나왔습니다.

3. 농약

화학물질 오염에서 가장 널리 퍼져 있는 농약 피해는 특히 어린이와 태
아에 그 위험이 많이 노출돼 있습니다. 어린이는 호흡수가 많고 먼지와
의 접촉이 많으며 에너지 소모가 많아 살충제 노출에 대한 위험이 높은
것으로 나타났습니다. 1993년 미 국립연구위원회(NRC)는 몇몇 살충제
는 환경호르몬으로 자녀들에게 생식기 이상과 암 발생을 가져다줄 수
있는 잠재적 가능성을 가지고 있다고 밝혔습니다. 그리고 살충제의 역
학적 연구에 대한 초점도 만성적인 건강 영향과 사망에서부터 신경정
신적 혹은 신경행동질환, 생식기질환, 면역질환과 호흡기질환의 발생
과 같은 보다 미묘하고 아(亞)급성적인 영향 등으로 옮겨가고 있는 실
정입니다.

4. 환경호르몬(내분비 교란물질)

내분비 교란물질(Endocrine disrupters)은 생명체의 정상적인 호르몬 기능에 영향을 주는 합성, 혹은 자연상태의 화학물질을 말하며, 일반적으로는 '환경호르몬'이라 불립니다. "몸 밖에서 만들어져 호르몬과 같은 경로로 작용하여 몸이 자기 기능을 잃게 되는 물질"이라고 풀어 볼 수 있습니다.

- **호르몬제** _ 가장 널리 알려진 것은 강력한 합성 여성호르몬제로 임상실험이 채 안 된 상태에서 1948년에서 1972년까지 유산 방지 목적으로 임산부에게 널리 투여돼 오다 유산 방지는커녕 태어난 아이에게 희귀한 질병을 많이 만들어낸 무서운 물질이다.
- **식물 에스트로겐** _ 자연계에 존재하는 식물 에스트로겐은 콩, 사과, 버찌, 딸기류, 밀, 강낭콩 등에 함유되어 있다.

- **환경오염물질** _ 내분비 교란물질이면서 동시에 환경오염물질인 이것은 엄밀하게 말하면 환경성 내분비 교란물질이라고도 한다. 다이옥신, DDT, 기타 농약 등의 합성화학물질들이 이것이다. 화학적 구조가 생명체의 호르몬과 비슷해 생명체에 흡수될 경우 정상적인 호르몬의 기능을 혼란시킴과 동시에, 성기의 기형, 생식기능과 면역기능의 저하, 암 발생을 일으킨다는 의혹을 받고 있다.

　이러한 환경호르몬이 인체에 미치는 영향은 많은 연구와 조사로 입증되고 있는 현실입니다. 네덜란드에서 환경 오염된 지역의 산모에게서 태어난 아이들은 상대적으로 행동과 학습장애가 많고 면역기능이 저하되었으며, 캐나다 북극지방의 이뉴이트족 엄마에게 태어난 아이들은 면역기능에 장애가 있어 중이염을 많이 앓고 있는 것으로 조사되었습니다.

다이옥신

독일 농산물검사소와 스웨덴 스톡홀름대학 공동연구팀이 2000년 5월부터 2001년 3월까지 전 세계 39개국에서 생산된 67개 버터 제품을 조사한 결과, 유독 한국산 제품 1가지에서만 다이옥신 함유량이 1g당 2.02pg(피코그램＝1조분의 1그램)이 발견돼 가장 높은 수치를 보였다고 합니다. 한국에서 연소가스에 의한 다이옥신 배출량이 세계적으로 심각하게 높다는 것을 뒷받침하는 것으로, 환경호르몬 오염 정도가 어느 정도인지를 말해주는 결과입니다.

　다이옥신은 가장 대표적인 환경호르몬으로 소각이나 연소과정에서 생성되기 때문에 인류가 불을 발견하고 사용하면서부터 다이옥신에 노출되었다고 해도 과언이 아닙니다. 유해 폐기물 소각, 도시 쓰레기와 제지 쓰레기 소각 등의 연소과정 외에도 금속 제련이나 담배 연기 및 자동차 배출가스에도 상당량 배출되어 산업화의 진전에 비례해 그 오염도가 심각해지는 양상을 보이고 있습니다.

이 다이옥신의 위해성은 인류가 만든 최악의 독물이라고 불릴 정도로 심각합니다. 단 1g으로 몸무게 50kg의 사람 2만 명을 죽일 수 있을 정도의 파괴력을 지녔으며, 청산가리보다 1천 배나 유독합니다. 몸속에 들어가면 간장, 신장을 파손하고 특히 강력한 발암물질로 면역성을 저하시켜 다음과 같은 병들을 유발할 수 있습니다.

- 암 발생: 폐암, 간암, 임파선암, 혈액암
- 생식계 장애와 발달장애
- 면역계 손상으로 전염성 질환
- 호르몬의 조절기능 손상, 불임, 출생시 장애, 기형, 발육 장애
- 당뇨 및 갑상선 질환

다이옥신은 자연계에 한번 생성되면 잘 분해되지 않을 뿐더러 안정적으로 존재하게 됩니다. 토양이나 침전물 속에서 축적되고 생물체 내로 유입되면 수십 년 혹은 수백 년까지 존재하며 물에 잘 녹지도 않고 오줌으로 배설되지도 않습니다. 하지만 지방에는 잘 녹아 생물체 내 지방조직에 잘 축적됩니다. 그렇기 때문에 우리가 먹는 물이나 채소는 안심하셔도 됩니다. 하지만 씻겨 내려간 물은 해양을 오염시키고 모든 동

물들은 물을 마시거나 숨을 쉬거나 음식을 먹으면서 다이옥신을 섭취하게 됩니다. 그리하여 먹이사슬의 가장 상위인 최종소비자인 사람에게 모든 다이옥신이 최고로 높은 양이 축적되게 됩니다. 그 중에서도 젖먹이 아이는 최후의 소비자이기 때문에 다이옥신의 섭취가 가장 높을 것으로 추정됩니다.

다이옥신은 쓰레기를 태울 때 가장 많이 생성되며 특히 PVC 제제가 많이 포함되어 있는 병원 폐기물과 도시 쓰레기를 태울 때 가장 많이 나오고, 이 외에도 염소 표백된 종이제품에서도 다이옥신이 검출됐기 때문에 음식물 포장재로부터 음식이 오염되는 것도 주의해야 합니다.

미국 환경보호처에 따르면 미국인의 현재 다이옥신 평균 용량으로도 면역체계의 질환, 고환의 크기 감소, 당 조절 능력의 변화 등이 올 수 있다고 하니, 다이옥신의 피해가 어느 정도인지 직시해야 겠습니다. 식품을 통한 다이옥신의 인체 노출량을 줄이는 방법은 먼저 육류, 어류, 낙농제품으로 편중된 식사를 하지 말고 가능한 지방 부위나 내장 등을 제거하여 요리하며 마지막으로 모든 식품의 세척에 신경을 써야 합니다.

5. PVC

PVC(polyvinyl chloride)는 대개 '비닐'이라고 불리는 세계에서 두 번째로 널리 사용되는 플라스틱을 말합니다. 이 말은 또한 환경문제를 가장 많이 일으키는 다이옥신의 주범이라는 말도 되겠죠. 이 제품 자체에 다이옥신 등 독성이 강한 물질을 많이 함유하고 있다는 뜻도 됩니다. PVC가 사용되는 제품은 전세계적으로 증가하고 있습니다.

- **건축 자재**: 케이블, 창틀, 문, 벽, 패널, 상·하수도관 등
- **가정용품**: 비닐바닥재, 벽지, 식탁보, 창문 블라인더와 샤워커튼 등
- **소비재**: 신용카드, 레코드, 장난감, 사무용품 등
- **기타**: 병원에서 사용하는 의료용품과 음식 포장재료 등

1989년 다이옥신이 PVC 제조과정에서 생성된다는 것은 밝혀졌지

만, 제조과정에서 나오는 것인지 PVC 자체에 들어 있다는 것인지 밝혀지지 않아, 양면적 위험성을 모두 갖고 있습니다. 많은 PVC 포장재와 제품들이 사용 후 소각장에서 처리될 때 방출되는 다이옥신은 오염된 잿더미, 굴뚝 가스, 폐수 등을 통해 대기 중으로 퍼지게 됩니다.

폴리카보네이트, 멜라닌수지 그리고 폴리프로필렌

아이를 키우는 집에는 플라스틱 제품의 식기들이 있게 마련입니다. 폴리카보네이트는 1998년 일본에서 실시된 안정성 조사에서 환경호르몬인 '비스페놀A'가 기준치의 2배 가까이 검출되었으며, 이 제품은 세척하면 할수록 '비스페놀A'가 더 많이 녹아 나온다고 합니다. 그 외에 멜라닌수지로 된 그릇과 폴리프로필렌 제품에서도 발암물질과 관계있는 산화방지제 BHT가 녹아 나온다고 하니, 플라스틱 제품에 뜨거운 음식을 담거나 기름진 음식을 담는 것은 절대 피해야 합니다. 더욱 바람직한 것은 플라스틱 제품의 선택은 되도록 자제하고 유해물질로부터 안전한 천연소재(유리, 도자기, 나무 등)로 된 제품을 사용하는 것이 좋습니다.

6. 담배

담배의 심각성은 이미 알려질 대로 알려진 사실이지만, 그럼에도 불구하고 끊지 못하고 병을 자초하는 사람들이 아직도 많습니다. 급기야 미국에서는 담배를 마약으로 규정하여 담배와의 전쟁을 선포하기에 이르렀습니다.

담배는 4천여 종의 화학물질과 40여 종의 발암물질이 있어 한마디로 병균 종합선물세트라 해도 모자란 표현입니다. 니코틴, 일산화탄소, 타르, 카드뮴, 벤젠피텐, 플로뉴 등 발암 및 독극물덩어리인 셈이지만, 정작 중요한 것은 담배를 피우는 본인에게만 국한된 것이 아니라 비흡연자에게까지 영향을 미치게 된다는 데에 더 큰 문제점이 있습니다.

한 개비 담배에서 배출되는 연기의 양은 500mg으로 이 중 니코틴, 타르 등이 8%를 차지하는데 담배연기를 폐 속까지 들이마시게 되면 니코틴은 90%, 타르는 70%, 일산화탄소는 거의 전량이 체내에 들어가게 되며, 이 니코틴 60mg을 뽑아 사람의 혈관에 그대로 주사하면 곧 사망하게 됩니다. 이것은 또한 1991년 '낙동강 페놀 무단 방류사건' 당시의 페놀에 오염되었던 낙동강 물 50컵을 벌컥벌컥 마시는 것과 똑같습니다.

담배로 인해 생기는 병은 열거하기 힘들 정도로 많습니다. 무려 5천 가지 질병에 노출될 수 있으며 폐암, 구강암, 설암, 식도암, 기관지암의 경우 90%가 흡연 때문에 생기고, 자궁경부암·췌장암·방광암·위암·혈액암 등의 발병률이 1.5~3배 높아집니다. 담배 한 개비로 수명은 12분 단축되므로 25세 되는 남자가 하루 1갑 피우면 4~6년 생명이 짧아집니다. 만일 15세 때부터 피운다면 8년의 수명 단축을 가져오게 되는데 쉽게 말하면 5년 빨리 죽습니다. 5년이라는 시간과 담배를 바꾸시겠습니까? 아니, 당신의 인생과 담배를 바꾸시겠습니까?

7. 내가 사는 곳

 가구 | 장판과 벽지 | 벌레 퇴치용 물질 | 합성세제 | 전자레인지 | 돈

우리는 눈 떠보면 산이 있던 자리가 아파트로 꽉꽉 채워져가고 있는 세상에 살고 있습니다. 이렇게 건물이 늘어나고 살기가 편해졌지만, 그럴수록 희생해야 하는 것들도 많아집니다. 우리가 살고 있는 집안 구석구석에도 건강을 해칠 수 있는 위험요소들이 도사리고 있습니다. 하나하나 차근히 살펴보도록 하겠습니다.

① 가구

원목 등의 새로운 가구를 들여놓으면 얼마간 눈이 시리고 아픈 경험들을 하셨을 겁니다. 이런 현상은 목재가구 소재인 합판, MDF, 원목 등을 가공할 때 많은 양의 접착제에 포름알데히드라는 위험물질을 사용하기 때문입니다. 이것은 적은 양이라도 공기 중에 발산되면 유독가스가 되어 의욕저하, 불면증, 천식을 일으키며 유전인자를 변화시킬 정

도로 위험합니다. 우리가 생각할 때 원목으로 만든 것이니 그래도 가장 자연적인 가구라고 생각하다가는 큰 코 다칠 일입니다. 독성이 강한 방부제로 6개월 이상 처리한 경우가 많기 때문에 밀폐된 실내에서 아이들에게 이 가구들이 노출된다면 건강에 심각한 손상을 가져오고 아토피나 그의 유사한 알레르기성 질환을 유발할 수도 있습니다.

② 장판과 벽지

새로 지은 아파트에 들어가 살면 몸이 아프게 된다는 말은 예전부터 있었습니다. 그런데 이런 원인 중 하나가 집안의 바닥과 벽지에 있다는 사실을 알고 계시나요? 벽지의 경우 실크, 발포벽지 등 그 자체가 합성수지로 되어 있어 화학물질 덩어리라고 생각하시면 됩니다. 심지어 종이벽지의 인쇄 잉크나 광택제 등에 쓰인 합성 화학물질에서 유해물질이 계속 나오기도 합니다. 또한 포름알데히드라는 물질은 공기 중에 나와 유독가스가 되는데 주로 도배할 때 쓰입니다. 환기가 잘 안 되는 겨울철에 특히 유의해야 하며 이런 집에서 살면 감기에 잘 걸리고 이유 없이 피곤하고 머리가 아픈 증상이 생길 수 있습니다.

③ 벌레 퇴치용 물질

요즘은 다양한 상품이 많이 나와 설치용, 분무식 살충제 등이 있고 무색무취라 별 걱정 없이 사용하는 분들이 많으실 텐데 사실은 독성이 매우 강한 물질입니다. 신경계통에 장애를 초래해서 두통, 현기증, 경련, 구역질 및 피부와 호흡기 손상을 일으키며 간과 신장에도 나쁜 영향을 줄 수 있습니다.

④ 합성세제

합성세제에 사용되는 계면활성제는 호흡이나 피부접촉을 통해 인체에 들어오면 신경조직을 악화시킵니다. 또한 우리가 매일 사용하는 샴푸, 린스, 치약 등도 몸에 직접 접촉되기 때문에 바로 혈액으로 침투하여 몸을 망가뜨릴 수 있으며 특히 간장에 나쁜 영향을 줄 수 있습니다. 주의할 것은 세척력과 그 위험도는 비례한다는 사실, 잊지 마세요.

집안 곳곳! 이렇게 하면 어떨까!

- 가구들은 _ 접착제와 합성수지, 방부제, 광택제 용액 등이 큰 문제가 된다. 새로 구입한 농, 장 등은 통풍이 잘 되는 구조로 구입하도록 하고 창문을 자주 열어주어 환기를 시켜 유해물질이 쌓이는 것을 막는다.
- 벌레퇴치물질은 _ 이런 물건이 들어 있는 옷장은 자주 환기를 시키도록 하고 이런 제품 대신 숯을 종이에 싸 장롱 안에 넣어두고, 자주 일광소독을 시켜주는 것이 좋다. 가구광택제 대신 식초와 식용유를 3:1로 섞어 사용해도 좋다. 바퀴벌레, 개미약 대신 은행잎을 양파망에 넣어 벌레들이 다니는 통로에 놓아두는 방법도 있다.
- 드라이클리닝용제는 _ 드라이클리닝 한 옷은 비닐 커버를 벗겨 바람이 잘 통하는 곳에 걸어두어 용제를 충분히 증발시키도록 한다.
- 커튼 및 침대커버는 _ 매트와 커버를 노출시켜 충분한 환기를 하고 숯과 같은 흡수제를 침대 및 커튼 주위에 많이 놓아두도록 한다. 침대커버는 순면, 순모 등의 천연소재를 사용하도록 하며 새로 산 이불은 뜨거운 물에 천연세제를 이용해 세탁한다.
- 세제는 _ 계면활성제가 들어 있지 않은 자연분해제를 사용하도록 하고 가능

⑤ 가스레인지

가정의 필수품인 가스레인지는 배기가스 때문에 심각한 문제를 안고 있습니다. 천연가스나 프로판가스는 모두 타는 동안 일산화탄소, 포름알데히드, 이산화질소, 이산화황 등을 배출하며 기관지와 면역기능을 악화시키는 결과를 초래합니다.

한 세제 사용을 줄인다. 염소가 없는 제품을 사용한다.

• 카페트는 _ 충분한 환기와 일광욕을 자주 하도록 한다.

• 전기장판은 _ 전열체일수록 전자파가 심하기 때문에 미리 자리만 데워두고 이불 속에 들어가기 전에 전원 플러그를 빼는 방식으로 사용한다.

• 벽지는 _ 새로 도배했을 경우 환기를 자주하고 한지와 밀가루풀을 이용할 수 있으면 좋다.

• 전자모기향은 _ 전자모기향 대신 방충망을 이용하거나 제라늄(구문초)을 방충망 앞에 놓은 것이 좋다.

• 소파와 쿠션은 _ 천연소재를 사용하면 좋고 화학물질을 사용한 경우 숯과 같이 유해물질이 달라붙을 수 있는 물질을 많이 놓아둔다.

• 랩은 _ 전자레인지를 쓸 경우 랩보다는 뚜껑 있는 그릇을 쓰고, 호일도 가능하면 유리용기를 사용하도록 한다.

• 방향제는 _ 방향성이 강한 박하와 같은 천연향료를 사용하면 좋고 숯과 같은 탈취제를 사용하도록 한다.

• 가스난방기는 _ 환기에 신경을 쓰고 실내로 통하는 통로는 잘 차단한다.

• 가전제품은 _ 사용하지 않을 때는 플러그를 뽑아 두고 전자파는 벽을 뚫기도 하기 때문에 아이들 방이나 공부방 맞은편에는 두지 않는다.

⑥ 돈

지갑 속에 들어 있는 돈에도 많은 세균이 살고 있다는 사실을 아세요?
한 조사를 통해 1천 원짜리 지폐에서 10여 가지 세균이 검출됐고, 이
중 '용혈성 바실러스균'은 적혈구를 파괴하는 세균이고, '스타필로코
커스 아우레우스균'은 폐렴을 일으킬 수 있으며, '살모넬라균'은 식중
독을, '수도모나스균'은 폐렴을 일으킨다고 합니다.[4] 돈에 있는 이러한
세균의 양은 많지 않아 큰 위험은 없지만 면역력이 약한 환자나 노인,
아기들에게는 이 정도의 양도 문제가 될 수 있으니 주의가 필요합니다.

8. 음식물 쓰레기

일상생활에서 발생하는 쓰레기는 재활용하거나 소각처리 등 중간처리 과정을 거쳐 최종적으로 매립장에 묻히게 됩니다. 수분 함유량이 80% 이상 되므로 쉽게 부패되는 유기성 물질로 구성되어 있어, 매립 처리할 경우 질소 및 유황화합물에 의한 악취 발생과 파리, 모기 등의 해충 번식을 유발합니다. 고농도 침수가 발생하여 대기, 수질, 토양, 지하수에까지 오염문제가 확대될 수 있고 소각처리할 경우도 음식물 쓰레기 자체의 낮은 열량과 많은 수분 함량으로 인해 불완전연소로 각종 유해물질을 배출할 가능성이 높습니다.

9. 술

술은 먼저 입을 통해 식도를 거쳐 위장으로 흐릅니다. 그 농도에 따라 강한 자극제로 작용할 가능성이 있고 이 경우 장관에 염증이나 이미 위염이나 궤양이 있을 경우 악화시키거나 식도나 위장출혈의 원인이 되기도 합니다. 만성적으로 술을 마신다면 췌장을 자극해 췌장염을 일으킬 수 있으며 이로 인해 인슐린을 분비하는 기능에 문제가 생겨 당뇨병이 되기도 합니다. 또 술은 높은 열량을 가지고 있어 비만이 되고 또 다시 당뇨병으로 이어지는 계기가 됩니다.

간은 이 술을 분해하는 해독작용을 합니다. 하지만 간에서 감당하기 힘들 정도의 양을 마시게 되면 간장이라는 공장이 무너지고 지방간, 간경화, 간암이라는 과정들을 거치면서 생명까지 위협하게 됩니다. 아니면 그런 병으로 가기 전에 과열된 간장 또한 당뇨병을 유발할 수 있으니 이래저래 술은 당뇨병과는 악연인가 봅니다.

심장도 예외는 아니어서 술을 마시고 잠을 자게 되면 그것은 자는 것이 아니라 내부에서는 독을 처리하느라 분주히 움직이고 심장도 계속해서 빨리 뛰게 되어 하루이틀 술 섭취가 늘면 과중한 노동에 못 이겨 아세트알데히드라는 물질이 심장근육을 직접적으로 손상시키기도 합니다. 그래서 생기는 것이 관상동맥질환과 고혈압입니다. 남성 알코올 중독자는 성기능 부전의 특징인 여성형 유방, 고환위축증, 수염의 소실, 2차 성징의 기능장애들이 나타나기도 합니다.

그렇다면 이렇게 좋지 못한 술을 왜 끊지 않는 것일까요? 아니 못 끊는 것일까요? 우선, 후자 쪽인 중독성의 문제가 있습니다. 중독의 차이는 술에 대한 자기 조절능력이 있는가에 달려 있지만 유전적인 요인도 간과할 수 없습니다. 알코올 중독인 부모의 자녀는 그렇지 않은 자녀보다 중독될 가능성이 4배 높은 것으로 나타났고 또 스트레스를 술로 푸는 습관이 중독으로 발전할 수도 있습니다. 나머지는 한국이라는 사회가 술을 강권하는 사회라 술을 못하면 오히려 창피를 당하기 일쑤입니다. 술을 마시지 못하는 것이 부끄러운 나라는 전 세계를 뒤져봐도 우리나라밖에 없을 듯합니다.

10. 약물남용

약은 질병으로부터 우리를 구해주기도 하지만 요즘은 약을 먹는 것이 생활습관이라도 된 듯 조금만 머리가 아파도, 조금만 기침을 해도 약을 먹어버립니다. 감기에 걸려 열이 나면 웬만하면 열이 나는 것을 견디면서 병의 자연스런 치유과정을 겪는 것이 좋습니다. 사실 감기로 인한 발열은 열에 의해 세균의 번식을 억제하거나 적극적으로 없애려는 치료과정 중 하나로, 적대시하기보다 오히려 있는 그대로 받아들이는 것이 필요하기도 합니다. 또한 내성이 생겨 웬만한 질병에는 약이 효력을 발휘하지 못하는 경우가 생깁니다.

항생제는 죽어가는 생명을 살릴 수 있기도 하지만 오·남용으로 더 강한 균을 만들 수 있는 부작용도 있습니다. 이 외에도 유전자에 영향을 미칠 수 있는 테트라사이클린, 클로람페니콜 같은 항생제는 세균의 단백질 합성을 억제하는 일을 합니다. 그 외에도 혈액장애, 간장애, 위장관 출혈 등의 질병을 유발할 수 있으며, 내성균의 조정 등은 항생제에만 있는 심각한 부작용으로, 교차내성이란 특정 약제에 대해 내성이 생겼을 때 그 약제와 화학적 구조나 작용기전이 동일하거나 비슷한 약제에 대해서도 공통적인 내성을 나타내는 성질을 말합니다.

11. 스트레스

 스트레스와 혈당 | 스트레스의 개념 | 건강에 어떤 영향을 미치는가? | 스트레스와 연관된 질병

1) 스트레스와 혈당

스트레스를 받고 있을 때 혈당치가 상승하는 것은 스트레스 호르몬 때문인데, 이때 우리 몸은 위험에 처해 있을 때와 같은 종류의 호르몬을 혈액 내에 분비함으로써 스트레스에 대응하게 됩니다. 이것은 많은 열량을 필요로 할 것에 대비해 저장돼 있던 포도당이 혈액 내 방출되어 그 결과 혈당치가 높아지게 되는 것입니다.

미국 듀크대학교 의과대학 리처드 서윗(Richard Surwit) 박사는 108명의 환자들에게 실험한 결과, 스트레스 조절훈련을 받은 실험군은 대부분 혈당치가 1% 이상 낮아졌지만 그렇지 않은 군은 1% 이상 낮아진 사람이 12%에 불과했다고 밝혔습니다.[5]

2) 스트레스의 개념

요즘 스트레스로 인한 각종 질병에 시달리는 사람들이 늘고 있습니다. 불면증, 소화불량, 두통, 고혈압에 당뇨병까지 성인병의 70%가 그 원인이 스트레스라는 의학적 분석까지 나와 충격을 주고 있습니다.

스트레스라는 말은 서기 1400년경부터 사용되기 시작했지만 질병의 원인으로 등장한 것은 20세기 들어서부터입니다. 캐나다 의학자인 한스 셀리(Hans Selye) 박사는 "스트레스란 생성된 어떤 요구에 따른 신체의 비특이성 반응"이라고 정의하였습니다. 세계보건기구(WHO)는 "마음을 쓰는 데서 일어나는 생리현상을 몸의 각 기관이 그 부담을 보이지 않게 감당하는 것"이 스트레스 반응이라고 규정하고 있으니, 정신적인 부담으로 신체기능을 지나치게 사용하여 기능 이상이 초래된 것으로 보면 맞습니다.

스트레스라는 외부의 적이 나타났을 때 인체가 대처하는 반응은, 먼저 심장기능을 증대시키고 나머지 쓸모없는 소화기관 등은 일시 중지시킵니다. 결과적으로 심장박동이 갑자기 증가하고 땀이 나며 피가 머리와 몸통으로 집중되는 현상을 보이게 되는 것이죠. 이렇게 대응하기 위한 작용은 교감신경계에서 하고 스트레스가 사라지면 다시 편안한 상태로 회복되는 것은 부교감신경계에서 맡게 됩니다. 그런데 스트레스가 많이, 그리고 계속 이어지게 되면 교감신경과 부교감신경계의 기능 조절에 이상이 생겨 '자율신경 실조증'이 나타나게 됩니다. 전신이 나른하고 쉽게 피곤해지며 잠잘 때 깊이 잠들지 못하고 몸이 차갑게 느껴집니다. 어깨 통증과 가슴이 답답하고 목에 뭔가 걸린 듯한 느낌, 위장의 불쾌함, 변비, 식욕부진 등의 증상도 함께 나타나게 됩니다. 이는 기능적 질환이기 때문에 여러 가지 검사를 해도 이상을 발견하지 못하는 경우가 대부분입니다.

한편, 스트레스가 지속적으로 가해지면 부신피질에서 부신피질 호르몬이 분비됩니다. 이것을 코티솔(cortisol)이라고 하는데 장기적으로 혈압을 높이고 임파구 수를 감소시키는 등 면역기능의 악화를 초래합니다.

3) 건강에 어떤 영향을 미치는가?

감정의 정도가 지나치거나 정신적인 자극이 넘치게 되면 우리의 뇌 중심부에 있는 시상하부가 자율신경을 다스리는 곳에 비상신호를 보내고 그렇게 되면 교감신경이 긴장하게 됩니다. 이 시상하부는 신체기능을 일정하게 하려는 항상성을 총괄하여 환경이 바뀌게 되면 즉시 자율신경계, 내분비계 면역기능을 조절하여 여러 기능을 정상적으로 유지하려 합니다. 인간이 만든 그 어떤 시스템보다 정밀하고 포괄적인 시스템이라고 할 수 있습니다. 하지만 이러한 기능도 스트레스 자극이 지속되면 심신증이라고 표현하는 문제들과 아래와 같은 병들의 원인으로 작용하기도 합니다.

4) 스트레스와 연관된 질병

① 당뇨병

스트레스 상황에서 분비되는 코티솔과 같은 호르몬은 혈당을 높이고 근육 단백질을 구성하는 아미노산도 포도당으로 바꾸며 지방을 분해해 지방산의 농도를 높입니다. 또한 피 속에 에너지원을 충분히 저장하여 금방이라도 소모할 수 있게 에너지를 확보해놓는 등 비상상황을 만들어 놓습니다. 이와 더불어 에너지를 저장하는 인슐린의 작용을 막고 한편으로는 충분한 양을 공급해놓도록 합니다. 이 상황을 정확히 표현하자면 준(準)당뇨병의 상황입니다. 만일 유전적 소인이 있는 사람이 이런 상황을 반복하고 음식도 제대로 조절하지 못한다면 당뇨병을 향해 달려가는 꼴이 되고 맙니다.

당뇨병 환자를 비슷한 연령을 가진 당뇨병이 없는 대조군과 비교조사한 연구에서도, 당뇨병 환자들이 대조군보다 진단 내리기 전 3년 간 주요 생활사건들을 더 많이 경험했던 것으로 나타났습니다.[6]

② 소화불량, 소화성궤양
분노, 근심, 좌절 같은 스트레스는 위장운동을 저해하고 위장으로 가는 혈관을 수축시키며 위벽이 창백해져 소화가 잘 안 되게 합니다. 또 위액이 많이 분비되게 만들어 위염과 위궤양이 일어나기 쉽습니다.

③ 과민성대장증후군
설사와 변비가 교대로 나타나며 하복통이 자주 나타나지만 검사상 특별한 이상은 없습니다. 불안하고 초조해질 경우 대장운동이 항진되면서 설사가 생기고 우울하거나 슬픈 경우 대장운동이 떨어져 변비가 생기게 되는 것이죠.

④ 두통
스트레스와 연관된 두통은 크게 스트레스와 나쁜 자세로 인해 근육긴장이 야기하는 긴장성 두통과, 신경-혈관관계에서 야기되는 편두통으로 나눌 수 있습니다.

⑤ 고혈압

교감신경을 자극해 심장박동수가 빨라지고 말초혈관은 수축되어 혈관의 저항성이 커져 혈압이 올라가게 됩니다. 우리가 열(스트레스)을 받으면 혈압이 올라가는 것은 흔히 느끼게 되는 증상입니다.

⑥ 관상동맥질환

일에 욕심이 많고 경쟁적이며 공격적인 사람들과 소심하고 하늘이 무너질 것처럼 걱정이 많은 사람에게 관상동맥질환이 잘 생깁니다. 항상 긴장을 풀지 못하고 참을성이 없어 화를 쉽게 내, 스스로 스트레스를 만들어가기 때문입니다.

스트레스는 심장박동수를 증가시키고 혈관경련을 일으켜 심한 경우 혈관이 파열, 혈전이 생기게 되어 심근경색을 일으키는 원인이 됩니다. 발작 1시간 내 사망률이 30~40%나 되는 위험을 초래합니다.

일반적으로 심근경색증은 50~60대에서 발병하고 45세 이하에서는 5~10%에 불과했던 것이 IMF 위기를 겪고 난 후 조사에서는 42세 이하가 33%, 30대가 14%를 차지해 청·장년층의 발생률이 높아진 것으로 나타났습니다. 또 심장질환이 없던 사람에게도 심각한 스트레스는 부정맥을 초래하여 갑작스런 사망에 이를 수 있습니다.

⑦ 정신과 질환

우울증 환자들은 정상인에 비해 과거 9개월 동안 4배 정도의 불쾌한 생활사건을 경험했다는 보고가 있습니다. 스트레스에 대해 적응하지 못하고 또 높은 수준의 스트레스를 경험한 경우 그렇지 못한 사람들에 비해 4배 정도의 정신과적 증상이 더 많이 발생합니다.

⑧ 면역계통 질환

면역계란 병원 미생물이나 독소에 대한 방어시스템이라고 할 수 있습니다. DEHA라는 부신호르몬의 감소는 병들어 있는 세포들을 공격하여 새로운 세포로 만들어주고 암세포를 공격하기도 하는 NK세포(자연 살세포)의 활동력을 저하시킵니다. 문제는 DHEA와 반대효과를 나타내는 코티솔의 분비로, 코티솔의 비율이 높으면 대부분 특히 뇌나 면역계가 손상을 입고 이런 변화는 암세포 성장과 전이에 영향을 줄 수 있어 각별한 주의가 요구됩니다.

⑨ 비만

물론 스트레스를 받는 모든 사람들이 살이 찐다는 것은 아니지만 운동량이 적고 먹는 것으로 스트레스를 해소하는 사람에게는 비만의 한 요인이 될 수 있습니다. 미국 예일대학교 연구팀은 스트레스를 받을 때 분비되는 코티솔 호르몬은 저장된 에너지를 동원하고 혈압을 상승시켜 결국 복부지방을 늘리는 원인이 된다고 밝혔습니다.

⑩ 근육통

사회가 발달할수록 특히 목과 어깨의 통증을 호소하는 환자들이 많이 늘어나고 있습니다. 이런 경우 나쁜 자세와 반복되는 작업도 중요한 원인이지만 그에 못지않은 원인이 바로 스트레스입니다. 목과 어깨근육은 스트레스에 아주 민감해 가장 먼저 굳어지고 허리근육에도 영향을 미치게 됩니다. 굳어진 것이 머리로 가면 두통이고 어깨, 목에 머물면 어깨와 목 굳어짐인 항강(項强)이라고 불리는 병이 되는 것이죠.

⑪ 발기부전

당뇨를 앓게 되면 찾아오는 반갑지 않은 손님이지만 발기부전은 스트레스를 받아도 일어나는 증상입니다. 우리 몸이 스트레스를 받으면 부신피질에서 갖가지 스테로이드 호르몬과 교감신경계의 에피네프린, 노르에피네프린과 같은 신경전달물질이 나와 방어태세를 갖추게 되고 말초혈관과 근육이 수축돼 남성 성기관도 뻣뻣하게 굳어지는 느낌을 갖게 됩니다. 이것은 다시 2차적인 스트레스로 이어져 전문적인 치료를 필요로 하기도 합니다.

12. 운동부족

운동부족과 생활습관 | 운동이 건강에 미치는 영향

1) 운동부족과 생활습관

2002년 4월 4일 세계보건기구는 매년 수백만 명이 당뇨, 심장병, 뇌졸중 등으로 사망하고 있으나 하루 30분씩만 운동한다면 이러한 위험에서 벗어날 수 있다는 내용을 발표했습니다. '2001년도 국민건강 영양조사'에 따르면 우리나라 20세 이상 국민의 72.5%는 평소 운동을 하지 않으며, 1회 20분 이상 지속되는 운동을 주 3회 이상 하는 비율은 20.6%, 거의 매일(6일 이상) 운동을 하는 비율은 7.3%에 불과한 것으로 조사됐습니다. 어쩌면 스스로가 병을 자초하고 있다고 보아도 과언이 아닌 듯합니다.

인류는 약 300만 년이라는 장구한 세월 동안 동물을 사냥하거나 식물을 재배하거나 혹은 과일을 따먹는 등 몸을 부지런히 움직여야만 했

습니다. 하지만 먹고사는 것이 편해지고 산업발달에 힘입어 자동화가
이루어지면서 우리 몸은 육체적 노동으로부터 조금씩 벗어나기 시작
했습니다. 가전제품도 리모콘이 알아서 다 해주고 엘리베이터가 있으
니 걸어 올라가지 않아도 되고, 심지어는 화장실에서도 가벼이 버튼
하나 누르면 만사 해결인 세상이 되었죠. 이렇듯 신체활동의 기회가 줄
어들고 운동부족현상을 겪게 되면서 생활습관병과 관련이 깊은 운동
부족병(Hypokinetics disease)에 걸리게 된 것입니다.

생활습관병에는 당뇨병, 고혈압, 동맥경화, 뇌졸중(중풍), 심장병(협
심증, 심근경색) 등이 있는데 어떤 한 가지에 원인이 있다기보다는 여
러 가지 생활습관과 연령이 관련이 있으며 또 이런 병은 동시에 진행되
는 경향이 있습니다.

병은 크게 2가지로 나뉩니다. 먼저 외상이나 감염에 의한 급성이 있
고, 다른 한 가지는 생활습관과 관련한 만성 퇴행성병이 그것입니다.
이러한 병들은 대개 원인 제거가 제대로 되지 않으면 증상이 호전되지
않는데 그 원인 중 하나가 바로 운동부족입니다. 그래서 운동만 제대로
해줘도 많은 효과를 얻을 수 있고 웬만한 약보다 훨씬 좋은 보약 역할
을 합니다.

2) 운동이 건강에 미치는 영향

운동은 세포 자체의 활동성을 높여 심장, 폐, 혈관, 근육 등 여러 종류
의 세포로 이루어진 인체기관을 발달시켜 주며 생리적인 노쇠현상을
지연시킵니다.

- **심장이 좋아진다**_ 심장근육이 강화되어 1회 심박출량이 증가하고 안정시 심박수는 감소하여 심장의 효율성이 높아진다. 적혈구와 헤모글로빈의 생산이 늘고 이로 인해 혈액의 산소 운반이 증대, 더 많은 에너지를 만들어 노폐물 제거능력도 좋아진다. 더불어 혈관을 탄력 있게 만들어주어 동맥경화를 예방하는 등 혈액순환에 도움을 준다.

- **콜레스테롤을 감소시킨다**_ 콜레스테롤의 양을 감소시키며 혈관 내 콜레스테롤이 쌓이는 현상을 방지하는 고밀도 지단백의 농도를 증가시킴으로 동맥경화 및 고혈압을 막아준다.

- **순발력과 지구력을 늘려준다**_ 운동은 근육의 두께를 증가시켜 힘을 강하게 하거나 오랜 시간 반복해서 움직일 수 있는 힘을 향상시켜 준다. 또한 적당한 부하는 뼈에 자극을 주어 칼슘의 감소를 막아주고 골밀도를 증가시킨다.

- **피의 흐름이 좋아진다**_ 정맥혈을 밀어올려 심장의 펌프질을 돕는다. 제2의 심장이라고도 하는 종아리근육은 내려간 동맥혈이 정맥을 갈아타고 올라올 때 밀어 올려주는 역할을 한다. 이때 근육이 굳어지거나 약해지면 순환장애와 만성 퇴행성질환을 유발하기 때문에 운동으로 항상 단련시켜야 한다.

- **우울증을 치료한다**_ 근긴장성 섬유는 뇌의 시상하부와 연결되어 있는데 이 근육이 자극을 받으면 베타-엔돌핀이 분비되어 스트레스가 풀리게 된다. 그래서 운동이 우울증의 치료에 많이 이용되고 있다.

- **비만을 막아준다**_ 특히 복부비만은 인슐린 저항성 증후군과 관련되어 당뇨병, 고혈압, 심장병 등의 질병에 직접 연관된다. 또한 과도한 지방은 혈액순환을 나쁘게 하는 원인 중 하나인데 운동은 이런 지방의 비율을 일정하게 가져갈 수 있게 해준다.

- **무기질을 보호한다**_ 땀을 통해 체내의 소금을 배출하여 무기질 감소를 막아

주고 무기질로 인한 여러 질환들을 막아준다. 대표적인 것으로 정신적인 안
정 유지와 칼슘의 배출을 막아 골다공증을 예방한다.

● 건강한 정신을 만든다 _ 건강한 육체에 건강한 정신이 깃든다. 몸의 자신감
은 정신적인 안정감으로 이어지고 이로 인해 업무 효율이 증진되며 대인관
계가 원만해지는 등 삶을 살아가는 데 긍정적이고 적극적인 사고를 가질 수
있게 도와준다.

이러한 운동은 일반적으로 자신의 최대운동능력의 50~85% 범위
내에서 규칙적으로 하는 것이 좋습니다. 운동의 구성은 신진대사를 활
성화시키는 심폐기능을 개선시킬 수 있는 유산소운동이 80~85%, 근
력의 향상과 몸의 유연성을 높여주는 저항성운동이 10~15% 정도 되
도록 합니다. 운동시간은 대개 30~60분이 적당하며 매일 규칙적으로
정해놓고 하는 것이 바람직합니다. 일주일에 3일 이상 운동하는 것이
좋고 주 3회 미만은 운동으로서의 효과가 크게 떨어진다는 점도 알아
두서야 하겠습니다.

제6장 ● 당뇨병의 치료

1. 치료 개론

 제대로 알자 | 의식개혁 | 완치를 향해서 | 무엇을 치료할 것인가

당뇨병의 치료는 2가지로 나눌 수 있습니다. 첫째는 인슐린 저항성 증후군이라는 것이 왜 나타나게 되었는지에 대한 원인을 찾아 개선하는 것이고 둘째는 당뇨병으로 인해 직접 나타난 증상을 치료하는 것입니다. 많은 환자들이 함께 치료해야 하는 상황을 충분히 이해하면서도 정작 근본적인 치료의 중요성은 무시하고 병의 끝자락만 잡고 매달리는 경우가 많은데, 비록 느리고 힘들어도 제대로 된 치료를 해야 한다는 사실을 알아야 하고 그러기 위해서 이 책에서는 지겨울 정도로 중요한 치료법에 대해서 필요 이상의 설명을 할 것입니다. 그래서 이 책을 읽는 동안 '제대로 알고 제대로 치료하자'를 항상 마음에 새겨두시기 바랍니다.

1) 제대로 알자

당뇨병은 의사가 치료하는 것이 아니라 환자 스스로 치료하는 병입니다. 왜냐하면 당뇨병은 생활습관병이므로 생활습관을 고치지 않고서는 치료가 불가능하기 때문입니다. 그러므로 환자가 대충 알아서는 치료에 도움이 되지 못하며 알되 제대로 알고 왜, 무엇을, 어떻게 할 것인지에 대한 충분한 학습이 요구됩니다.

2) 의식개혁

가장 먼저 해야 할 것은 책을 끝까지 읽어 상대를 제대로 파악하는 것입니다. 그리고 끝까지 잘 해낼 수 있을지, 당뇨병을 치료할 수 있는지에 대해 판단해보십시오.

우선적으로 해야 할 일은 긍정적이고 적극적인 사고를 가지는 것입니다. '생각이 행동이 되고, 반복적 행동이 습관이 되며, 습관이 성격이 되고, 성격이 운명을 만든다'라는 말이 있습니다. 다시 한번 말씀드리지만 당뇨병은 생활습관병입니다. 나쁜 생활습관과 주위환경이 만들어놓은 괴물 같은 병입니다. 병을 이기려면 당연히 생활습관을 바꿔야 하며 이길 수 있다는 확신을 가져야 합니다. 그리고 노력하십시오. '대충대충 한번 해볼까'라는 정도의 생각은 아예 버리십시오.

3) 완치를 향해서

먼저 당뇨병에서 완치라는 말은 '제2형 당뇨병(인슐린 비의존형)'에 해당한다는 점을 미리 말씀드립니다. 이미 세포가 파괴되어 회복 불능인 제1형 당뇨병(인슐린 의존형)은 아무리 좋은 치료를 한다 해도 안타깝게 완치될 수 없습니다.

흔히들 당뇨는 완치가 없다고 합니다. 하지만 합병증이 많이 진행되지 않고 당뇨를 앓은 기간이 6~7년 이내이면서 몸에 별다른 큰 문제를 가지고 있지 않거나 치료하려는 의지를 가진 환자라면 충분히 완치에 도전해볼 만합니다. 물론 경우에 따라서는 여러 가지 조건의 개선을 목표로 하기도 하고 심할 경우 합병증을 막아주는 것, 좀더 진행을 늦추는 것을 목표로 하기도 합니다. 비록 자신의 상태가 완치를 목표로 하기 힘든 상황이라고 해도 근본적인 치료와 함께 나타난 증상에 대한 치료를 열심히 하면 인슐린 주사의 양이나 복용하는 약의 양을 줄일 수 있으며, 합병증이 오는 것을 지연하여 삶의 질을 높일 수 있습니다. 옛말에 '하늘은 스스로 돕는 자를 돕는다'고 했습니다. 혹 완치를 넘볼 수 있는 상황까지 호전될 수 있을지 누가 알겠습니까?

4) 무엇을 치료할 것인가

치료에는 몇 가지 요법이 동시에 진행됩니다. 원인이 되는 부분을 빠짐없이 동시에 진행해야 하는데, 이것이 치료기간을 단축시킬 수 있는 유일한 방법입니다. 하지만 절대 서두르면 안 됩니다. 건강하지 못한 피가 사라지고 좋은 피가 다시 만들어지는 데도 4개월이라는 시간이 필요한데, 하물며 연료대사를 주관하는 몸의 췌장세포, 근육세포들이 회복되는 데에는 최소 6개월이 걸립니다. 6개월은 안정권에 드는 데 필요한 기본적인 시간입니다.

인슐린 저항성 증후군을 치료하는 근본치료에는 바른 먹거리를 먹는 것과 유해한 독소들을 제거하는 것, 그리고 스트레스를 풀어주고 운동을 하는 것 등 몸과 정신을 더 건강하게 할 수 있는 유익한 것들이 포함됩니다. 밖으로 드러난 치료인 당뇨병의 증상을 치료한다는 뜻은 혈당조절을 시작으로 인슐린 부족으로 인해 나타나는 피로, 삼다증, 합병증을 치료한다는 것입니다. 현재 상황에 맞추어 인슐린을 주사하고 혈당강하제를 복용하도록 하는 것 등은 밖으로 드러난 부분을 치료하는 것이지만, 당뇨의 본질을 치료하는 한방약물들은 본치(本治)에 가깝다고 하겠습니다. 여기서 무엇이 좋고 나쁜 것은 존재하지 않습니다. 우리의 치료는 이 2가지를 모두 고려한 치료가 되어야 합니다.

2. 음식요법

단백질 | 탄수화물 | 지방 | 무기질(미네랄) | 비타민 | 식이섬유 : 제6영양소 | 파이토
케미컬 : 제7영양소 | 문제가 되고 있는 식품

당뇨병은 음식요법이 거의 모든 치료에 해당한다고 해도 과언이 아닐
정도로 먹는 것과 관계가 깊은 질병입니다. 한의학에서 '의식동원(醫
食同源)'이라는 것은 음식을 통해 질병을 치료할 수 있다는 말로, 실제
도라지라든지 더덕, 은행, 국화와 같은 약재들이 우리 음식에 쓰이는
경우가 적지 않습니다. 거꾸로 말하면 잘못된 식사법이 건강을 해치고
당뇨병을 악화시키는 요인이 됩니다.

음식으로 치료하는 요법의 해답은 이미 나와 있습니다. 연료를 소비
시키고 저장하는 체계가 퇴화하여 받아들이고 방출하는 것이 항진된
병이 당뇨이기 때문에, 연료공급에서 양은 조금 모자라는 듯이 하여
몸으로 하여금 저축도 해야 한다는 필요성을 느낄 수 있게 해주고, 섭
취가 천천히 될 수 있도록 도와주는 음식요법이 필요합니다. 한편, 너
무 많이 사용하여 피로가 누적되어 있는 곳은 일을 줄여주어 회복할 수

식사원칙 10가지

1. 음식일기를 적어 음식습관의 문제점을 파악하고 고쳐나가는 자료로 사용합니다.

2. 정해진 열량보다 조금 적게 먹고 소량을 자주 먹도록 합니다(혈당이 높을수록 식사는 하루 4~6번까지 나누어 먹도록 합니다).

3. 영양소를 일정한 비율로 섭취하도록 합니다(탄수화물 60%, 지방·단백질 각 20%, 그리고 비타민과 미네랄은 충분히).

4. 규칙적으로 시간을 정해서 먹도록 합니다(반드시 아침식사를 합니다!).

5. 음식은 충분히 씹어서(30~50회) 천천히 여유를 가지고 먹도록 합니다.

6. 먹지 말아야 할 음식들은 정확히 알고 철저히 지키도록 합니다(혈당지수가 높은 음식인 백미, 흰 밀가루로 만든 음식, 포화지방, 가공식품, 치즈, 마요네즈, 설탕, 청량음료 등).

7. 당뇨병에 도움이 되는 영양소는 음식을 통해 규칙적으로 섭취하며 필요할 경우 보조식품을 복용합니다(비타민, 미네랄, 리포산 등).

8. 영양소는 가능한 여러 가지 음식에서 섭취하도록 합니다(제철 음식과 근거리에서 생산된 음식을 위주로).

9. 당지수가 낮은 음식을 먹습니다(정제되지 않은 곡류, 콩류, 채소류 등).

10. 음식에 식초나 레몬즙을 넣어 당지수를 낮춥니다(평소 식사시 샐러드 드레싱으로 식초를 4작은술만 먹으면 혈당을 30%나 낮출 수 있습니다).

있는 여건을 마련해주는 것입니다.

일반적으로 좋은 식사습관은 정량의 80% 정도를 골고루 먹되, 특히 야채와 해조류를 많이 먹는 것이 좋습니다. 음식요법과 운동요법만 제대로 해도 제2형 당뇨병의 60~70%는 치료하는 것이나 다름없습니다.

음식요법의 중요성

당뇨병에 있어 음식요법이 얼마나 중요한가는 아래의 인용문으로 대체하겠습니다. 이것은 "미국상원영양문제 특별위원회의 보고서"로서 1970년대 말 조사된 5천여 쪽에 달하는 방대한 내용을 담고 있습니다. 아래는 당뇨병에 대한 일부 내용입니다.

영국왕립의학조사회의가 연구한 새로운 당뇨병 식사법에 따르면 웬만한 중증환자가 아닌 이상 식이요법만으로 고칠 수 있다는 사실을 실증하고 있다. 새로운 치료식(HFC)은 섬유질이 풍부한 전분질 위주의 식사법이라고 하는 것인데, 이것은 곧 현미·채식과 같은 것이다. 당뇨병의 혁명적 치료식인 HFC 식사법의 또 하나의 장점은 칼로리의 대부분을 전분질에서 섭취하게끔 짜여진 점인데, 전분질이 많아야 체내에서 인슐린의 작용을 높여주기 때문이다. 젠킨스 박사는 당뇨병 환자 전원에게 섬유질 강화식을 투여함과 동시에 그 강화식의 내용을 여러 가지로 변경하는 실험을 해보았다. 인슐린 주사를 하루 20~76단위까지를 필요로 하는 환자만을 대상으로 했으며 식사의 종류는 총 칼로리 가운데 전분질을 22%에서 61%까지 다양하게 변경시키면서 실험한 결과, 전분질을 40%로 했는데 14명의 환자가 평균 소변에서 나오던 당분의 64%가 감소되었고, 이에 반해 전분질을 40% 미만으로 한 10명의 경우는 33%만 감소되었다. 이 실험에서 첫째, 섬유질은 전원에 효과가 있다, 둘째 전분질이 많이 포함된 편이 한층 더 효과가 컸다는 것을 알 수 있다. 또한 인슐린 내성이 있는 사람이 3주간 운동과 함께 고복합 탄수화물 다이어트를 하면 인슐린 지수를 30% 낮출 수 있을 뿐 아니라 체중의 4%, 콜레스테롤과 중성지방의 지수는 20%나 낮추는 효과도 볼 수 있었는데, 이는 심장질환에 걸릴 가능성이 크게 낮아지는 것을 의미한다.

(출처: 미국 상원영양문제특별위원회 원저, 원태진 역, 『잘못된 식생활이 성인병을 만든다』, 형성사, 2003)

앞으로 이 책의 많은 부분은 음식과 관련된 정보로 채워질 것입니다. 당뇨병에서 음식요법은 아무리 강조해도 지나치지 않으니까요. 자, 이제 본격적으로 영양소와 음식에 대해 긴 여행을 시작하겠습니다. 다소 복잡하거나 지루할지 모르지만 모두 알아야 할 중요한 사항이니 항상 유의하시기 바랍니다.

1) 단백질

단백질은 생물체 몸의 구성성분이고, 또 항체(抗體)를 형성하여 면역을 담당하는 물질로서 신체 내 세포조직의 성장과 유지에 매우 중요한 영양소입니다. 아이들의 성장과 건강 유지에도 필수요소이며 여러 개의 아미노산으로 이루어집니다. 외부로부터 섭취해야 하는 필수아미노산은 8종류인데 적정량이 우리 몸에 존재해야 합니다. 주로 살코기, 생선, 달걀, 우유, 콩류 등에 많이 함유되어 있으며 1g 당 4kcal의 열량을 내고 하루 권장 섭취량은 체중 1kg 당 2g입니다.

생명체의 성장과 유지에 필요한 필수아미노산을 모두, 그리고 충분히 가지고 있는 육류, 가금류, 달걀 및 생선 등의 단백질을 완전단백질이라고 하며, 부분적으로는 완전단백질이나 생명유지의 기능만을 하는 부분적 완전단백질, 그리고 두류 단백질 등 필수아미노산을 가지고 있지 못한 단백질을 불완전단백질이라고 합니다.

① 단백질의 기능 8가지

- 세포와 각종 구조물 등 인체를 구성한다.
- 화학반응의 촉매역할을 하는 효소를 만든다.

- 인슐린, 글루카곤과 같은 생명활동에 필요한 호르몬의 바탕이 된다.
- 면역물질을 생성한다.
- 체액의 균형을 유지한다.
- 몸의 산, 알칼리성의 균형을 유지한다.
- 영양소를 적절한 세포로까지 운반한다.
- 비상사태 시 에너지원으로 사용된다.

② 단백질 섭취시 주의점

우리가 생명을 유지하는 데 꼭 필요한 영양소이기 때문에 모자라게 되면 피로감, 부종, 빈혈, 면역능력 저하로 인한 감염 등이 일어나기 쉽습니다. 위와 장벽이 손상되어 장에 구멍이 뚫려서 나타나는 증상들('장에 구멍이 뚫려서 나타나는 증상들' 편에 자세히 설명)의 원인으로 작용하기도 합니다.

하지만 과잉섭취해서 문제가 되기도 합니다. 특히 동물성 단백질의 과다섭취는 비만 등을 일으켜 여러 가지 병을 발생시키는 데 기초적인 역할을 하게 되는 것이죠. 만성퇴행성 질환, 특히 당뇨병으로 가는 출발이 되기도 합니다. 결과적으로 체중이 증가하고 혈압도 상승하여 쉽게 피로하고 정신적으로 불안해하며 어린이의 경우 굉장히 많이 움직이는 등 심리적인 불안감을 보이게 됩니다.

중요한 것은 당뇨병과 관련이 깊다는 사실입니다. 동물성 단백질의 과다섭취는 우리 몸에서 칼슘, 마그네슘과 같은 미네랄을 버리게 되고 이런 부족이 당뇨병을 만드는 원인이 될 수 있습니다. 또한 췌장의 알파세포에서 직접 글루카곤의 분비를 촉진시킴으로 해서 발생하는 '크산튜렌산'이라는 중간대사 산물은 인슐린을 분비하는 췌장의 베타세포를 파괴하는 독작용을 하며 인슐린의 작용도 떨어뜨립니다. 따라서 당뇨환자들에게는 치명적이라고 할 수 있습니다.

③ 아미노산

단백질 분자의 가장 기본적인 조성물질을 아미노산이라고 하는데, 모든 생물의 몸을 구성하는 고분자 유기물로서 수많은 아미노산들의 연결체입니다. 천연 아미노산이라 불리는 20가지 아미노산은 서로 각기 다른 모양으로 결합하여 수백만 종의 단백질을 만들어내고 인체에서는 머리카락에서부터 뼈와 근육, 피와 살, 신경세포, 뇌세포, 수백 종의 호르몬, 백혈구 등의 구성성분이 됩니다. 이런 아미노산의 종류와 효능은 천차만별입니다. 하나하나 차근차근 알아보도록 하겠습니다.

● 알라닌(alanine) _ α-알라닌과 β-알라닌의 두 종류가 있는데, β-알라닌은 판토텐산, 카르노신, 안세린 등의 구성 아미노산으로 존재하는 것 외에 콩과 식물의 뿌리혹 또는 개, 돼지, 소 등의 대뇌 속에 유리상태로 존재하는 생물학상 중요한 아미노산이다. 알라닌은 근육조직의 구성성분이며 인체에 가장 필수적인 촉매제로 간의 대사를 촉진하여 유해물질을 해독하고 간 모세혈관을 통해 질소를 간으로 운반하여 해독시켜준다.

알라닌과 당뇨병: 격렬한 운동으로 근육에 산소공급이 부족할 때 독소 발생을 억제시키고 포도당을 에너지로 바꾸어 혈당조절작용에 관여하기도 한다.

*100g 당 맥주효모 4,400mg, 염장 연어알 2,100mg, 청어알 2,381mg 함유

- 아르기닌(arginine) _ 유아에게 필수아미노산인 아르기닌은 근육대사의 중요한 역할을 하며 뼈의 교원질을 증가시킨다. 암모니아로 인한 독소도 제거하고 정자의 생산활동을 촉진하여 부족하면 불임의 원인이 되기도 한다. 아르기닌은 어떤 아미노산들보다 효과적으로 콜레스테롤을 감소시켜준다. 동맥을 확장하여 혈압조절작용과 간헐성 파행(불충분한 혈액순환 등으로 보행이 제대로 이루어지지 못함)을 개선해주어 고혈압 등 순환관련 질환을 개선할 수 있으며 혈전으로 인한 심장마비를 예방한다.

  *100g 당 볶은 땅콩 6,552mg, 볶은 콩가루 2,700mg, 밀 배아 1,300mg, 호박씨 11,920mg, 김 2,459mg 함유

- 아스파라긴(asparagine) _ 글루타민과 함께 식물, 미생물, 동물세포 속에 널리 존재하고 유리상태로 고등식물에 축적되며 동물세포 속에도 존재한다. 중추신경계 균형을 유지하여 조증과 울증을 조절하고 아스파라긴산 (asparagine acid)으로 대사되어 뇌세포와 신경세포에 필요한 에너지원을 공급하고 아미노산의 대사를 촉진한다.

- 아스파르트산(aspartic acid) _ 아스파라긴산 혹은 아미노호박(琥珀)이라고도 부르는데 L-아스파르트산은 단백질의 구성성분 및 유리상태로 동·식물계에 널리 존재한다. 세포의 에너지 대사를 촉진하여 피로를 개선하고 암모니아 대사를 촉진하여 간에 좋은 영양소가 되고 다른 아미노산과 결합하여 독소를 흡수한다. 유전정보를 전달하는 DNA, RNA의 기능을 강화하기도 한다.

  *100g 당 맥주효모 4,800mg, 볶은 땅콩 3,400mg, 볶은 콩가루 4,200mg, 호박씨 3,080mg, 밀배아 250mg 함유

- 베타인(betaine, tri-methyl glycine) _ 독성 아미노산인 호모시스테인 (Homocysteine)의 혈중 농도를 저하시켜 심장병의 위험을 완화시킨다. 베타인의 가장 큰 효능은 메티오닌을 합성하면서 간 해독작용을 촉진하는 것이다.

- 카르니틴(carnitine) _ 철, 비타민, 비타민 B_1, B_6, 리신(lysine)을 원료로 사람의 간과 신장에서 만들어지고 혹은 육류 등의 음식을 통해 섭취될 수 있는 필수 유사비타민이다. 카르니틴은 미토콘드리아 내에서 지방이 에너지원으로 사용될 수 있게 도와주는 역할을 한다. 에너지 공급의 2/3가 카르니틴으로 연소할 수 있는 지방으로, 심장·간·골격근에 지방축적을 방지하여 비만 치료에도 많이 사용된다. 그 밖에 비타민 E, C와 같은 항산화제의 작용을 증대시키는데 이런 카르니틴은 붉은 살코기에 많이 들어 있으며 채소와 과일에는 포함돼 있지 않기 때문에 채식주의자는 보충이 필요하다.

  카르니틴과 당뇨병 : 포도당을 당원으로 전환시키는 인슐린과 같은 작용으로 인해 당뇨를 개선시킨다는 학설이 있다.

  *매일 500mg~1g이 필요하며 심장질환에는 하루 1~2g의 섭취가 필요하다. 또 신체를 보호하기 위해 비타민 C, 리신, 메티오닌, 철 등을 추가 섭취하는 것이 좋다.

- 아세틸 카르니틴(AcetyL-Carnitine) _ 카르니틴보다 흡수가 잘 되고 활성적이며 정신적 에너지를 상쾌하게 만들 수 있다. 따라서 감정을 향상시키고 뇌세포의 노화를 지연시키며 알츠하이머의 진행을 저해한다. 탄수화물, 지방, 단백질의 대사도 도와준다. 인간은 40세부터 노화에 의해 글루타치온, 보효소 Q10(coenzyme Q10), 아세틸콜린 등의 뇌신경 영양소들이 모자라게 되

는데, 이는 이들의 저장을 도와주는 아세틸 카르니틴(ALC)이 부족해지기 때문이다.

- 시트룰린(citrulline) _ 생체 내에서 요소를 생성하는 오르니틴 회로의 중간체로 중요한 작용을 한다. 시트룰린은 다른 아미노산인 오르니틴(ornithine)으로부터 만들어지는데 지방연소 촉진으로 에너지 생산에 관여하며 면역기능을 강화하고 피로회복을 돕는다.

- 시스테인(cysteine, cystine) _ 손톱, 발톱, 머리카락, 소화효소 등에 주로 함유되어 있으며 인체의 다양한 부위에서 해독작용을 돕는다. 온천수나 양파, 마늘에 들어 있는 유황은 수천 년 전부터 의학적 목적으로 사용해온 물질로 '티올'이라는 성분이 시스테인에 들어 있기 때문이다. 또 셀레늄은 글루타치온의 구성성분이기 때문에 시스테인을 섭취할 때 셀레늄과 함께 섭취하면 좋다.

당뇨병과의 관계 : 인슐린의 생산에는 유황을 함유한 메치오닌, 시스테인, 타우린 등의 아미노산이 필요하기 때문에 시스테인이 충분해야 인슐린을 제대로 합성하고 분비할 수 있다. 또한 우리 몸을 활성산소의 공격으로부터 지켜주는 중요한 효소인 글루타치온의 전구체로, 글루타치온을 만들어주기 때문에 역시 시스테인의 섭취가 중요하다.

*마늘, 양파, 아스파라거스, 양배추, 겨자, 브로콜리 등에 함유되어 있다.

100g 당 효모 203mg, 맥주효모 400mg, 호박씨 349mg, 된장 300mg, 명란 생것 371mg 함유

- 감마 아미노 부틸산(Gmma-AminoButyric Acid: GABA) _ GABA 또는 피레리딘산이라고도 하는데 고등동물의 중추신경계에서 억제작용을 하는 것으로 알려져 중추신경계의 억제적 화학전달 물질이라고 추정하고 있다. GABA 특유의 작용은 신경계에 대한 작용으로, 불안해소작용·항우울작용·항경련작용이 있다. 성인에 있어 1일 2g의 GABA는 발작이 있었던 사람들에게서 말하는 능력을 개선하고 기억력을 되찾는 데 도움을 주며 혈중 당분을 감소시키는 것으로 밝혀졌다.

- 글루타민산(glutamic acid) _ α-아미노글루타르산이라고도 하는데 단백질의 구성아미노산으로서 가장 널리 존재한다. 글루타민산은 신경전달물질인 GABA의 전구체로 엽산이 구성성분이며 중추신경계의 신경전달능력을 증가시킨다. 당과 지방대사에 필수적이며 칼륨이온을 척수로 수송하고 혈액-뇌 관문을 통과하여 뇌의 연료로 사용된다.
  *100g 당 맥주효모 8,400mg, 볶은 콩가루 6,200mg, 탈지분유 6,900mg 함유

- 글루타민(glutamind) _ 동·식물에 함유되어 있으나 익히는 과정에서 대량 파괴된다. 시금치나 파슬리에 많이 함유되어 있기 때문에 날것으로 섭취하면 좋다. 인체가 일단 질병상태에 돌입하면 가장 많이 소요되는 것이 바로 필수적 성분인 글루타민이다. 단백질 합성이 필요할 때 원료가 되는데 특히 수술이나 운동부족, 스트레스 등 여러 가지 원인으로 근 소실이 있을 때 근육합성을 촉진한다. 아미노산의 분해시 발생하는 질소는 적정량을 제외하고는 유리질소의 상태로 뇌신경조직에 독소로 작용하게 되는데 글루타민은 이 유리질소를 요소로 만들어 소변으로 배설시킴으로 해독작용을 하기도

한다.

가장 중요한 기능은 장의 건강에 필요한 영양소라는 것이다. 대장을 비롯한 소화관 점막재생인자로서 치료를 빠르게 촉진하고 건강한 점막을 재생한다. 당뇨병, 파킨슨병, 치매 등의 한 원인이 되는 장 손상의 재생을 도와주고 면역기능을 유지하기 위한 가장 중요한 에너지 공급원이 바로 글루타민이다. 복용량은 1일 100mg, 변비일 경우 1일 500mg~2g, 염증성 장질환일 경우 1일 1~4g 섭취한다.

＊100g 당 볶은 콩가루 6,200mg, 탈지분유 6,900mg 함유

● 글루타치온(glutathione) _ 간에서 생산되는 수용성의 가장 강력한 항산화제로서 암 억제 및 항노화작용을 하는 영양소일 뿐 아니라 그 자체가 DNA를 합성하는 데 필요한 효소이다. 우리가 섭취하는 음식, 마시는 공기의 독소, 음식물에 포함된 유해성분, 아세트아미노펜, 호르몬 등의 약이 대사되는 과정에서 발생하는 모든 독성 노폐물질은, 글루타치온이 유황포합물로 만들어서 수용성이 되게 한 후 소변으로 배설시키는 해독작용을 하므로 간에는 많은 양의 글루타치온이 있어야 건강하다. 글루타치온의 농도가 낮으면 당뇨병을 비롯한 심장질환, 고혈압, 관절염이 잘 일어나며, 혈액응고 억제, 혈압조절, 체지방 감소, 콜레스테롤 저하 등의 기능을 한다.

● 글리신(glycine) _ 일반적으로 동물성 단백질에 함유돼 있으며 글루타치온의 원료이다. 독성물질을 무해물질로 전화시켜 배설하도록 하는 아미노산으로 근육의 퇴행을 방지하고 생체 내 대사에서 중요한 역할을 한다. 특히, 핵산의 염기성분인 퓨린, 에너지 대사에 관여하는 크레아틴을 비롯하여 혈색소,

엽록소, 비타민 B$_{12}$의 포르피린 합성 등에도 관여한다.

글리신과 당뇨병: 글리코겐의 저장을 도와 당대사를 촉진하므로 당뇨병의 치료에 중추적인 역할을 한다.

*100g 당 맥주효모 2,400mg, 새우 2,000mg, 김 1,833mg 함유

- 히스티딘(histidine) _ 순환기계의 모세혈관 투과성을 항진하는 히스타민의 합성에 필수성분이다. 히스타민은 발기를 강화하고 성기능을 증진하며 저산증에 위산 분비를 촉진하여 소화기능을 높이고 혈압도 올리고 폐 기관지 근육을 강화하여준다. 또 면역기능을 강화하고 조직의 성장과 수복에 필수적 역할을 담당하기 때문에 유아 성장에 꼭 필요하다.

  *100g 당 효모 979mg, 볶은 땅콩 1,387mg, 황다랑어 2,100mg, 맥주효모 1,400mg 함유

- 이소루이신(isoleucine), 루이신(leucine), 발린(valine) _ 유사한 구조를 가지고 있는 발린, 루이신, 이소루이신의 3가지 아미노산은 BCAA(Branched-Chain Amino Acids)라 하며 근육의 원료가 된다. 우리가 매일 섭취하는 고기, 달걀, 생선, 기타 단백질 식품 속에 있는 필수아미노산의 50%가 바로 이 3가지 아미노산이다. 단독 혹은 공동으로 작용하여 효과적으로 지방을 감소시키는데 암, 신장 쇠약 말기, 에이즈 등 다른 소모성 질병 등에 글루타민과 함께 정맥주사로 보충하기도 한다.

  BCAA와 당뇨병: 루이신은 음식 섭취를 하지 않을 때 유일하게 포도당 대신 에너지를 생성하는 단백질로 혈당을 유지하는 역할을 한다.

  *발린—100g 당 볶은 콩가루 1,900mg, 볶은 땅콩 3,782mg, 호박씨 1,843mg, 효모

2,500mg, 맥주효모 2,500mg, 청어알 1,955mg, 탈지분유 2,100mg 함유

*루이신－100g 당 볶은 땅콩 2,945mg, 탈지분유 3,300mg, 효모 2,432mg, 맥주효모 3,500mg, 말린 클로렐라 4,786mg, 탈지분유 3,300mg, 깻묵 3,201mg 함유

*이소루이신－100g 당 볶은 땅콩 2,197mg, 효모 3,290mg, 맥주효모 2,500mg 함유

- 리신(lycine) _ 붉은 고기, 닭, 칠면조 그리고 기타 동물성 단백질에 함유되어 있기 때문에 대부분 충분히 섭취하고 있다. 리신은 어린이들의 성장과 뼈의 생성에 직접 관여하며 성인의 칼슘 흡수를 촉진한다. 리신과 아르기닌은 흡수과정에서 경쟁적인 관계에 있기 때문에, 바이러스의 성분인 아르기닌의 흡수를 방해해 감기와 같은 바이러스 질환 및 헤르페스 질환에 효과가 있으며 이 외에 두 성분이 협동하여 면역능력을 증강시키기도 한다.

리신과 당뇨병: 당뇨로 인한 고혈당이 수정체를 손상시킬 때 혈당의 수정체 손상을 억제하여 백내장 증상을 완화하고 진행을 막아준다.

*100g 당 볶은 콩가루 2,200mg, 닭 가슴살 2,200mg, 효모 4,262mg, 말린 클로렐라 3,175mg, 맥주효모 4,000mg 함유

- 메치오닌(methioneine) _ 간과 동맥에서 지방 축적을 억제하고 뇌, 심장, 신장의 혈류를 증가시킨다. 또 소화를 촉진하며 중금속을 포함한 독성물질의 해독과 배설을 촉진하고 강력한 항산화제로 활성산소가 특히 피부와 손톱에 작용하는 것을 막아준다. 간기능 향상과 에스트로겐을 통한 여성암에 대한 위험을 감소시키며 잘 부서지는 머리카락에 영양을 공급해준다. 하루 1,500 ~4,000mg의 메치오닌을 복용하면 심각한 상태의 질병도 개선할 수 있다고 한다.

메치오닌과 당뇨병: 인슐린의 생산에는 유황을 함유한 메치오닌, 시스틴, 타우린 등의 아미노산이 필요하기 때문에 메치오닌이 충분해야 인슐린을 제대로 합성하고 분비할 수 있다.

*계란, 양파, 마늘, 생선, 콩, 요구르트에 함유

*100g 당 전지분유 11,220mg, 효모 1,122mg, 맥주효모 1,000mg 함유

● 오르니틴(ornithine) _ 고등동물의 생체 내 대사에서 오르니틴 회로의 하나로서, 아미노기 또는 암모니아로부터 요소를 생성하여 체외로 배출하는 경로에서 중요한 역할을 한다. 어린이의 성장호르몬 분비, 어른의 체지방 대사를 촉진하여 비만을 개선해주고 암모니아의 해독을 촉진하여 간기능 재생, 조직손상으로부터 회복을 도와준다.

● 페닐알라닌(phenylalanine) _ 혈액-뇌 관문을 통과, 뇌의 화학물질에 직접 작용하여 민첩성, 긍정적 기질, 통증 완화 등을 촉진하는 신경전달물질의 주요 구성원이다. 우울증을 예방하고 엔돌핀 생성을 촉진한다.

*100g 당 볶은 콩가루 2,000mg, 볶은 땅콩 3,127mg, 효모 2,071mg, 맥주효모 2,200mg 함유

● 프롤린(proline) _ 콜라겐의 생성을 촉진하여 피부의 신축성을 증진하고 연골, 골관절, 인대, 건, 심장근육을 강화하는 데 비타민 C와 함께 작용하면 효과가 증진된다.

*육류, 계란, 유제품에 함유

*100g 당 맥주효모 2,000mg, 호박씨 2,150mg, 탈지분유 3,500mg 함유

● 세린(serine) _ 지방산과 지방의 대사와 근육 성장에 관여하고 뇌 단백질을 구성하는 아미노산으로 신경섬유를 덮고 있는 뇌신경수초를 보호한다.

　*100g 당 맥주효모 3,000mg, 탈지분유 1,800mg, 김 1,972mg 함유

● 타우린(taurine) _ 혈관 압력을 저하시키며 교감신경계를 둔화시켜 혈압상승을 유발하는 동맥경련에 관여하며 울혈성 심질환에 있어서 심장근육 강화 작용과 칼슘 평형을 유지하여 심장마비, 부정맥 등을 치료하는 등 중요한 기능을 담당한다.

　타우린과 당뇨병 : 인슐린을 만드는 성분으로 작용하기 때문에 당뇨병을 조절하는 데 도움을 준다.

● 트레오닌(threonine) _ 인체의 단백질 균형을 유지하는 필수아미노산으로 콜라겐, 엘라스틴, 치아 에나멜을 형성하여 간기능을 도와 지방간 생성을 억제하며 항체 생성을 촉진한다.

　*100g 당 효모 2,920mg, 맥주효모 2,600mg, 볶은 콩가루 1,400mg, 호박씨 1,319mg, 말린 김 1,346mg 함유

● 트립토판(tryptophan) _ 일반적인 감정 강화 약물보다 효능이 뛰어나 월경 전 홍분, 우울, 계절적 불안증 등과 같은 감정적 불안뿐만 아니라 알코올 중독, 다운증후군, 공격적 행동, 애정 결핍, 정신분열증, 수면장애 등에도 좋은 효능을 나타낸다.

　*100g 당 볶은 콩가루 490mg, 탈지분유 474mg, 김 371mg, 맥주효모 700mg 함유

- 티로신(tyrosine) _ 아드레날린(adrenaline) 및 노르아드레날린(noradrenaline), 도파민(dopamin)과 같은 스트레스 방어에 작용하는 신경전달물질의 전구체로, 결핍되면 스트레스에 견디지 못하고 우울증에 빠지게 된다. 갑상선의 정상적인 작용을 도와 체지방 이용을 촉진하므로 비만을 예방한다.

  *아몬드, 아보카도, 바나나, 호박씨, 참깨에 함유

  *100g 당 볶은 땅콩 1,464mg, 효모 851mg, 맥주효모 1,700mg 함유

2) 탄수화물

탄소, 수소, 산소를 그 분자 내에 가지고 있는 유기화합물로 식물체나 동물에 의해 만들어질 수 있지만, 주로 식물체가 광합성을 통해 공기 중 이산화탄소와 토양 중의 물로부터 탄수화물을 만들어 냅니다. 우리 식사 가운데 총 섭취열량의 60% 정도를 차지하는 주된 열량 영양소이므로 매우 중요합니다.

① 탄수화물의 기능 4가지

- 신체활동의 가장 기본이 되고 중요한 에너지원으로 사용된다.
- 단백질 대신 에너지원으로 작용하여 단백질 절약작용을 돕는다.
- 윤활물질, 손톱, 뼈, 연골 및 피부 등의 신체 구성성분이 된다.
- 식이섬유질과 함께 장내에서 음식물이 이동하도록 연동운동을 돕는다.

② 탄수화물의 섭취방법

2001년 국민건강 영양조사에 의하면 한국인이 가장 많이 섭취하는 식

품은 백미(쌀)로, 1인당 연간 79kg의 쌀을 소비한다고 합니다. 그러나 최근에는 총 섭취열량의 65% 정도를 탄수화물로 섭취하고 있어 그 비율은 낮아지는 추세입니다. 그런데 많은 양을 섭취하여 열량이 남아돌아 에너지원을 저장하는 본래의 업무를 잃어버려 생기는 당뇨병의 과정도 문제지만, 어떤 형태로 섭취하는가 하는 것이 더 중요할 수 있습니다. 당뇨병의 진행과정을 다시 한번 간략히 짚어보겠습니다.

당뇨병의 진행과정

흰 쌀밥과 백설탕, 흰 밀가루 등은 우리 몸에 들어와 혈당을 순식간에 끌어올려 고혈당 상태로 만듭니다.

이로 인해 췌장의 베타세포에서는 갑자기 늘어난 포도당을 처리하기 위해 인슐린을 한꺼번에 대량생산하게 되죠.

그렇게 만들어진 인슐린의 작용으로 혈당의 수치는 또 갑자기 떨어져버리게 됩니다.

췌장의 베타세포 역시 한꺼번에 많은 인슐린을 분비해야 하는 과중한 노동으로 점차 기능이 쇠퇴하여 정상적인 인슐린 생산도 안 되고, 만들었다 해도 자신의 역할을 다 못하니 인슐린 저항성이라고 하는 당뇨병을 낳게 됩니다.

바로 이런 악순환을 끊어주는 방법 중 하나가 탄수화물을 섭취하는 방법을 조절하는 것입니다. 먹었을 때 혈당이 서서히 올라갈 수 있도록 음식을 약간 모자라는 듯(80%) 섭취하는 방법을 택하면 된다는 것입니다. 음식을 통해 포도당이 섭취되는 속도를 표시한 것을 '당지수(glycerinic index)'라고 하는데, 음식을 통해 섭취한 포도당이 얼마나 빠른 속도로 혈액 내로 흡수되어 포도당 농도를 증가시키는지를 객관적으로 표시한 지수입니다. 즉, 당지수가 낮고 섬유질이 풍부한 음식을 몇 번에 걸쳐 조금씩 섭취하는 방법을 택하는 것입니다.

주로 복합탄수화물(전분)의 형태(통곡식)로 섭취하는 것이 좋습니다. 왜냐하면 복합 탄수화물에는 비타민과 무기질이 함께 들어 있고 식이섬유 또한 풍부해서 포도당이나 콜레스테롤의 흡수를 방해하기 때문입니다. 일반적으로 과자와 사탕, 케이크 등의 식품은 당지수가 70 이상으로 높고, 밥, 빵, 국수 등은 당지수가 50~60 사이로 중등도입니

당지수(순수 포도당을 100으로 보았을 때)

＊높은 당지수 음식

설탕(92)	구운 감자(85)	떡(82)	도넛(76)	튀긴 감자(75)
꿀(73)	수박(72)	팝콘(72)	으깬 감자(70)	환타(68)
크루아상 빵(67)	파인애플(66)	햄버거(62)	아이스크림(60)	

＊중간 당지수 음식

치즈피자(60)	흰쌀밥(59)	오렌지주스(57)	스파게티(55)	옥수수(55)
고구마(54)	메밀(54)	바나나(53)	초콜릿(49)	완두콩(48)
국수(47)	저지방아이스크림(70)			

＊낮은 당지수 음식

혼합잡곡(45)	포도(43)	배(36)	사과(36)	탈지우유(32)
복숭아(28)	보리(25)	완두콩(18)	요구르트(저지방, 무설탕)(14)	

출처: 미국 임상영양학 저널(1995) 자료에 따른 식품의 당지수

다. 감자는 당지수가 높아 지나친 흡수는 삼가야 하며 현미 등의 잡곡
밥은 권장할 만한 좋은 공급원입니다. 앞 페이지의 당지수를 항상 참조
하세요.

③ 탄수화물의 권장량
미국의 국립과학아카데미에서는 탄수화물의 부족으로 나타날 수 있는
여러 문제점들을 예방하기 위해 최소한의 탄수화물 섭취량을 매일 50
~100g 정도로 설정했습니다. 하지만 우리나라의 경우 쌀을 날마다 먹
거나 혹은 면이나 빵을 주식으로 하기 때문에 섭취량이 모자라지 않을
뿐더러 오히려 남아도는 당질은 지방세포에 저장되어 비만을 일으키
고 고중성 지방혈증을 만들며 동맥경화를 일으킬 수 있습니다.

3) 지방
생체를 구성하는 물질 중에서 물에는 녹지 않고 에테르, 클로로포름,
벤젠, 석유 등과 같은 유기용매에 잘 녹는 것들을 지질이라고 부르는
데 이런 지질은 화학구조에 따라 단순지질과 복합지질로 나뉩니다. 단
순지질에는 지방, 지방산, 왁스, 스테로이드, 테르페노이드 등이, 복합
지질에는 인지질, 당지질, 지방단백질 등이 있습니다. 우리가 흔히 부
르는 지방은 중성지방으로, 3분자의 지방산과 1분자의 글리세롤이 결
합된 형태이며 지질의 95%는 중성지방입니다.

① 지방의 기능 7가지
• 음식으로 섭취한 에너지의 저장수단이며 농축된 에너지의 공급

원입니다.

- 체내 지방을 축적하여 온도 유지와 내장 보호 역할을 합니다.

- 위장 내에 오래 남아 있어 포만감을 줍니다.

- 식품에 특별한 맛과 향미를 줍니다.

- 비타민 A, D, E, K 등 지용성 비타민의 흡수를 돕습니다.

- 우리 몸에 필수지방산을 제공합니다.

- 프로스타글란딘의 전구물질의 기능을 합니다.

② **지방의 공급원**

흔히 동물성과 식물성으로 나뉘고 또는 포화지방산, 불포화지방산으로 나뉩니다. 동물성 지방은 포화지방산이며, 대개의 불포화지방산은 식물성인데 팜유, 코코넛유는 포화지방산에 속합니다. 대부분의 동물성 식품에는 비교적 지방 함량이 많아서 버터는 80% 이상이, 돼지고기는 20~30%가 지방입니다.

③ **지방산**

지방은 3분자의 지방산과 1분자의 글리세롤이 결합된 형태인데 지방산은 다시 다불포화지방산, 단일불포화지방산, 포화지방산의 3가지 성분으로 나뉘고 대부분의 지방은 이들을 모두 가지고 있습니다.

④ **DHA**

DHA(DocosaHexaenoicAcid)는 오메가-3 계열의 고도 불포화지방산이며 생물계에 광범위하게 분포하여 육상 포유류에는 뇌와 망막, 중추신경계 조직, 심장근육 등의 세포막에 인지질 형태로 존재하며, 특히 일반적으로 한류에 서식하는 어류와 등푸른 생선에 해당하는 어류에 함량이 높습니다. 고등어, 톱상어, 멸치 등이 이에 속하죠. 그럼 구체적으로 어떤 생선에 DHA가 많이 들어 있을까요? 일반적으로 생선을 생선살 100g 당 DHA 함량에 따라 분류하면 다음과 같습니다.

- **DHA 1g 이상 함유**: 다랑어 대뱃살(지방살), 방어, 고등어, 꽁치, 민물장어, 참정어리, 연어알, 청어 등이며 DHA 생선이라고도 함
- **DHA 수백 mg 이상 들어 있는 생선**: 무지개송어, 청어, 연어, 전갱이, 바다빙어, 도루묵, 벤자리, 붕장어, 까나리, 임연수어, 꼬치고기, 불똥꼴뚜기, 갈치, 숭어, 창새치, 금눈돔, 볼락, 가다랑어 등
- **DHA 소량 함유 생선**: 참돔, 잉어, 농어, 가자미, 광어, 보리멸, 날치, 은어, 대구, 문어, 오징어, 굴 등

그래서 매일 혹은 적어도 주 2~3회는 꼭 생선을 섭취하는 것이 좋습니다. 그럼, DHA 손실을 줄이는 조리법을 알아보겠습니다.

생선의 DHA는 지방산으로 다시 말해 일종의 지용성 물질로 생선 속의 지방에 포함되어 있는 성분입니다. 따라서 튀김이나 구이 등 생선의 표면으로 기름이 배어나올 수 있는 조리법은 자칫 기름에 녹아내려 DHA의 손실을 가져올 수 있습니다. 날로 먹는 것을 제외하면 잘 말려 가공한 것이나 찌거나 구워 익히는 조리법 등이 비교적 DHA의 손실을 줄이는 방법입니다. 말려 가공한 것은 산화되지 않았나 살펴야 하고 구워 익히는 경우는 기름을 발라 굽지 말고, 센 불에 빨리 구워 생선 속의

지방이 가능한 적게 흘러내리도록 하는 게 중요합니다. 조림의 경우 30분 이상 올려놓지 말고 생선을 찌개나 국에 넣었을 때는 국물까지 모두 먹는 것이 좋습니다.

DHA는 약품이 아니기 때문에 섭취하고 바로 효과가 나타나는 것이 아니며 부작용이 전혀 없기 때문에 장기적인 섭취가 필요합니다. 위장에서 분해되는 경우는 거의 없이 비교적 흡수가 잘 되며 혈액 속으로 들어가 뇌부분으로 이동, 작용하게 됩니다. 이렇게 흡수된 DHA는 어떤 효과가 있을까요?

- 두뇌구성물질의 영양을 공급한다 _ 뇌의 회백질과 신경돌기부분의 인지질에 약 10~20%가 함유되어 있어 뇌와 신경조직의 기능이 충분히 발휘될 수 있도록 도와준다. 오메가-3 지방산 중 혈액-뇌장벽을 통과할 수 있는 것은 DHA만이 가지고 있는 특징이며 이는 곧 뇌에 직접 작용하는 지방산이라는 뜻이기도 하다. 또한 시세포외근을 형성하는 곳에 존재해 막의 유동성, 굴절성, 누과성 등에 관여한다.
- 혈청 콜레스테롤을 조절한다 _ 혈청 중에 콜레스테롤 수준을 현저히 낮추며 혈소판 활성인자 PAF의 생성을 억제하여 항알레르기 작용을 한다. DHA 섭취에 의해 혈관, 혈소판, 심장, 위장, 소화관, 기관지, 망막 등의 기능에 관련된 질병치료에 기여하는 효과가 크다.

⑤ EPA(EicosaPentaenoic Acid : 정식 학술명은 Icosapentaenoic Acid)
주로 등푸른 생선에 많이 함유되어 있는데 EPA를 함유하고 있는 어류들은 분자 중에 많은 이중결합을 갖고 있어 산소, 자외선, 온도 영향을

받기 쉽고 특히 산소에 의해 산화가 일어나기 쉽습니다. 일반적인 효능은 혈중 중성지질의 저하작용, 혈중 콜레스테롤의 저하작용, 혈소판 응집 억제작용, 혈액점도 저하작용, 적혈구 변형들의 증가작용, 혈압 저하작용 등이 있습니다. 또한 동맥경화를 예방하고 뇌졸중인 심근경색, 협심증을 미연에 방지하는 효과도 있습니다.

DHA와 EPA

DHA 와 EPA에 대한 관심은 1970년대 에스키모인과 바닷가에 사는 일본인을 대상으로 한 역학조사에서 관상동맥질환으로 인한 사망률이 알려지면서부터입니다. 에스키모인과 일본인들은 모두 심장질환에 의한 사망률이 유럽인들에 비해 거의 1/10밖에 되지 않습니다. 일본인의 식사특징은 야채와 어패류의 섭취가 많고 에스키모인 역시 바다짐승의 고기나 참치, 꽁치 등 등푸른 생선을 주식으로 먹는다는 것이 밝혀진 것이죠. 이것은 모두 EPA와 DHA와 같은 성분이 많았기 때문입니다.

이 2가지 영양소의 가장 큰 차이점은 뇌세포로 들어갈 수 있느냐 없느냐에 달려있습니다. DHA는 혈액 뇌관문을 잘 통과해서 인간의 뇌신경으로 직접 들어가 학습기능이라든가 망막반사능력, 신경계의 개선 등의 기능을 하지만 EPA는 통과하지 못합니다.

등푸른 생선

10월 정도 되면 등푸른 생선들도 한껏 물이 올라 맛도 영양도 만점입니다. 정어리는 봄여름에 지방 함량이 2~4%대에 머물다가 10월경에는 15~16%로 증가합니다. 다른 생선들도 마찬가지여서 꽁치는 단백질 함량이 20%대로 늘어나며 붉은 살과 배 부근에는 비타민 B₁₂와 철분이 많아 빈혈에 도움을 줍니다.

하지만 아무리 좋은 지방산이라도 넘치면 위험하다는 사실을 알아야 합니다. 섭취 열량 자체가 높은 경우라면 비만의 원인이 되고, 너무 많은 불포화지방산은 산화가 되어 과산화지질을 많이 만들게 되어 유해산소가 우리 몸의 혈관과 세포들을 망가뜨릴 수 있어 당뇨병을 만들거나 더 악화시킬 수도 있으니까 말입니다. 일주일에 고등어로 따지면 두툼한 놈 2~3마리면 적당합니다.

이들을 먹을 때는 적정한 식사법이 필요합니다. 산소와 기름이 만나 발생하는 산화를 막아주는 비타민 C, E와 셀레늄 같은 항산화제를 같이 섭취해주는 것이 좋습니다. 이런 식사법 중 하나가 바로 지중해식 식사법이라는 것인데, 야채와 생선, 올리브유, 견과류와 콩은 매일 먹되, 닭고기나 설탕은 가급적 적게 먹는 전통적인 식사법을 말합니다. 이것은 2003년 6월 25일자 '뉴잉글랜드저널 오브 메디신(New England of Medicine)'이라는 의학잡지에 심장질환 등 여러 질환으로 인한 사망률을 현저히 낮추는 식사법으로 소개되어 그 효과가 입증되었습니다. 그럼, 대표적인 항산화제에는 어떤 것이 있을까요?

• 대표적인 항산화제 비타민 C _ 물에 잘 녹아 세포 내에서 산화 방지를 담당한다. 신선한 야채와 과일에 많이 함유되어 있다.

• 지단백을 보호하는 비타민 E(토코페롤) _ 기름에 녹아 있어 기름으로 만들어진 세포막이나 기름을 운반 공급하는 지단백을 보호한다. 식물성 기름이나 열매씨 안에 풍부한데 가정에서 짠 들기름이나 정제하지 않은 식용유에 많

이 있다.

- 항산화제로 효과가 있는 카로티노이드 _ 당근이나 노란 호박류에 많이 포함된 베타카로틴과 같은 것들이며 토마토의 빨간 색소인 라이코펜이나 옥수수, 호박의 노란 색소인 루테인 등에 있다. 이와 같이 2천여 종류 이상을 자랑하는 카로티노이드는 항산화제로 특히 효과가 좋다.

⑥ 필수지방산 중 오메가-6, 오메가-3 지방산

사람의 체내에서 만들어낼 수 없기 때문에 반드시 음식으로부터 섭취해야 하는 지방산을 필수지방산이라고 합니다. 오메가-6와 오메가-3 두 종류의 지방산을 포함하는 필수지방산은 모두 우리 몸에서 세포들의 자가치유기능을 유지하는 데 절대적으로 필요한 지방산들입니다. 짧게 문답형식으로 내용을 알아볼까요?

- 기능에는 어떤 것들이 있나요? _ 오메가-6의 비율이 높으면 쉽게 염증이 생기고 혈관이 수축되며 고혈압, 심장질환으로 발전할 확률이 높아집니다. 또 암, 심장질환, 관절염 등과 관련이 깊은 물질을 만들어내는 유전자를 많이 생산합니다. 반면 오메가-3는 이런 유전자를 억제시키는 기능을 합니다. 신진대사와 세포의 활동을 촉진시키고 혈압을 조절하고 보호하여, 나쁜 콜레스테롤은 줄고 좋은 콜레스테롤은 높아지게 하고 콜레스테롤의 산화를 줄여 동맥경화가 개선되고 혈당조절에도 도움이 된다고 알려져 있습니다.

  오메가-3의 기능은 이뿐만이 아닙니다. 성인병 예방과 치료 외에 두뇌발달에도 필수 불가결한 영양소이며 혈전(血栓) 형성을 막아주고 류마티스성 관절염에까지 효능이 있다고 합니다.

- **만약 부족하게 되면?** _ 아무래도 기능이 뛰어난 오메가-3가 문제입니다. 우울증이나 심장부정맥, 과민성대장증후군, 류마티스 관절염 등 이른바 현대병의 원인이 될 수 있습니다. '뉴잉글랜드 저널 오브 메디신'지의 연구보고에 따르면 과민성대장증후군을 앓고 있는 조사대상 환자의 절반 이상이 오메가-3 함유 약물을 섭취한 뒤 그 증세가 사라졌다고 말하고 있습니다. 미국심장협회(AHA)는 최소한 주 2회 정도는 연어나 참치를 먹도록 권유한 바 있습니다. 협회가 일반적인 지침을 벗어나 이처럼 특정 식품을 권유한 것은 처음 있는 일이었습니다.

- **뇌와 관련이 깊다면서요?** _ 지방은 뇌의 2/3를 구성하며 신경세포의 말단 부위는 지방층 안에 들어가 있습니다. 세포가 의사소통을 하려면 신경절단 물질이 두 겹으로 된 지방층을 통과해 신호전달 경로를 찾아야 하는데, 이때 오메가-3 지방산은 오메가-6 지방산보다 유연하기 때문에 침투가 더 쉽습니다.

- **당뇨병과도 관계가 있나요?** _ 당뇨병 환자의 경우 혈액은 지방과 혈당이 많은 상태이므로 오메가-3 지방산의 섭취를 정상인보다 더 많이 해줘야 좋습니다. 들깨기름이나 아마유를 섭취하는 것 외에 주 2~3회 등푸른 생선을 섭취하는 것도 좋은 방법입니다.

- **얼마나 어떻게 먹어야 하나요?** _ 오메가-6 지방산으로는 리놀렌산(linoleic acid)과 아라키돈산(arachidonic acid)이 있으며 옥수수기름, 해바라기씨유, 콩기름, 면실유, 참깨 등에 많이 존재합니다. 오메가-3 지방산은 리놀렌산, EPA, DHA 등에 있으며 들깨기름, 참기름, 아마(인)유, 카놀라유, 호두유, 밀배아유, 견과류, 고등어, 참치, 연어, 멸치류, 청어 등에 많이 함유되어 있습니다. 오메가-6 지방산과 오메가-3 지방산의 가장 균형 잡힌 비율은

4:1 정도입니다. 하지만 지질이 과다한 상태, 특히 당뇨병이나 심장병을 가지고 있는 경우에는 1:1 정도의 비율이 좋습니다.

그리스에선 또 어떤 일이?

그리스의 한 섬에 사는 사람들은 다른 나라에 사는 사람에 비해서 심장질환과 암질환이 10배 이상 적게 나타났다고 합니다. 그 이유는 그곳의 야생식물이 오메가-3를 많이 함유하고 있었던 까닭이었습니다. 이곳에서 자란 야생닭이 낳은 달걀의 경우 오메가-6와 오메가-3의 비율이 1:1로 나오지만, 슈퍼마켓의 달걀에선 20:1이라는 높은 수치로 나타났습니다. 이것은 여기에 자라는 야생식물이 함유한 오메가-3의 비율도 높았을 뿐더러, 비교 대상이 오메가-6와 오메가-3의 비율이 60:1이나 되는 옥수수 사료를 먹고 자란 닭에서 나오는 계란이었기 때문입니다. 이런 것은 우유도 마찬가지여서 지금의 계란, 우유와 예전의 계란, 우유가 다른 점이기도 합니다. 즉 같은 씨앗이라고 해도 어떤 토양에서 어떤 상태로 자라있는가에 따라서 오메가-3의 함량은 달라질 수 있습니다. (출처: 박정훈, 『잘먹고 잘사는 법』, 김영사, 2002.)

식물성 기름에 들어 있는 오메가-6와 오메가-3의 양(단위 : %)

식물성 기름	오메가-6	오메가-3	식물성 기름	오메가-6	오메가-3
홍화기름	77		땅콩기름	3	3
해바라기기름	69		카놀라기름	22	10
옥수수기름	61	1	아마씨기름	16	57
콩기름	54	7	올리브유	8	1
호두기름	51	5	참기름	4	1
들깨기름	15	63			

출처: 진 카퍼, 『기적의 두뇌』, 학원사, 2000.

⑦ 콜레스테롤

우리가 흔히 몸에 기름기가 얼마나 있는지 말할 때 콜레스테롤 수치에 대해 이야기합니다. 콜레스테롤 하면 왠지 나쁜 것 같고 없어지면 좋을 것 같은 생각이 들기도 합니다. 그렇다면 실체는 과연 무엇일까요?

콜레스테롤은 고등동물의 세포 성분으로 널리 존재하는 스테로이드 화합물로 동물에게만 존재합니다. 인지질과 세포의 막계(膜系)를 구성하는 주요성분이며 정상적인 신체 유지를 위해 꼭 필요한 중요한 물질입니다. 이런 콜레스테롤도 역시 혈액을 통해 필요한 곳으로 운반되어 여러 가지 일을 하게 됩니다. 그래서 보통 사람의 경우 피에는 보통 한 숟가락 정도의 콜레스테롤이 돌아다니고 있답니다. 그런데 콜레스테롤은 물 성분과는 잘 섞이지 않는 성격을 지니고 있어서 단백질과 결합하여 지단백 상태로 운반됩니다.

나쁜 콜레스테롤

여기서 바로 우리가 좋은 콜레스테롤이니 나쁜 콜레스테롤이니 하는 것이 판가름 납니다. 어떤 지단백과 결합하느냐에 따라 달라지기 때문인데 지단백은 고밀도, 저밀도, 과저밀도 지단백으로 나뉘어집니다. 콜레스테롤은 주로 저밀도 및 고밀도 지단백과 결합하며 중성지방은 주로 초저밀도 지단백과 결합합니다. 더 정확히 표현하자면 나쁜 콜레스테롤이란 바로 저밀도 콜레스테롤을 말하는 것으로 혈관에 달라붙어 동맥경화를 촉진시키는 위험인자로 작용하고, 동맥경화로 인한 심장병과 뇌졸중을 일으킵니다.

좋은 콜레스테롤

반면, 고밀도 콜레스테롤은 좋은 콜레스테롤이라 부릅니다. 고밀도 지단백과 결합한 상태로 혈액을 타고 온몸을 돌아다니면서 혈관에 쌓인 지방덩어리를 간으로 끌고가 분해시키는 청소부 역할을 하며 동맥경화를 예방합니다.

바람직한 총 콜레스테롤치는 200mg/dl 이하로 콜레스테롤치가 200~239mg/dl 사이이면 심근경색이나 뇌졸중에 대한 위험이 약간 있습니다. 콜레스테롤치가 240mg/dl 이상이면 심장질환의 위험도가 높아지죠. 미국에서는 육식을 통해 포화지방을 섭취하면 콜레스테롤 수치가 올라가고 이에 따라 심장질환의 위험성도 높아지는데[7] 특히 나쁜 콜레스테롤로 알려진 저밀도 지단백 콜레스테롤은 위험성을 높이는 것과 가장 밀접한 관련을 가지는 것으로 알려지고 있습니다.

하지만 콜레스테롤이 낮으면 낮을수록 좋은 것은 아닙니다. 콜레스테롤은 동맥의 세포벽을 구성하는 중요한 물질이므로 너무 낮으면 혈관이 잘 터지게 된다는 것이죠. 결론적으로 콜레스테롤이 높으면 혈관이 잘 막히고 낮으면 잘 터질 수 있으니 총 콜레스테롤 수치는 165~200mg/dl가 이상적이라고 할 수 있습니다. 대개 우리 몸은 필요한 콜레스테롤을 충분히 만들어내기 때문에 혈중 콜레스테롤의 15% 정도만이 음식물로부터 온 것이고 나머지는 몸에서 만든 것이라고 보면 됩니다. 육류나 달걀 외에도 우리들이 먹는 여러 가지 음식에 들어 있으며 너무 많이 먹었을 때는 피 속에 콜레스테롤 양이 많아집니다. 불포화지방산이 많이 들어 있는 음식도 혈중 콜레스테롤치를 높이는데 간에서 불포화지방산이 콜레스테롤로 변하기 때문입니다. 또, 포화지방산이 많은 육류지방을 과다 섭취하면, 혈액 중에 너무 많은 저밀도 지단백 콜레스테롤을 생성하여 혈관에 과다 침착하여 고혈압, 심장질환 등의 문제를 일으키게 됩니다. 결론적으로 말하자면, 콜레스테롤이 많아서 생긴 문제는 단순히 콜레스테롤 섭취를 줄이는 노력뿐 아니라 지방, 특히 포화지방 섭취도 함께 제한해야 한다는 것을 잊지 마시기 바랍니다.

주요식품 100g에 함유되어 있는 콜레스테롤 수치(mg)

버터	210	굴(날것)	64	양고기	93	마가린(식물성)	0~2
모시조개	54	돼지(대퇴)	68	붕장어	111	오징어(날것)	312
돼지(안심)	79	정어리(날것)	82	새우(대하)	183	돼지(삼치살)	74
가다랑어(날것)	53	게	80	햄(로스햄)	74	연어(날것)	73
낙지	66	베이컨	110	꽁치(날것)	108	소(어깨살)	90
소시지(돼지)	55	도미(참돔)	82	소(허리살)	77	달걀(전체)	428
청어(날것)	85	소(간장)	277	달걀(노른자)	1,130	넙치	61
닭(닭고기)	131	우유(보통유)	11	다랑어(날것)	46	닭(영계)	92
우유(탈지유)	16	모시조개(날것)	36	닭(가슴살)	54	치즈(가공)	80
전복(날것)	91	말고기	73	치즈(크림)	124		

출처 : U.S.D.A., Nutritie Value of America Foods in Common Units, Agriculture Handbook, No.456.

⑧ 전이지방(트랜스형 지방산)

식물성 기름인 불포화지방산은 자연상태에서 시스형(cis-form) 지방산의 형태를 가지고 있지만 열이나 압력에 의해 변하게 되는데 이런 상태를 트랜스형 지방산(전이지방)이라고 합니다. 트랜스형 지방산은 자연계에는 거의 존재하지 않으며 필수지방산으로서의 작용을 하지는 않습니다. 대표적인 식품이 액체상태인 식물성 기름의 보존성을 높이기 위해 고체상태로 만들 때 생성되는 것으로 마가린과 버터 등이 있습니다. 또, 식물성 기름을 튀길 때도 트랜스 지방산이 만들어지는데 이것은 시스형 지방산의 생리활동을 저해할 뿐 아니라 세포막의 변성을 초래하여 투과성을 변질시키기도 합니다.

트랜스 지방산의 과량 섭취는 나쁜 콜레스테롤(저밀도 지단백 콜레스테롤)의 수치를 증가시키는 것으로 나타났습니다. 트랜스 지방산 섭취를 2% 늘리면 심장병 발생 위험이 25% 높아지게 된다는 것이죠. 피자, 팝콘, 토스트, 튀김류 등과 같은 인스턴트 가공음식에 많습니다. 특히 주의해야 할 점은 튀겨놓은 음식을 상온에 오래 놔둘수록 트랜스 지

전이지방이 당뇨병을 유발한다

미국 하버드대학의 프랭크 후 박사가 영양학 전문지 '임상영양학' 최신호(2001년 6월)에 발표한 연구보고서를 보면, 전이지방이 여성들의 당뇨병 위험을 높이는 요인이라고 밝히고 있습니다. 그러나 전이지방을 생선과 식물기름에 많이 들어 있는 다불포화지방으로 바꿔 섭취하면 당뇨병 위험이 낮아진다고도 했습니다. 후 박사는 1980년 현재 당뇨병, 심장병, 암이 없었던 34~59세 여성 8만 4천여 명을 대상으로 14년에 걸쳐 식사습관과 당뇨병 사이의 관계를 분석한 결과, 전이지방 섭취에 의한 칼로리가 2% 상승하면 당뇨병 위험이 30%나 높아지고 다불포화지방 섭취에 의한 칼로리가 5% 올라가면 당뇨병 위험이 37%로 낮아지는 것으로 나타났습니다. 또한 콜레스테롤도 당뇨병 위험과 연관이 깊은 것으로 밝혀졌는데 콜레스테롤이 24mg 증가하면 당뇨병 위험은 12% 높아진다는 결과도 함께 얻었습니다.

방산이 많이 생성되므로 되도록 튀기자마자 바로 먹고, 일단 한번 사용한 기름은 가능한 다시 사용하지 않는 것이 좋다는 것입니다.

⑨ 당뇨병 환자는 어떤 기름을 섭취해야 할까?

결론적으로 말씀드리면 오메가-3 지방산을 섭취해야 합니다. 미국의 '페닝튼 생체연구소'에서 전기(前期) 당뇨환자인 12명의 비만 남성과 여성에게 12주 동안 1.8g의 오메가-3 지방산 DHA를 아침에 섭취하도록 하는 실험을 실시했습니다. 참가자들의 70%가 인슐린에 대한 감수성이 향상되었음을 보였고 50%의 경우 이들 변화가 임상적으로 눈에 띄게 나타났다고 발표했습니다. 생선유에서 발견되는 오메가-3 지방산이 제2형 당뇨병을 치료하거나 예방하는 데 아주 효과적이라는 사실을 입증한 결과라고 하겠습니다.

이런 이유뿐 아니라 당뇨병 환자의 경우 혈당과 마찬가지로 유리지방이 혈액 속에 많이 함유돼 있습니다. 역시 지방세포 속에 제대로 저장돼지 못했기 때문이죠. 이런 경우 오메가-3 형태의 불포화지방산의 도움으로 유리지방의 비율을 줄일 수 있으며, 리놀렌산, DHA, EPA와 같은 것들도 같은 기능을 합니다.

기름 작물의 지방산 함량

	올레인산(오메가-9)	리놀레산(오메가-6)	리놀렌산(오메가-3)
들깨	14	15	63.2
콩	38	50~60	7.0
유채	55	24	11.0
옥수수	25	60	0.5

당뇨병 환자라면 누구나 순환장애를 적든 많든 가지고 있게 마련입니다. 혈당이 높아서, 유리지방이 많아서 피가 걸쭉해지고 혈당이 높아서 당화된 노폐물들이 몸 이곳저곳에 많이 쌓이기도 하며 지방덩어리들이 여기저기 달라붙어 있다는 것이죠. 이런 상황에서는 오메가-3 형태의 지방이 해결사 노릇을 합니다. 노폐물을 제거하고 순환을 촉진시키며 신경복구를 원활하게 도와줍니다. 오메가-3 형태의 지방 함량이 많은 식품을 정기적으로 먹도록 합시다. 그럼, 오메가-3 형태의 작용을 하는 구체적인 식품을 몇 가지 알아보겠습니다.

- 들깨 _ 44.4%의 기름과 17.4%의 단백질, 29.9%의 탄수화물이 들어 있으며 양질의 불포화지방산인 올레산, 리놀레산, 리놀렌산 등이 90% 이상을 차지하고 있다. 필수지방산 중에도 α-리놀렌산이 63%나 들어 있기도 하다. 최근에는 들깨가 오메가 달걀, 오메가 돼지고기 및 오메가 생선과 같은 기능성 건강식품을 만드는 데 이용되기도 한다.

- 등푸른 생선 _ 등 색깔이 푸른 생선을 말하며 전갱이, 꽁치, 학꽁치, 청어, 고등어, 방어, 뱅어, 정어리, 연어, 참치류, 삼치, 가다랑어, 멸치 등 많은 어류가 이에 속한다. 불포화지방산인 DHA와 EPA의 함량이 높아 혈소판이 혈관벽에 붙는 것을 막고 혈관을 보호하는 작용뿐만 아니라 손상된 혈관을 회복시키는 역할까지 한다고 밝혀졌다. 이 밖에도 어린아이들에게는 뇌세포에 산소를 공급하는 역할을 하고, 노인들에게는 뇌세포의 노화 및 사멸을 예방시킴으로써 치매현상을 미연에 방지해준다.

　　비타민 A의 함량이 높아 야맹증을 막아주고 저항력 및 면역성을 높여준다. 또 비타민 B가 많이 들어 있어 빈혈이나 각기병 등을 예방하고 세포의 재생을 돕는다. 비타민 E의 함량도 높아 노화현상을 높이는 기능까지 갖추고 있어 건강식품으로서 평가를 받는 이유를 알 수 있게 한다. 두툼한 등푸른 생선 일주일에 3~4마리 정도면 당뇨환자들에게 좋은 약이 될 것이다.

• **물개기름 _** 또 하나의 좋은 오메가-3의 출처는 북극에서 서식하는 하프 물개기름이다. 다른 기름들에서는 찾아보기 힘든 DPA(Docosa Pentaenoic Acid)를 포함하여 오메가-3의 모든 요소를 가지고 있다. DPA는 오메가-3계 지방산으로 사람의 혈액 중에 존재하는 오메가-3계 지방산 가운에 1/3을 차지하고 있고 동맥벽을 부드럽게 하고 불순물을 제거해준다. 물개기름이 탁월한 이유는 첫째, 오메가-3 지방산의 함량이 20~25%로 일반 생선기름의 1~12%에 비해 월등히 높다는 것이다. 또 생선기름이 쉽게 산화되는데 비해 물개기름은 쉽게 산화되지 않고 신체 흡수 또한 빠르다고 한다.

• **달맞이꽃 종자유(Oenothra Odorata Jacquin) _** 달맞이꽃은 바늘꽃과에 속하는 일년초 또는 이년초 식물로 월견초(月見草)라고도 한다. 옛날부터 미국의 인디언들은 달맞이꽃의 종자기름을 짜내 만능약으로 이용해 왔는데 이것에는 프로스타글란딘을 생산할 수 있는 감마 리놀렌산(오메가-6 계열의 다가불포화지방산이지만 작용은 오메가-3 계열과 유사)이라는 물질이 다량 함유돼 있으며 외상과 피부염, 비만 개선 작용, 천식 치료 등 많은 생리 활동 작용을 한다. 리놀렌산은 혈전 생성을 조절할 수 있고 콜레스테롤 조절, 항산화작용 등을 하는 천연이 준 보배이다. 다만 달맞이꽃 종자유는 과잉 섭취하게 되면 국부 호르몬의 밸런스를 상실할 수 있어 주의해야 한다.

• **레시틴 _** 인지질이라고도 하며, 대두 등 식물의 배아에서 분리한 특수 지방질에 속하는 영양성분으로 필수지방산과 인, 비타민 B군의 일종인 콜린, 이노시톨이 결합된 복합물질이다. 레시틴은 주로 달걀노른자, 곡물의 씨눈,

간, 대두 등에 함유되어 있으며 이 중 대두에 들어 있는 레시틴은 천연의 유화제, 항산화제, 이형작용, 분산작용 등 여러 방면에 유용하게 작용한다. 동맥경화증, 심장병, 고콜레스테롤증, 간기능 장애, 지방대사 이상 등에 효과가 있어 일찍이 의약품으로 사용되고 있다. 특유의 유화작용에 의해 동맥벽에 침착하기 쉬운 악성 LDL 콜레스테롤을 혈액에 용해시켜주는 작용, 침착을 방지하여 혈액의 흐름을 원활하게 하는 작용, 그리고 좋은 콜레스테롤인 HDL 콜레스테롤의 역할을 도와주는 중요한 기능 등을 하는 물질이다.

또한 아세틸콜린의 원료가 되는 물질로서 체내에 들어가 신체 각 기관의 활동을 통제, 조정하는 신경의 정보전달체계를 원활하게 한다. 두뇌 신경세포의 30%가 레시틴으로 구성되어 있을 만큼 중요하여 과로한 업무와 만성 피로, 스트레스가 많은 현대인들에게 반드시 필요한 물질이다.

⑩ 지방과 당뇨병의 관계

미국 하버드대학 의과대학의 바버라 칸 박사는 영국의 과학전문지 '네이처' 최신호(2001년 2월)를 통해 지방세포에 결함이 생기면 세포가 인슐린에 반응하지 못하게 하는 물질을 분비하여 인슐린 내성을 일으킨다는 새로운 사실을 발표했습니다. 칸 박사는 지금까지 근육세포가 포도당을 흡수해서 당뇨병을 막을 수 있다고 알고 있었지만, 지방세포가 당뇨병 발병에 중요한 역할을 한다는 사실을 시사하는 결과였던 것이지요. 쥐의 지방세포에서 포도당을 운반하는 단백질 기능을 차단한 결과, 간과 근육세포가 인슐린에 대한 반응을 중단한 것으로 나타난 것입니다. 이 쥐들은 시간이 가면서 당뇨병 발생의 첫 단계인 인슐린 내성이 생겼으며 일부 쥐들은 혈당이 급상승했습니다. 이는 성인당뇨병에서 지방세포가 체내의 다른 기관들, 특히 근육과 서로 왕래하며 중요한 역할을 한다는 것을 보여주는 증거들이라 할 수 있습니다.

2003년 1월 미국 콜로라도주립대학 생화학·분자생물학 교수 스커트 서머스 박사가 의학전문지 '생물화학 저널'에 발표한 연구보고서에 따르면, 포화지방의 대사물질인 '세라마이드(Ceramide)'가 인슐린 저항을 촉진하여 제2형 당뇨병을 일으킨다는 사실이 세포 배양 실험을 통해 밝혀졌다고 기재했습니다. 그러므로 당뇨병을 앓고 있거나 인슐린 저항성이 있는 경우에는 포화지방을 엄격히 제한하도록 하는 것이 좋습니다.

4) 무기질(미네랄)

인체를 구성하는 여러 가지 물질 중에 무기질이 차지하는 무게는 체중의 4% 정도로 아주 일부분이라고 할 수 있습니다. 하지만 우리 몸의 체

무기질 섭취에 있어 주의할 점

식품에 들어 있는 무기질의 경우 우리가 알고 있는 양보다 훨씬 적습니다. 이유는 지금의 야채나 과일은 예전과 같은 토양에서 자란 것들이 아니기 때문이죠. 무기질은 산성비에 의해서 씻겨나가고 계속해서 뿌려지는 농약으로 인해 토양의 미생물이 박멸되어 식물체가 무기질을 흡수할 수 있는 것을 막게 됩니다. 그래서 유기농법을 통한 작물의 섭취가 중요하고 또 우리가 알고 있는 것보다 더 많이 섭취해야 우리 몸이 요구하는 무기질 양을 충족시킬 수 있답니다. 무기질 제제를 따로 복용하는 것도 한 방법이 될 수 있습니다.

액과 조직에 널리 분포하여 골격과 치아의 구성성분이기도 하면서 심장과 신경 및 근육의 활성을 조절하는 등 중요한 역할을 맡고 있습니다. 혈색소 형성 및 심장박동수를 조절하며 혈당조절에도 중요한 역할을 맡기 때문에 당뇨병 치료에 빠져서는 안 될 중요한 영양소입니다.

① 무기질의 기능 3가지

- 몸의 여러 조직에서 산도와 염기도를 균형 있게 조절합니다.
- 몸을 구성하는 뼈, 치아 또는 호르몬, 효소 등을 구성하는 성분이 됩니다.
- 생체활동의 여러 가지 반응에 촉매로 작용합니다.

② 크로뮴(Cromium: GTF)

우리가 흔히 크롬이라고 부르던 '크로뮴'이라는 미량 무기질은 호르몬과 비슷한 역할로 당대사를 조절하는 기능을 가지고 있습니다. 크로뮴은 3가와 6가로 나눠지는데 3가를 GTF라고 합니다. 다른 말로 내당능인자(GTF: Glucose Tolerance Factor)라고도 하는데 효모추출물의 인슐린 작용 강화물질을 합성하는 데 관련된 매우 중요한 무기질입니다. 출생시 크로뮴은 최고 농도 상태를 유지하다가 시간이 지날수록 감소되는 특이성을 가지고 있기 때문에, 연령 증가에 따라 저하되는 유일한 미량원소이기도 합니다. 그래서 나이가 많은 제2형 당뇨병 환자의 경우 크로뮴의 부족은 인슐린 저항성을 더 악화시켜 당뇨병에 나쁜 영향을 미칠 수 있다는 것을 염두에 둬야 합니다.

• **크로뮴과 당뇨병** _ 내당능인자(GTF)가 인슐린의 작용을 돕는 과정은 GTF가 인슐린 분자를 껴안고 세포막의 표면에 있는 '인슐린 수용체'에까지 연결시켜 주는 형태이다. 그렇게 되면 간장이나 근육세포 표면에는 인슐린의 존재를 인식하여 포도당의 세포 내 유입을 조절하는 인슐린 수용체를 도와 포도당의 세포 내 유입을 원활하게 만들어 운반능력을 15~20배까지 늘려준다.

이 외에도 총 콜레스테롤 양에는 변화가 없지만 상대적으로 나쁜 콜레스테롤을 줄여주고 중성지방의 수치도 저하시켜줍니다. GTF는 저혈당증을 해소해주며 비정상적인 고혈당이나 저혈당을 정상으로 치료해주는 데 도움이 되는 그야말로 팔방미인의 미네랄이라 할 수 있습니다.

크로뮴의 부족을 부채질하는 요인으로는 정제당을 꼽을 수 있습니다. 실제로 단당류 함유 음식, 콜라, 초콜릿 등을 섭취하게 되면 크로뮴의 손실이 300%까지 증대되는데, 이렇게 식품 중에 설탕농도가 높을수록 크로뮴의 함량이 부족해지고 손실을 부채질하게 됩니다. 그 외에도 대기오염, 정신적·육체적 스트레스, 방사선, 호르몬 밸런스의 변

식품의 크로뮴 함유량(100g 당, 단위: mcg)

양조효모	112	피망	19	오렌지	5	송아지 간	55
사과	14	블루베리	5	통밀빵	42	버터	13
녹색콩	4	밀기울	38	바나나	10	캐비지	4
호밀빵	30	시금치	10	감자	24	당근	9
밀씨눈	23	흰강낭콩(말린 것)	8				

자료출처: U.S.D.A., Nutritie Value of America Foods in Common Units, Agriculture Handbook, No. 456.

화, 나이, 철분 과잉섭취 등에 의해 손실될 수 있습니다.

크로뮴의 영양권장량은 없지만 식사를 통해 하루 최소한 200 mcg 이 필요하며 당뇨병(인슐린 저항성)의 경우 400~600mcg 정도가 매일 필요할 것으로 추정하고 있습니다. 크로뮴의 최대 공급원은 양조효모 를 들 수 있는데 양조효모 1온스에 168mcg의 함량을 나타내며 그 외 포유동물의 간 및 신장조직에 많은 양이 들어 있습니다. 통곡식의 호분 층, 배아층에 상당량 함유되어 있지만 정제된 곡물(흰쌀, 흰밀가루)에 는 대부분 크로뮴이 소실되어 있으니 섭취에 주의가 필요합니다.

③ 칼슘

칼슘은 몸의 적정한 생화학적 환경을 만드는 데 중요한 역할을 하며 몸 의 구성성분 중 탄소, 수소, 산소에 이어 많은 부분을 차지하고 있습니 다. 대부분 인산칼슘, 탄산칼슘 같은 형태로 뼈, 이를 구성하고 혈액의 정상적인 응고와 비타민 A, C, D의 흡수를 도와주며 유즙 생산에 관여 하여 임산부에게는 꼭 필요합니다.

- 생체 내 항상성 유지 _ 칼슘은 약알칼리성으로 생체 내부를 유지하기 때문에 신체는 호르몬을 분비하고 자율신경의 조절을 통해 미네랄 간의 균형을 유 지할 수 있다. 문제는 정제된 음식과 인스턴트 가공식품을 많이 먹게 됨에 따라 필요한 칼슘과 미네랄의 섭취는 줄어드는데, 육류를 포함한 단백질과 탄산음료 및 설탕 섭취의 증가로 더 많은 칼슘을 소모시키는 데 있다. 칼슘 의 결핍은 관절의 통증, 불면, 근육경련, 우울증 등의 병을 유발할 수 있다.
- 당뇨병과의 관계 _ 아직까지 칼슘이 당뇨병의 개선에 어떤 영향을 미치는지

정확한 기전이 밝혀지지는 않았지만, 칼슘이 충분히 공급되어야 인슐린 분비도 함께 원활해진다는 것은 확인된 바 있다. 고혈당 상태를 개선해 혈당이 조절되면 소변으로 배출되는 칼슘의 양이 감소한다. 또한 칼슘 농도 변화에 따른 인슐린 분비가 정비례하여 췌도의 인슐린 분비에 칼슘이 밀접히 관련이 있음이 추정되고 있다. 칼슘은 전기적인 흥분을 유발하므로 신경전달의 경로를 통해 인슐린 분비의 필요성을 감지하고 경보를 울려준다. 또한 인슐린 자극에 의한 포도당의 세포 내 이동에 마그네슘과 더불어 칼슘은 없어서는 안 될 필요한 인자로 작용하고 있다.

• **정신의 안정** _ 마그네슘과 같이 신경과 정서를 차분하게 해주며 스트레스에 대한 방어력을 증진시켜준다. 천연이완제, 진정제로서의 작용도 한다.

우리 국민들의 하루 칼슘 섭취는 권장량보다 무려 35~40%나 적은 것으로 조사되었습니다. 보건복지부가 보건산업진흥원에 의뢰해 전국 8천여 명을 대상으로 2001년도 한 해 동안 계절별 국민영양실태를 조사한 결과, 1인 1일 평균 칼슘섭취량이 봄여름가을은 450mg였고 겨울철은 500mg였다고 합니다. 이런 결과는 개인의 식생활(육류, 인스턴트 식품, 청량음료 위주의 식단), 면역상태, 스트레스에 의해 달라지며 식

각 식품에 들어 있는 칼슘의 흡수율

식품	흡수율(%)	식품	흡수율(%)
우유 칼슘	50	어류 칼슘	30
달걀껍질 칼슘 (탄산칼슘)	25	조개껍질 칼슘 (황산칼슘)	25
야채 칼슘	17	본밀 칼슘	85~90

출처 : www.gfn.or.kr

품에 따라 칼슘흡수율도 중요하게 작용합니다. 미국의 '영양연감'에 따르면 일반인의 경우 하루 복용량을 1,000mg로 정한 데 비해 당뇨병 환자의 경우 1일 칼슘 적정투여량을 1,000∼1,500mg으로 정하고 있습니다. 하지만 2,000mg 이상의 복용은 신장결석과 연조직의 석회화가 발생할 수 있어 주의해야 합니다.

정상적 섭취를 위해서는 비타민 A, C, D 등이 필요하며 적절한 운동도 도움이 됩니다. 칼슘과 마그네슘은 2:1 비율로 섭취했을 때 가장 흡수율이 좋으며 단백질, 지방, 당이 많은 음식들은 칼슘부족증을 일으킬 수 있으므로 정제된 탄수화물, 탄산음료의 섭취를 줄이도록 합시다. 정제된 탄수화물과 청량음료는 당뇨환자라면 아예 먹지 않는 것이 바람직합니다.

각 식품들의 칼슘 함유량(100g 당, 단위: mg)

다시마	1,093	요구르트	120	건포도	60	체다치즈	750
밀기울	119	대추야자	59	구주콩가루	352	전유	118
꼭지콩	56	덜스	296	익히지 않은 메밀	114	아티초크	51
콜라드잎	250	껍질 벗긴 참깨씨	110	말린 자두	51	케일	249
익은 올리브	106	호박/애호박씨	51	순무잎	246	브로콜리	103
콩 말린 것	50	아몬드	234	잉글리시호두	99	캐비지	49
양조용 이스트	210	코티지치즈	94	콩잎	48	파슬리	203
조리한 콩	73	밀	46	민들레잎	187	호두	73
오렌지	41	브라질호두	186	밀씨눈	72	샐러리	41
미나리	151	땅콩	69	캐쉬넛	38	염소우유	129
일본 된장	68	호밀	38	두부	128	레터스	68
당근	37	말린 무화과	126	말린 살구	67	보리	34
버터밀크	121	순무감람	66	고구마	32	해바라기씨	120
건포도	62	현미	32				

④ 마그네슘

마그네슘은 체내 양이온의 전해질로 세포 내에 주로 존재하는데, 칼륨 다음으로 많이 존재하는 생화학적으로 아주 중요한 성분입니다. 심장 수축력과 전도력, 신경화학적 전달, 골격근의 흥분 등의 일을 하며 정상적인 세포 내 칼슘, 칼륨, 나트륨치를 유지하는 일도 합니다. 앞서 말씀드렸듯이 마그네슘은 칼슘과 여러 면에서 함께 작용합니다. 어느 한쪽이 많으면 다른 한쪽은 상대적으로 부족증상이 나타나 문제를 일으키기 쉬운데, 예를 들면 조직 내에서 칼슘이 침착되어 석회화되는 것은 마그네슘이 막아주는 것처럼, 적절한 비율로 존재해야 예방할 수 있습니다. 또 마그네슘은 효소의 생성작용에 비타민 B_6와도 밀접한 관계를 갖고 있으며 특히 신장결석을 막아주는 데 두 성분이 함께 작용하는 것으로 알려져 있습니다.

- **에너지 생산작용** _ 단백질 형성, 세포복제를 포함한 많은 세포의 기능에 꼭 필요한 존재로 인체 내에 30개 이상의 효소반응에 관여하며 특히 에너지 생산작용에 있어 탁월한 기능을 한다. 마그네슘이 부족하면 세포 내 칼륨도 감소하고, 마그네슘과 칼슘이 함께 부족하면 세포기능이 심각한 지장을 받기도 한다. 심장, 뇌 등 활력이 필요한 장기의 에너지 생성에 관여하는 효소의 활동을 도와주고 부갑상선 호르몬과 칼시토닌을 포함한 여러 호르몬들에 의한 활동으로 적절한 칼슘 대사 조절에 도움을 준다. 그 밖에도 스트레스 등에 의해 혈압의 갑작스런 변화로부터 동맥 내벽에 오는 충격을 막아주며 체액의 전해질 균형을 맞춰준다. 결핍되면 근육의 경련, 우울, 불면, 소화불량, 고혈압, 심장질환, 만성피로 등이 나타날 수 있다.

• **당뇨병과의 관계 _** 당뇨병 환자에서 저마그네슘혈증이 흔히 동반됨이 알려졌는데 당뇨병 환자의 25%에서 저마그네슘혈증이 관찰되는 등 밀접한 관련이 있음을 밝히는 연구도 있다.[8] 뚱뚱하지 않은 노인환자들에게 하루에 400mg의 기초 마그네슘을 보완하는 실험결과는 인슐린 반응과 활동, 포도당 내성, 적혈구 세포막의 유동성이 대단히 향상된다는 것을 보여주기도 했다.[9] 따라서 당뇨병 환자들에게 적정한 마그네슘 섭취는 중요한 치료방법이 될 수 있다.

인슐린 의존형 및 비의존형 당뇨병 모두에서 저마그네슘 혈증이 나타나는 것으로 알려져 있는데, 이는 당뇨병 환자에 있어 대부분 만성적으로 소변을 통해 당을 배출함으로써 이차적으로 소변을 통해 마그네슘 손실이 증

각 식품들의 마그네슘 함유량(100g 당, 단위: mg)

식품	mg	식품	mg	식품	mg	식품	mg
다시마	760	조리한 콩	88	껍질 벗기지 않은 감자	34	밀기울	490
현미	88	게	34	밀씨눈	336	말린 무화과	71
바나나	33	아몬드	270	말린 살구	62	고구마	31
캐슈	267	대추야자	58	블랙베리	30	당밀 조당밀	258
콜라드잎	57	비트	25	양조자용이스트	231	새우	51
브로콜리	24	메밀	229	사탕옥수수	48	꽃양배추	24
브라질호두	225	아보카도	45	당근	23	덜스	220
체다치즈	45	셀러리	22	개암	284	파슬리	41
쇠고기	21	땅콩	175	말린 자두	40	아스파라거스	20
기장	162	해바라기씨	38	닭고기	19	알곡	160
조리된 콩	37	피망	18	피칸	142	보리	37
호박	17	잉글리시호두	131	민들레잎	36	그물멜론	16
호밀	115	마늘	36	가지	16	토푸(tofu)	111
건포도	35	토마토	14	말린 코코넛살	90	생 녹색콩	35
우유	13						

자료출처 : U.S.D.A., Nutritie Value of America Foods in Common Units, Agriculture Handbook, No. 456.

가되기 때문에 나타나는 것이다. 따라서 인슐린 사용으로 마그네슘 배설이 늘어나기 때문에 인슐린을 투여하는 환자나 뇨당이 있을 경우 마그네슘의 소모가 더 늘어나므로 일반적인 필요량 이상을 섭취해야 한다.

마그네슘의 권장량은 성인 남성의 경우 하루 350mg, 성인 여성의 경우에는 300mg인데 당뇨병 환자의 경우는 300~500mg을 섭취하도록 합니다. 섭취할 때 주의할 것은 체세포 내 비타민 B$_6$의 수치가 세포의 마그네슘 함량과 밀접하게 연관되어 있기 때문에 만일 비타민 B$_6$가 없으면 마그네슘은 세포 내에 존재할 수 없다는 것입니다. 그래서 당뇨병 환자들은 마그네슘 섭취를 위해서라도 매일 최소한 50mg의 비타민 B$_6$를 섭취해야 합니다.

현대인들은 대부분 자연식품들을 골고루 섭취하지 않는 대신 많은 양의 가공식품들을 섭취하는데 가공 중에 마그네슘의 상당 부분이 사라져 대부분 현대인들은 마그네슘 영양권장량을 제대로 충족시키지 못하고 있습니다. 마그네슘의 가장 좋은 식품군들은 두부와 콩류, 씨앗류, 견과류, 알곡, 녹색 잎채소들입니다.

⑤ 칼륨(potassium)

칼륨은 양이온으로 나트륨과 더불어 정상적인 삼투압과 산, 염기 균형을 조절하고 신경의 흥분성과 자극, 전기화학적 충격전달, 근육섬유의 수축 등을 조절하여 신장기능에 중요한 역할을 담당합니다. 뇌의 산소 공급 작용도 돕고 영양물질의 세포벽 통과를 조절하며 전해질로 심박동을 일정하게 유지하는 일까지 다양한 일을 합니다. 이런 칼륨은 나트륨과 밀접한 관련을 맺고 있는데 중요 영양학책에서는 대부분 이 둘을 함께 다룹니다. 그 이유는 전해질들이 항상 한 쌍으로 존재하기 때문이죠.

• 고혈압과의 관계 _ 나트륨이나 염소가 칼륨에 비해 과량일 경우나, 나트륨과 염소의 섭취에 비해 칼륨의 섭취가 적게 되면 혈압이 올라간다. 거꾸로 혈압이 높은 사람은 나트륨(소금)의 섭취를 줄이고 칼륨이 풍부한 음식을 충분히 보충하도록 한다. 저칼륨, 고나트륨 섭취는 암과 심혈관계질환의 발병을 막아주며, 나트륨만으로는 고혈압을 호전시킬 수 없고 많은 양의 칼륨 섭취를 병행해야 한다. 연구자들은 건강을 유지하려면 칼륨 대 나트륨 식이

각 식품의 칼륨/나트륨 함유량(100g 당, 단위: mg)

식품	칼륨	나트륨	식품	칼륨	나트륨
아스파라거스(1/2컵)	165	1	아보카도(1/2개)	680	5
날당근(1개)	225	38	옥수수(1/2컵)	136	미량
조리한 리마콩(1/2컵)	581	1	감자(중간크기 1개)	782	6
조리한 시금치(1/2컵)	292	45	날토마토(중간크기 1개)	444	5
사과(중간크기 1개)	182	2	말린살구(1/4컵)	318	9
바나나(중간크기 1개)	440	1	멜론(1/4컵)	341	17
오렌지(중간크기 1개)	263	1	복숭아(중간크기 1개)	308	2
자두(5개)	150	1	딸기(1/2컵)	122	미량
닭고기(100g)	350	54	양고기 다리(100g)	224	49
돼지고기(100g)	219	48			
대구(100g)	345	93	가자미(100g)	498	201
연어(100g)	378	99	다랑어(100g)	22	58

자료출처 : U.S.D.A., Nutritie Value of America Foods in Common Units, Agriculture Handbook, No. 456.

섭취 비율이 5:1 이상을 유지해줄 것을 당부한다.

• **당뇨병과의 관계 _** 칼륨은 혈당을 근육과 간 내의 혈당 저장형태인 글리코겐으로 전환시키는 데 필요하다. 즉, 음식물로부터 흡수한 에너지원인 혈당이 근육과 간에서 소비될 수 있는 형태로 흡수되지 못하는 병이 당뇨병인데, 이런 흡수에 필요한 영양분이 바로 칼륨이다.

일반적인 권장량은 1.9∼5.6g인데 미국의 경우 성인 1일 2,000mg (90mEg/일, NRC, 1989)을 기준으로 합니다.[10] 고혈압 환자나 운동선수의 경우 특히 칼륨 섭취에 신경을 써야하는데, 당뇨병 환자의 경우도 마찬가지여서 규칙적인 운동과 함께 칼륨 섭취를 병행해야 합니다. 최소한 5g의 칼륨 섭취가 좋습니다. 한편, 신장질환을 앓고 있는 사람은 칼륨 흡수량을 제한하고 음식 섭취에 대해서는 담당의사의 권고에 따라야 합니다.

⑥ 아연(zinc)

모든 체세포 안에 있으며 200개가 넘는 효소들의 구성성분입니다. 그래서 아연의 효과는 매우 광범위하고 어떤 무기질보다도 많은 기능을 수행합니다. 갑상선호르몬과 인슐린, 성장호르몬, 성호르몬을 포함한 인체 호르몬들과도 긴밀한 관련을 가집니다. 성인의 몸에는 총 1.4∼2.5g의 아연이 들어 있는데 주로 근육 내에 저장되어 있으며 적혈구와 백혈구 내에도 높게 농축되어 있습니다.

• **면역력 증가 _** 아연은 중요한 미량원소로서 면역력을 증가시키고 감염으로

부터 인체를 보호하는 작용을 한다. 건강한 피부를 유지하고 상처 및 화상의 치유를 돕고 여러 가지 호르몬의 작용과 번식능력을 좋게 하여 전립선 이상에 많이 사용된다. 남성정력제의 한 성분이기도 한 아연은 비타민 A의 흡수율을 높이고 혈중 비타민 E의 농도를 유지시켜 주기도 한다. 아연의 부족은 당뇨병, 전립성비대증, 불임증, 혼수, 탈모증, 비듬, 동맥경화증, 간질, 골다공증 등을 일으킬 수 있다.

• **당뇨병과의 관계 _** RNA(리보핵산), DNA(데옥시리보핵산)의 형성과 단백질 합성에 필요한 미네랄로 인슐린을 만드는 재료가 된다. 아연은 인슐린의 구성성분이기 때문에 부족하면 췌장에서 인슐린을 만들 수가 없다.

　　성인의 아연 1일 권장량은 15mg입니다. 피틴산(phytic acid) 섬유질이 풍부한 음식은 아연의 흡수를 막게 되므로, 이러한 피틴산과 섬유질이 풍부한 현미나 통곡식을 주식으로 섭취할 경우 특히 아연을 많이 함유한 음식을 충분히 섭취해야 합니다. 아연의 영양 공급으로 가장 잘 알려진 것은 굴로, 다른 갑각류들과 생선 등에도 비교적 높은 농도로 들어 있습니다. 알곡과 콩류, 견과류, 씨앗류 등은 아연이 들어 있기는

각 식품의 아연 함유량(100g 당, 단위 : mg)

식품	mg	식품	mg	식품	mg	식품	mg
신선한 굴	148.7	귀리	3.2	순무	1.2	호박씨	7.5
땅콩	3.2	파슬리	0.9	생강뿌리	6.8	리마콩	3.1
감자	0.9	피칸	4.5	아몬드	3.1	마늘	0.6
말린 완두콩	4.2	호두	3.0	당근	0.5	브라질호두	4.2
메밀	2.5	통밀빵	0.5	헤이즐넛	2.4	검은콩	0.4
호밀	3.2	녹색콩	1.6				

자료출처 : U.S.D.A., Nutritie Value of America Foods in Common Units, Agriculture Handbook, No.456.

하지만 피틴산과 결합해서 흡수되지 않은 불용성의 아연이 형성돼 있기 때문에 흡수율이 떨어집니다.

⑦ 바나듐(Vanadium)

바나듐은 당뇨병 치료에 이용되면서 유명해지기 시작했는데, 호르몬과 콜레스테롤, 그리고 혈당대사 기능과 관련된 작용들이 밝혀졌습니다. 성장과 생식에 관여하는 무기질입니다.

• 당뇨병과의 관계 _ 제2형 당뇨병(인슐린 비의존형) 환자들에 대한 3주간의 바나듐 투여 실험에서 혈당수치가 210mg에서 181mg로 떨어졌으며, 제2형 당뇨병 환자들에 대한 바나듐 제제를 보충(매일 100mg씩 4주간)한 결과 혈당조절을 개선시킨 실험결과가 나왔다.[11] 이로 인해 당뇨병 환자들에게 간과 말초의 인슐린 민감성을 향상시킨 것으로 나타났다. 바나듐에 대한 최근의 연구들은 대부분 시험관 아기와 동물의 포도당 대사에 대한 바나듐 역할에 중점을 둔 것인데, 기니피그와 다른 동물들을 대상으로 한 연구결과에서도 역시 바나듐이 포도당의 내성을 향상시킨다는 결과를 얻을 수 있었다.

각 식품의 바나듐 함유량(100g 당, 단위: mg)

메밀	100	옥수수	15	양파	5	파슬리	80
녹색콩	14	통밀	5	콩	70	땅콩기름	11
비트	4	잇꽃유	64	당근	10	사과	3
해바라기씨유	41	캐비지	10	자두	2	귀리	35
마늘	10	상추	2	올리브유	30	토마토	6
해바라기씨	15	무	5				

자료출처: U.S.D.A., Nutritie Value of America Foods in Common Units, Agriculture Handbook, No. 456.

1999년 영국 콜롬비아대학의 연구보고에 의하면, 혈당감소 외에 콜레스테롤과 중성지방의 수치도 함께 내려준다고 한다.

영양권장량은 특별히 정해지지 않았지만 1일 영양필요량을 충족시키는 데 50~100mg 정도의 섭취가 안전하고 충분한 것으로 알려져 있습니다.

⑧ 셀레늄(Selenium)

'기적의 원소' '푸른빛의 마법'이라는 수식어가 따라다니는 셀레늄은 이미 미국 등의 선진국에서 노화방지, 암 예방, 면역기능 활성화 등에 효과가 있다고 해서 서서히 우리나라에 그 이름이 알려지고 있는 실정입니다. 셀레늄 버섯, 셀레늄 우유, 셀레늄 영양제 등이 개발되고 있는 중이기도 합니다.

- **산화방지작용** _ 글루타치온 페록시다제라는 효소의 구성성분이라는 것만으로도 큰 의미를 가진다. 이 효소는 유리기와 산화손상으로부터 몸을 보호하며 효소 내에서 백혈구들의 성장과 유전자 단백질 합성과정을 포함해서 면역계통의 기능을 증대하고 활성화시킨다.

  셀레늄은 그 혼자만으로도 산화방지작용을 하고 심장질환과 뇌졸중을 예방해주는 좋은 콜레스테롤을 늘려주며 혈소판 응집을 억제하는 작용을 한다. 또한 납과 수은, 알루미늄, 카드뮴 같은 중금속들의 흡수를 막아주기도 하며 백내장의 진행을 억제해주기도 한다.

- **당뇨병과의 관계** _ 셀레늄은 당뇨병의 합병증과 관련이 깊다. 합병증은 한마

디로 혈관과 신경을 파괴하고 면역계통을 손상시키는 병인데 셀레늄의 강력한 항산화작용이 합병증을 예방하고 지연시켜주는 역할을 하기 때문이다. 한 보고서에 따르면 셀레늄은 비타민 E보다도 뛰어난 아주 강력한 항산화능력을 갖춘 무적의 무기질이라고 한다.

1978년 세계보건기구(WHO)가 셀레늄을 필수영양소로 인정하고 50~200mcg을 1일 권장량으로 정했습니다. 하지만 섭취권장량의 수치는 지역마다 그리고 여러 상황(흡연, 임신, 질병 유무)에 따라서, 또는 토양의 함량에 따라 다를 수 있습니다. 우리나라의 경우 셀레늄 함량이 적기 때문에 음식으로 섭취할 경우 보다 많은 양이 요구되는데, 아직 우리나라의 경우 건강을 위한 최적의 섭취량은 나와 있지 않은 상황입니다. 당뇨병의 경우 세계보건기구에서 최대로 정한 200mcg에서 합병증이 심한 경우에는 양을 좀더 늘리는 정도를 기준으로 삼고 있습니다.

필요 이상 섭취할 경우 부작용이 나타날 수 있기 때문에 주의해야 하며 비타민 E와 협동하여 항산화작용을 하기 때문에 함께 섭취하는 것이 상승효과를 가져온다는 것도 알아두시면 좋습니다. 생선이나 해산물, 그리고 무, 양파, 배추 등에 많이 들어 있는데, 이런 음식들은 가열하면 항산화성분이 소실되기 때문에 가열하지 말고 생으로 먹는 것이 좋습니다.

⑨ 망간(Manganese)

- **인체의 항상성 유지** _ 혈당조절과 에너지 대사, 갑상선호르몬 기능에 관여하는 여러 효소들 속에서 작용하며 항산화작용을 도와 산화로 인한 인체세포

구성성분의 파괴를 막아준다. 망간은 소장에서 흡수되며 담즙과 소장벽을 통해 배설되는데, 많은 양을 섭취했을 때는 췌장분비액을 통해서도 배설된다. 망간이 결핍되면 피부 발진과 머리색 손상, 고지단백 콜레스테롤 수치 감소를 포함, 신진대사상의 이상들이 나타난다.

• **당뇨병과의 관계** _ 포도당 대사에 관여하는 핵심적인 효소를 도와주는 중요한 역할을 하는 무기질이다. 기니피그를 통한 동물실험에서는, 망간 결핍으로 인해 당뇨병이 발생하고 췌장에 이상이 있거나 아예 췌장이 없는 새끼들이 빈번하게 태어나기도 했다. 당뇨병 환자들을 조사해보면 일반적으로 망간 축적량이 정상적인 사람들의 반밖에 안 되는 것으로 나타났다.

　망간은 견과류, 콩류, 종자류, 정제되지 않은 곡식, 녹황색 채소 등에 많이 함유돼 있으며, 구체적인 권장량은 없지만 대부분 하루 2~5mg의 망간이 필요하며 당뇨병 환자의 경우 매일 5~15mg가 필요합니다.

5) 비타민

비타민은 라틴어로 'vita(생명)'와 'amin(질소를 함유한 복합체)'을 합친 말인데, 신진대사에서 비록 미량이지만 효소의 보인자로 작용하는 필수불가결한 유기물질로, 체내에서 합성되지 않으므로 반드시 외부의 공급(식사 등)을 통해 섭취할 수 있는 성분들을 말합니다.

　비타민은 소량으로 신체기능을 조절한다는 점에서는 호르몬과 비슷하지만, 호르몬은 신체의 내분비기관에서 합성되는 데 반해 비타민은 외부로부터 섭취되어야 한다는 차이점이 있습니다. 다시 말해 체내 합성 여부에 따라서 어떤 동물에게는 비타민이, 또 다른 동물에게는 호르몬이 될 수 있다는 것이죠. 식품의 유기물질인 탄수화물, 지방, 단백질과는 달리 비타민은 에너지를 생성하지 못하여 화학구조나 체내기능에 있어서 매우 다릅니다.

비타민의 체내기능은 대부분 효소나 효소의 역할을 보조하는 조효소의 구성성분이 되어 탄수화물, 지방, 단백질, 무기질의 대사에 참여하는 것입니다. 생물체의 생명현상은 생체조직 내에서 일어나는 수많은 연쇄적 화학반응에 의해 유지되는데, 일련의 촉매인 효소들의 진행을 돕는 비타민은 없어서는 안 될 중요한 영양소입니다. 정상적인 생명활동을 영위할 수 없음은 당연한 것이죠. 비타민은 크게 지용성과 수용성으로 나뉘는데 말 그대로 지용성은 지방이나 지방을 녹이는 유기용매에 녹는 비타민으로, 비타민 A, D, E, F, K, U가 속합니다. 수용성은 그 반대로 비타민 B복합체, C, P 등이 알려져 있습니다. 그럼 좀더 구체적으로 비타민 종류를 간략히 살펴보고 당뇨병과 어떤 관계가 있으며 어떻게 섭취하는 것이 바람직한 것인지 알아보겠습니다.

① 비타민 A

비타민 A는 동물성 식품에만 함유되어 있으며 녹황색 식물성 식품에는 카로티노이드(carotenoids)라고 하는 색소물질이 들어 있습니다. 이들은 모두 신체세포에 의해 비타민 A로 전환될 수 있는 전구체입니다. 색소물질 중 가장 흔하게 식품 중에 존재하는 것이 바로 베타카로틴으로 그 중에서도 녹황색 채소에 많이 들어 있습니다. 당뇨병이나 간장질환 혹은 갑상선기능저하증이 있는 사람은 이러한 변화가 원활하지 못한데 그래서 당뇨병 환자의 경우 비타민 A의 보충이 꼭 필요합니다.

망막에서 발견되는 비타민을 다른 말로 '레티놀'이라고 부릅니다. 피부의 노화를 막아준다고 선전되는 비싼 화장품의 성분 '레티놀'이 바로 비타민 A인 것이죠. 피부의 습도를 유지해주고 피부건강을 유지시켜줍니다. 또한 베타카로틴은 활성산소로부터 우리 몸을 지켜주는 항산화제로 흉선샘 기능을 증강시키고 인터페론의 면역체계 자극활동을 증가시키는 작용을 하는데, 이 인터페론은 바이러스성 감염에 대한 보호에서 중심적인 역할을 하는 강력한 면역력 향상 화합물이기도 합니다.

건강하고 녹황색 야채를 매일 섭취하는 사람은 비타민 A를 따로 보충할 필요가 없지만 크게 다치거나 염증이 생긴 경우, 또는 스트레스를 많이 받는 사람은 비타민 A 소모가 크므로 보충해주는 것이 좋습니다. 또한 앞에서 언급했다시피 당뇨병 환자의 경우도 따로 보충해주도록 합니다. 건강한 성인의 하루 섭취권장량은 420~600IU이지만 지방질 섭취가 부족하거나 산화반응이 많은 생활을 하는 경우 하루 5,000~10,000IU 정도를 섭취하되 20,000IU를 넘지 않도록 합니다. 간과 생선간유, 노른자, 전유, 버터, 치즈 등이 비타민 A 함량이 풍부한 식품들이니 참고하시기 바랍니다.

② 비타민 B군

세포 내에서 에너지를 만드는 공장이 바로 미토콘드리아입니다. 여기서 포도당이라는 원료를 가지고 에너지 물질인 ATP를 만들어내는데 이런 공정을 어려운 말로 TCA사이클이라고 합니다. 바로 이 에너지 대사를 촉매하는 것이 여러 효소이며 이를 도와주는 조효소가 바로 비타민 B군이기 때문에 당, 지질, 단백질과 특히 당뇨병에 있어 직접적 관련이 있습니다. 그럼, 당뇨병 치료에 직접적으로 관여하는 종류를 중심으로 알아보겠습니다.

비타민 B_1(티아민: thiamine)

당뇨병과 직접 관련해서 당질이 에너지로 이용되는 작업에 관여합니다. 다시 말해서, 우리가 섭취하는 음식 중에 당질이 에너지로 변할 때 비타민 B_1이 없다면 효소도 활동할 수 없고 에너지도 생산될 수 없는 것이죠. 또한 그렇게 되면 포도당 중간대사물질들이 혈액과 조직 내에 축적되어 식욕감퇴, 피로, 체중감소, 정신불안 등의 증세가 이어질 수 있습니다. 이것이 바로 당뇨병 합병증과 관련된 중요한 작용기전으로 신경에 대한 문제입니다.

정제되지 않은 곡류에, 특히 현미나 보리, 두류에 많고 건조효모는 좋은 공급원의 역할을 하며 돼지고기, 닭고기, 쇠고기에도 함량이 높습니다. 대개 증상에 따라 필요량은 하루 10~100mg 정도가 적당합니다.

비타민 B_2(리보플라빈: riboflavin)

포도당이 세포 내 호기적 마이크로솜(microsome)의 전자전달계에 작용하여 포도당으로부터 효율적으로 에너지(ATP)를 생성하는 데 관여하기 때문에 당뇨병 치료에 필요한 비타민입니다. 또 당뇨병에 걸리면 비타민 B_2의 흡수율이 저하되는데, 비타민 B_2의 보충은 당뇨병의 예방과 치료에 도움을 줄 수 있습니다. 성인의 경우 하루 1.0~1.7mg 정도이지만 당뇨병의 경우 섭취량을 늘리도록 합니다.

비타민 B₄(카르니틴: carnitine)

미토콘드리아 내에서 지방이 에너지원으로 사용될 수 있게 도와주는 역할을 하며 간과 혈액에서도 지질대사를 촉진해 혈중 지질농도를 감소시키므로 지방간에도 이롭고, 포도당을 당원으로 전환시키는 인슐린과 같은 작용의 기전으로 당뇨를 개선시킨다는 학설도 있습니다.

비타민 B₆(피리독신: pyridoxine)

아미노산 및 필수지방산 대사를 촉매하는 효소반응을 하는데, 특히 당원(글리코겐)을 연료로 사용하게 하는 촉매반응을 이끌어 당질대사를 촉진합니다. 또 육류에는 트립토판이라는 아미노산이 많이 함유되어 있어서 이때 비타민 B₆가 부족하면 완전대사가 되지 못하고 크산투레산이라는 중간대사물질이 생기게 됩니다. 이 물질이 바로 인슐린의 활성을 억제하고 동물실험에서는 췌장의 베타세포를 파괴한다는 보고가 있습니다. 때문에 당질대사나 육식의 측면에서 당뇨병 치료와 예방에 도움을 주는 비타민이며 또 당뇨병 합병증 중 하나인 말초신경증에 유용한 것으로 알려져 있습니다.

성인 1일 최저필요량은 2mg이며 효모, 바나나, 아보카도, 소맥배아, 콩, 양배추, 우유, 녹색채소, 당근, 땅콩, 간, 달걀노른자, 호두 등에 많이 있습니다.

비타민 B₉(엽산: follic acid)

심혈관질환에 많은 영향을 끼치는 호모시스테인은 콜레스테롤 못지않게 중요한 인자로 알려져 있는데, 특히 당뇨병 환자를 대상으로 실시한 연구에 의하면 이 호모시스테인 농도가 중요한 변수로 작용할 수 있다고 합니다. 이런 호모시스테인의 농도를 낮춰주는 것으로 엽산 비타민 B_9과 B_6, B_{12}가 있습니다. 엽산 보충이 내피 세포성 산화질소 합성효소의 비결합과 관련된 심혈관 손상으로부터 제2형 당뇨병 환자들을 보호하는 데 도움을 줄 수 있습니다.

엽산의 함량이 많은 것들로는 진한 녹색채소, 브로콜리, 감자, 시금치, 상추, 영양효모, 소맥배아, 버섯, 견과류, 땅콩, 간 등이 있습니다.

바이오틴(biotin)

포도당 이용과 에너지 대사에서의 지방산 분리와 이용, 아미노산 대사에서의 아미노기의 제거와 세포성장, 복제에 관여합니다. 바이오틴을 보완, 섭취하면 인슐린 감응성이 향상되어 포도당 효소의 활동을 증가시킵니다. 포도당 효소는 간에 의한 포도당 이용의 첫 단계를 책임지는 효소로 당뇨병 환자들의 포도당 농도는 매우 낮기 때문에 바이오틴을 음식으로 섭취하여 보완하면 당대사가 좋아집니다. 한 연구는 제1형

각 식품의 바이오틴 함유량(100g 당, 단위: mcg)

양조용 이스트	200	땅콩버터	39	까서 말린 완두콩	18
송아지간	96	호두	37	아몬드	18
콩가루	70	구운 땅콩	34	꽃양배추	17
콩	61	보리	31	버섯	16
쌀겨	60	피칸	27	통밀곡류	16
쌀눈	58	오트밀	24	렌즈콩	13
왕겨	57	검정콩	21	현미	12

자료출처: U.S.D.A., Nutritie Value of America Foods in Common Units, Agriculture Handbook, No. 456.

당뇨병 환자들에게 매일 16mg의 바이오틴을 보완함으로써 혈당수치가 상당히 저하되었고, 제2형 당뇨병 환자들을 대상으로 한 실험에서는 매일 9mg의 바이오틴으로 이와 유사한 효과가 나타난 것으로 조사됐습니다.

바이오틴의 가장 좋은 공급식품은 치즈와 콩이며 그 외에도 꽃양배추, 버섯, 견과류, 땅콩, 통밀 등이 있습니다. 권장량은 하루 100~200mcg가 적당하지만 당뇨병과 당뇨성 신경증 치료에는 하루 9~16mcg 정도가 좋습니다.

이노시톨(inositol)

당뇨병으로 인한 신경질환인 당뇨성 신경병에 대해 효과를 발휘하는데, 당뇨병 합병증 중 하나인 신경기능 감소의 대부분은 신경세포로부터 이노시톨이 손실되기 때문입니다. 그래서 이노시톨의 보완은 당뇨병 환자들의 신경전도 속도를 향상시킬 수 있으므로 보조적인 치료로 사용될 수 있습니다.

③ 비타민 C

요즘 항산화작용과 항스트레스 작용으로 각광받고 있는 비타민 C는 세균에 대한 저항력과 비타민 E의 재생을 돕는 등 다방면에서 그 섭취가 요구되는 비타민입니다. 당뇨병에서 활성산소가 늘어나는 이유 중, 비타민 C의 구조가 포도당과 극히 유사해서 소변으로 많이 배출돼 항상 비타민 C가 모자라는 상태를 일으키게 되며, 이로 인해 활성산소 제거능력이 떨어지는 것도 하나의 원인으로 보고 있습니다. 이런 점에서

비타민 C가 풍부한 식품

야채	1순위	열무, 풋고추, 고추잎(100g 당 90~200mg)
	2순위	양배추, 부추, 고구마, 감자, 양파
과일	1순위	딸기(100g 당 80~200g)
	2순위	오렌지, 귤, 키위(귤 1개나 오렌지주스 100cc 당 15~35mg)
	3순위	사과, 레몬

항산화작용이 있는 비타민 C는 당뇨병 환자에게 매우 중요한 영양소로 합병증을 예방해줍니다. 또 포도당의 항상성을 유지하는 데 도움을 주며 단백질의 당화로 인해 생기는 합병증도 감소시켜주기 때문에 비타민 C는 합병증의 진행을 막아주는 데 효과를 주는 영양소 중 하나입니다.

비타민 C 복용량은 학자마다 크게 차이가 나지만 하루 섭취권장량은 50~60mg 정도로 잡는 경우가 많습니다. 하지만 당뇨병 혹은 몸에 산화손상이 진행되는 질병이나 이와 비슷한 상태에 있는 경우라면 1,000~2,000mg 정도는 복용하는 것이 좋습니다.

6) 식이섬유: 제6영양소

최근 연구에 의하면 지금까지 알려진 5대 영양소 외에 '제6, 7의 영양소'가 주목을 끌고 있습니다. 그것이 바로 식이섬유와 파이토케미컬(phytochemical)입니다. 왜냐하면 에너지원이 되는 탄수화물, 단백질, 지방의 공급이 부족했던 예전과는 달리 현재는 굶어서 문제가 생긴다기보다는 편식에 의한 문제가 두드러지기 때문입니다. 즉, 에너지원이 잘 연소되게 해주는 부차적인 영양소와, 쓰고 남은 찌꺼기와 필요 없

는 쓰레기들을 잘 청소해주는 영양소가 부족하다는 것이죠. 사회학적
으로 예전에는 먹고살기도 바빴지만 요즘은 주 5일 근무다 해서 여가
시간과 취미활동이 중요해지는 세태와 비교하면 억지일까요?

식이섬유라는 말의 정의도 시대가 변하면서 많이 바뀌었습니다. 초

식품별 식이섬유 함유량

식품명	용량(g)	눈대중	식이섬유(%)	섭취량(g)
식빵	69	8장	2.55	1.53
호밀빵	70	8장	5.21	3.65
마카로니	50	1인분	2.72	1.36
현미	70	1사발	2.92	2.04
7분도미	70	1사발	1.73	1.21
백미	70	1사발	0.72	0.50
곤약	130	0.5개	1.67	0.72
고구마	60	중 1개	2.32	1.39
토란	70	2개	2.20	1.54
감자	100	중 1개	1.35	1.35
참깨	8	1큰수저	11.58	0.93
가지콩	95	1컵	5.44	10.88
강낭콩	20	3큰수저	19.76	4.00
청국장	40	1컵	9.60	3.84
전갱이	70	중 1/2	1.34	0.94
연어	60	1토막	0.30	0.18
말린새우	15	한웅큼	3.89	0.58
돼지고기	80	1조각	0.14	0.11
아스파라거스	80	4~5개	1.68	1.34
꼬투리강낭콩	60	10개	2.36	1.41
호박	100	1토막	2.99	2.99
양배추	100	2매	1.42	1.42
해파리	5	2~3매	74.16	3.71

기에는 사람의 소장 내 소화효소에 의해 소화될 수 없는 식물성 다당류
와 리그닌이라는 것이었습니다. 최근에는, 생물공학적 방법에 의해 생
산되는 저분자량의 수용성 식이섬유질이 식품제조에 사용되는 등 사
용법도 바뀌었죠. 식이섬유는 에너지를 거의 공급하지 못하고 체내 구
성성분이 되지도 못하지만 우리 몸에서 중요하고 다양한 기능을 수행

식품명	용량(g)	눈대중	식이섬유(%)	섭취량(g)
한천	2	1/2 작은수저	81.29	1.63
오이	80	1개	0.85	0.68
우엉	50	10cm	3.58	1.79
무	100	대 2개	1.34	1.34
무말랭이	20	한웅큼	17.89	3.58
양파	70	중 1/2	1.50	1.05
토마토	150	중 1개	0.79	1.19
당근	55	중 1/3개	2.55	1.28
파	30	20cm	1.89	0.57
샐러드	40	3매	1.14	0.46
옥수수	100	1/2개	2.01	2.01
가지	80	중 2개	1.66	1.33
시금치	70	3~4개	2.50	1.75
교자	40	5~8.91	3.56	
배추	160	2~3잎	1.09	1.74
딸기	150	7~8개	1.52	2.28
사과	160	중 1개	1.63	1.83
바나나	100	1개	1.48	1.48
다시마	10	15cm	25.58	2.86
청각채	44	1종기	54.94	24.17
미역	7	한웅큼	37.9	2.66
흰나무버섯	50	한묶음	1.80	0.90
건조표고	10	1개	43.41	4.34

출처 : U.S.D.A., Nutritie Value of America Foods in Common Units, Agriculture Handbook, No. 456.

하고 있습니다.

- **변비 예방** _ 식이섬유의 효용 중에서도 효과가 가장 빠른 것으로, 변비를 예방하기 위해서는 양상추, 당근, 오이, 브로콜리, 양배추 등 주로 샐러드에 많이 들어가는 잎이 많은 채소류를 고르는 것이 섬유질 섭취의 요령이다. 따라서 입 안에 질겅질겅 씹히는 종류의 채소를 고르고 충분한 수분섭취는 필수이다. 변비는 혈액을 탁하게 하고 건강을 오염시키는 오염원으로 작용하기 때문에 변비 예방은 대장을 건강하게 할 뿐 아니라 몸 전체의 건강을 지켜주는 것이다.

- **혈당 안정** _ 위장관 내에서 포도당의 흡수를 지연시켜 당뇨병 환자의 혈당을 내리는 데 도움을 주며 콜레스테롤과 담즙산을 흡착하는 작용에 의해 체내 콜레스테롤을 장벽에서 흡수시키지 않고 체외로 배설하게 해 고지혈증 환자에게도 도움이 된다.

- **정장효과** _ 대장에는 1g 중 10억 개 이상의 미생물이 존재하여 대장 전체로는 약 100종류도 넘는 미생물이 존재한다. 식이섬유는 대장 내 미생물에 영향을 미치는데 비피더스균과 같은 좋은 균의 활동을 돕고 웰치균 등의 나쁜 균을 감소시켜 변을 좋게 하고 신체 면역력을 높여준다.

- **해독효과** _ 대변이 대장에 오래 머물게 되면 여러 가지 발암물질이나 독성물질이 대장점막과 접촉하는 시간이 길어지게 돼 대장점막을 자극한다. 충분한 섬유질과 수분을 섭취하면 발암물질과 독성물질의 농도를 희석하고 이들이 대장점막과 접촉하는 시간도 줄여준다.

우리나라 사람들은 섬유질을 얼마나 잘 섭취하고 있을까요? 국민건강영양조사에 의하면 한국인의 식이섬유질 섭취량은 일반적으로 우리가 생각하고 있는 것보다 훨씬 적다고 합니다. 현재 하루 권장 식이섬유질은 20~25g 정도이며 당뇨병 환자의 경우 반드시 섭취량을 늘려야 하는 식품입니다.

7) 파이토케미컬(phytochemical): 제7영양소

파이토케미컬은 식물이 곤충이나 미생물로부터 자신을 보호하기 위해 분비하는 보호용 물질로, 광선이나 산소 노출에 의한 산화를 막아주는 중요한 역할을 합니다. 25만 종류 이상의 식물 중 약 1%만이 알려져 있으며 색과 향기를 가지는 경우가 많은데, 어떤 것은 식물의 에너지 생산과정의 구성요소로서 식물 호르몬으로 작용하기도 합니다. 색소로 작용하는 2천여 종 이상의 파이토케미컬이 알려져 있는데, 이 중 약 6백여 종이 카로티노이드(carotinoid)이고 나머지는 옥수수의 노란 알맹이 색소인 제아잔틴, 적색 포도껍질 색소인 안토시아닌, 토마토나 딸기의 붉은 색소인 라이코펜 등의 강력한 항산화작용을 하는 물질로 알려져 있습니다. 비타민과 무기질이 많은 과일이나 말린 콩류에도 많이 들어 있고 이 외에 샐러리, 녹차, 마늘 등과 같이 영양소의 함량이 비교적 적은 식품에도 많은 양의 파이토케미컬이 있답니다. 이처럼 파이토케미컬의 활성에 대한 연구는 이제 막 시작되는 단계에 있으므로 앞으로 매우 흥미로운 결과들이 나타날 것으로 기대합니다.

① 카로티노이드(carotinoid)

식물체는 광합성을 해서 살아가는데 이런 광합성에 관여하는 카로틴,

크산토필 같은 카로티노이드계 색소가 함께 들어 있습니다. 카로티노이드는 물보다 지방에 잘 녹으며 자연계에는 6백여 가지나 존재하여 그 다양한 색소를 자랑합니다. 지구상의 식물들이 연간 생산하는 카로티노이드 총량은 약 1억 톤이나 된다 하니 천혜의 보약이라고 할 수 있겠죠. 비타민 A를 만드는 원료이자 세포독성과 노화촉진의 주원인인 유해 활성산소를 저지하는 우리 몸의 파수꾼인 셈입니다.

이런 유해한 활성산소의 제거는 역시 당뇨병의 치료에도 필수적인데 이는 활성산소의 세포독성이 당뇨병의 한 원인으로 작용하며 합병증이 발생하는 과정에서 중요한 작용을 하기 때문입니다.

카로티노이드는 천연식품이나 천연식품에서 직접 추출한 제품을 섭취해야 효과가 있으며, 화학적으로 100% 인공 합성한 비타민제품은 흡수율이 낮아 먹어봐야 효과가 그리 크지 않다고 알려져 있습니다. 또한 녹황색채소라고 해서 색소가 옅게 배어 있는 배추, 양배추, 양파, 오이, 무, 콩나물 등은 엄밀히 말하면 담색채소로, 건강을 위해 매일 오이와 양배추만을 먹는다면 유익한 기능은 절반 이하밖에 얻지 못한다는 사실 꼭 기억하시기 바랍니다.

• 루테인 _ 카로티노이드 가운데 크산토필류 중에서도 가장 다량으로 존재하는 색소로 심장마비와 발작을 일으키는 가장 큰 원인인 동맥경화를 예방하고, 40세 이상 성인의 시력저하 요인 중 하나인 눈 망막의 황반부가 손상되는 황반부변성증(AMD)을 예방하는 것으로 알려져 있다. 또한 특히 젊은 사람들에게 장암조절 효과가 높은 것으로 나타나 생화학적 효과도 함께 가지고 있다.

- 베타카로틴 _ 베타카로틴은 자연계에 존재하며 식물에 널리 분포하는 황색, 적색색소이다. 비타민 A의 전구체로 활성은 물론 동물의 번식향상에 효과가 있고, 암세포 파괴와 종양 괴사인자의 산출, 발암물질의 생성억제에도 효과가 있다.

주의할 것은 알려진 것과는 달리 암을 억제하는 효과가 없으며 오히려 발암 위험을 증가시킬 수 있다는 연구결과가 나오고 있는 것이다.[12] 그러나 음식물을 통해 섭취하는 것으로는 그런 작용을 하지 않는 것으로 나타나, 반드시 음식을 통해서만 베타카로틴을 섭취할 것을 말해주고 있다.[13]

공급원으로는 녹황색야채(당근, 시금치, 호박, 열무, 쑥, 치커리, 김, 쑥갓, 양배추, 토마토, 미나리, 양파, 근대, 브로콜리), 과일(감, 망고, 오렌지, 살구, 복숭아, 자두, 귤, 매실) 등이 있다.

- 리코펜(lycopene) _ 토마토 특유의 붉은색을 띠는 색소물질로 과일과 채소에 붉은색, 오렌지색 또는 노란색을 부여하며 카로틴의 원료가 된다. 재미있는 것은 조리된 토마토소스에 존재하는 리코펜이 조리되지 않은 생토마토의 리코펜보다 더 효과가 좋다는 점이다. 아마도 조리과정에서 토마토의 세포 벽이 파괴되어 많은 양의 리코펜이 유출될 수 있기 때문인 것으로 추정되고 있다. 따라서 토마토는 굽거나 찌는 등의 조리과정을 거쳐야 오히려 영양성 분이 농축된다는 이야기다. 이 외에 열대과일인 구아바 그리고 수박의 붉은 색소에 리코펜이 함유되어 있다.

베타카로틴에 비해 산소이온 포획능력이 2배 정도 높기 때문에 유방암 및 전립선암과 같은 상피조직의 암과 관상동맥질환을 경감시킬 수 있으며 저밀도 지단백의 양을 감소시켜 심장질환 위험을 감소시킬 수 있다는 연구도 보고되었다.

② 폴리페놀류

생체 내에서 활성산소에 노출돼 손상되는 DNA의 보호나 세포구성 단백질 및 효소를 보호하는 항산화능력이 커서 질병에 대한 위험도를 낮추고 결국 우리의 주 관심사인 당뇨병의 합병증을 비롯한 여러 가지 손상을 막아주는 역할을 한다고 알려져 있습니다. 이 외에도 주름살이 생기고 뼈가 가늘어지며 근육이 약해지는 등의 노화현상을 늦춰주는 효과가 있고, 항산화능력은 비타민 C, E보다 높아 위력을 자랑합니다.

- 플라보노이드(flavonoid) _ 식물에서 노란색과 초록의 엽록소 다음으로 많은데, 이 색깔은 자외선으로부터 식물을 보호하고 항산화 역할 그리고 빛을 차단해주는 기능을 가지고 있다. 또한 식물의 성장호르몬과 성장촉진의 광감각과 에너지 전이에 관여하기도 한다. 즉, 모세혈관 투과억제, 항알레르기, 혈압강하, 간세포 보호 등의 기능에, 최근에는 항바이러스, 혈당강하, 항암작용까지 각종 질병의 치료에 식이요법으로 등장하고 있다. 건조된 녹차잎의 경우 플라보노이드가 녹차잎 무게의 30% 정도 함유되어 있으며 과일(사과, 레몬, 오렌지), 야채(토마토, 양배추, 감자, 양파), 음료(차, 포도주) 등에도 들어 있다.

- 케르세틴(quercetine) _ 케르세틴의 가장 주목할 기능은 췌장의 베타세포들을 유리기 손상으로부터 보호하며 혈소판 응집도 억제해준다는 것이다. 당뇨병에 걸린 동물들의 수정체 내 소르비톨 축적을 크게 감소시킬 수 있기 때문에 백내장 발병을 효과적으로 지연시켜주고 인슐린 분비를 향상시키는 능력도 갖고 있기 때문에 당뇨병에 있어 아주 중요한 영양소이다. 이뿐 아니라 당뇨병 합병증(당뇨성 백내장, 신경병, 망막증) 발병에 깊이 관여하는 소

각 식품의 플라보노이드 함유량(100g 당, 단위: mg)

구분	식품	4-옥소플라보노이드	안토시아닌	카테친	바이플라빈
과일류	포도	50			
	포도주스	20			
	발렌시아오렌지	50~100			
	오렌지주스	20~40			
	사과	3~16	1~2	20~75	50~90
	살구	10~18	25		
	배	1~5	5~20	1~3	
	복숭아	1~12	10~20	90~120	
	토마토	85~130			
	블루베리	130~250	10~20		
	신 체리	45	25		
	달콤한 체리	6~7	15		
	덩굴월귤	5	600~200	20	100
	월귤나무	100	25	100~150	
	검은 건포도	20~400	130~400	15	50
	건포도주스	75~100			
	붉은색 포도	65~140	5~30	50	
	노란 자두	2~10			
	블루색 자두	10~25	200		
	검은 라즈베리	300~400			
	붉은 라즈베리	30~35			
	딸기	20~100	15~35	30~40	
	산사나무 딸기	200~800			
채소류	붉은 캐비지	25			
	양파	100~2,000	0~25		
	파슬리	1400			
	장군풀	200			
	말린콩	10~1,000			
	세이지	1,000~1,500			
	차	5~50	10~500	100~200	
	적포도주	2~4	50~120	100~150	100~250

*4-옥소플라보노이드: 플라비논과 플라본, 플라바놀(케르세틴을 포함)을 모두 합한 것.

*키테친 속에는 프로안티시아닌이 포함된다.

자료: J. Kuhnau, The Flavonoids: A Class of Semi-essential Food Components: Their role in Human Nutrition.
World Review of nutrition and Diet, 24, 117~191.

르비톨을 직접 차단하고 당뇨병 환자들의 혈행을 많이 향상시키기도 한다.

케르세틴은 양파, 홍차, 적포도주에 많이 들어 있다. 사과에 들어 있는 케르세틴은 또한 건강에 해로운 환경오염물질과 흡연해독으로부터 폐를 보호하는 데 중요한 역할을 한다.

③ 안토시아닌

안토시안은 식물의 꽃, 과실, 잎 등에 들어 있는 수용성 색소로 화청소(花青素)라고도 합니다. 꽃, 과실, 줄기, 잎, 뿌리 등에 함유되어 있는데 적색, 청색, 보라색 꽃이나 봄의 새눈, 가을의 단풍 등은 바로 이 색소 때문입니다. 이러한 색소는 채소, 과실, 붉은 포도주, 잼 등의 여러 가지 생선식품 및 가공식품 중에 함유되어 있고 노화억제작용, 항균작용, 돌연변이성 억제작용, 콜레스테롤 저하작용, 시력개선 효과, 혈관보호기능, 항궤양기능, 항산화기능 등 다양한 여러 가지 작용을 하고 있습니다.

한편 최근에는 소염, 살균작용 역시 탁월해서 위에 부작용을 일으키지 않을뿐더러 아스피린보다 10배나 강한 소염작용을 가진다고 밝혀지기도 했고, 망막에서 빛을 감지하여 뇌로 전달해주는 로돕신 색소의 생성을 도와 눈의 피로를 완화시키는 데 도움을 준다고 합니다.

④ 식물성 에스트로겐

식물에 함유되어 있는 에스트로겐 성분으로는 이소플라본, 리그난 등이 있습니다. 식품 중의 에스트로겐성 물질의 위해성과 유익성에 대해서는 많은 논란이 있지만, 폐경기 증상의 완화, 골다공증, 암, 심장질환 등의 예방에 중요한 역할을 하고 특히 알츠하이머 질환을 예방하는 데 도움을 줄 수 있다는 연구결과가 나왔으며 동맥경화, 항산화효과, 혈당강하효과 등 성인병 예방효과도 널리 알려져 있습니다.

미국 신시내티의과대학 소아병원의 케네스 첼 박사는 콩은 호르몬 관련 질병을 예방하는 식품성 에스트로겐을 풍부하게 제공해서 유아기에 콩 관련 제품을 섭취하면 성인이 됐을 때 유방암 등 호르몬 의존성 질병에 효과가 있다고 발표했습니다.

해바라기씨, 참깨와 견과류 중에서는 땅콩에 가장 풍부하고, 딸기류와 호박, 브로콜리, 마늘, 당근 등에도 함량이 높은 것으로 나타났습니다. 한국의 전통식품인 두부, 콩나물, 된장, 간장, 청국장, 춘장, 메주, 대두, 약콩, 완두콩, 강낭콩에 함유된 이소플라본 등을 조사해보면, 순두부에서의 함량이 가장 높고 청국장과 된장도 상당히 좋은 이소플라본의 공급원으로 나타났습니다.

⑤ 식품과 파이토케미컬

차(tea)

녹차가 가지는 기능의 대부분은 폴리페놀과 플라보노이드 성분에 의한 것으로 이 두 성분은 앞에서 말씀드렸다시피 항산화작용을 하는 것들입니다. 자세히 설명하면 폴리페놀이 가지고 있는 항산화력은 브로콜리, 시금치, 당근, 딸기 등이 가지고 있는 그것과는 비교도 안 될 정도로 높으며, 대개 한 잔의 녹차는 10~40mg의 폴리페놀을 함유하고 있습니다. 녹차의 카테킨이라는 성분이 세포를 보호하고 손상된 조직을 복구하는 항산화제 역할을 하며 암세포 증식을 억제하거나 죽이는

효과를 나타냅니다.[14]

항산화능력은 차를 얼마 동안 우려내느냐에 따라 달라집니다. 터프츠대학의 연구원들은 끓는 물 150cc에 홍차와 녹차 티백을 하나씩 넣고 실험했더니 5분 내로 티백에서 항산화 잠재력의 85%가 흘러나왔습니다. 녹차는 전체 콜레스테롤 수치를 낮추는데 특히 나쁜 콜레스테롤(LDL)을 줄여서 동맥경화를 예방해주는 효과를 가지고 있습니다.[15]

미국 캘리포니아대학의 앤드류 워터하우스 박사는 차의 항산화 특성을 연구하는 또 다른 실험에서 차에는 적포도주만큼 항산화제가 많이 들어 있다는 사실을 발견했습니다.

종합해보면 녹차는 항산화효과, 동맥경화 예방 및 혈압강하 효과, 항바이러스·항암효과, 혈전형성 억제, 면역계 활성, 체중감량, 충치예방효과 등의 기능을 가지고 있다고 할 수 있습니다.

포도

독일과 이탈리아에는 포도수확기에 수일간 포도만을 먹는 '포도요법'이라는 건강법이 있고 프랑스에도 '프렌치 패러독스'라고 해서 유명한 '와인건강법'이 존재합니다. 세계 제일의 장수지역으로 알려진 코카서스 지방 사람들은 식탁에 건포도를 쌓아놓고 즐겨 먹는다는 포도건강법도 있습니다. 이렇게 포도건강법이 유명한 것은 모두 '폴리페놀' 덕분입니다. 차와 참깨, 코코아, 사과와 딸기 등 과일에도 폴리페놀이 함유되어 있지만 포도는 과일 중에서도 가장 많은 폴리페놀 함량을 자랑합니다.

자색의 포도껍질에는 폴리페놀의 일종인 안토시아닌이라는 색소가 많이 있습니다. 앞에서 설명했지만 안토시아닌은 강한 활성산소 제거 작용으로 위궤양, 위장장애, 스트레스에 의한 혈행장애에 효과가 좋습니다.

포도씨에 많이 함유된 것은 포도의 떫은맛을 내는 '카테킨'이라는 폴리페놀 성분으로 역시 콜레스테롤을 줄여주는 작용을 하며 동맥경화도 예방하고 강력한 항균효과도 있답니다. 가장 주목해야 할 것은 포도에 함유된 이러한 폴리페놀 전체의 작용으로 뇌혈관장애 계통의 치매에 대한 예방효과가 있다는 것입니다. 폴리페놀의 산화방지작용, 항혈전작용 등은 혈행을 좋게 해서 뇌의 신경세포를 지켜 치매를 예방하고 건강을 유지시켜줍니다.

이런 다양한 효과를 일으키는 폴리페놀은 과육부분에도 포함되어 있지만 특히 껍질과 씨에 많이 들어 있습니다. 포도씨 추출물에 있는 성분들은 비타민 E의 50배, 비타민 C의 20배에 달하는 높은 항산화력을 가지고 있으므로 포도는 씨와 껍질째 섭취하는 것이 폴리페놀을 유효하게 섭취하는 방법입니다.

하루 20mg 정도의 폴리페놀 성분을 섭취하는 것이 좋으며 이것은 약 100g의 포도를 먹으면 충당할 수 있는 양입니다. 일반적으로 포도주스로 따지면 420ml 정도로 2잔을 마시면 됩니다. 시판하는 대부분의 포도주스는 씨가 사용되지 않았지만 그래도 수입하는 일부 포도주스에는 씨도 함께 갈아서 짜낸 것도 있다고 하니 확인해서 포도주스를 선택하면 좋을 것 같습니다. 하지만 당뇨환자의 경우 포도의 당이 혈당을 상승시킬 수 있으므로 혈당이 안정된 상태에 섭취하거나 아니면 껍질과 씨로 만들어진 제품을 사용할 것을 권합니다.

사과

핀란드 국립보건연구원 파울 크넥트 박사팀의 보고에 따르면, 과일 중에서 특히 사과에 들어 있는 플라보노이드가 효과가 높다고 합니다. 또, 플라보노이드가 많이 함유된 과일과 채소를 많이 먹은 사람일수록 평균사망률과 만성질병 발병률이 현저히 낮은 것으로 나타났습니다. 플라보노이드는 여러 종류가 있는데 대부분 이 같은 효과가 있는 것으로 조사됐지만, 특히 사과에 많이 함유되어 있는 케르세틴이 효과가 가장 큰 것으로 밝혀졌습니다. 또한 최소 사과를 하루 1개씩 먹으면 폐기능이 좋아지며 흡연 해독도 일부 차단할 수 있다는 연구결과가 있기도 합니다.

양파

양파에는 케르세틴이라는 성분이 있는데 이것은 기름진 육류에 포함된 포화지방산의 산화를 막는 항산화역할을 하며 혈액점도를 낮춰 피를 맑게 하고 혈중 콜레스테롤량을 줄여줍니다. 코카서스 지방 사람들이 가장 즐기는 식품 또한 양파라는 사실은 항산화작용과 노화방지 효과가 얼마나 뛰어난지 단적으로 보여주는 예입니다. 영국의 과학전문지 '네이처'는 양파를 먹인 정상 쥐와 난소를 제거한 쥐로 실험한 결과, 양파를 먹인 쥐한테서는 골다공증의 특징인 뼈의 강력한 골흡수를 막아주는 효과가 나타났다고 싣고 있습니다. 또 양파의 자극적 향기를 내는 성분의 하나인 알린은 식중독 원인인 살모넬라균이나 대장균을 죽이는 효과까지 가지고 있다고 합니다.

매일 적당히 섭취하는 것이 좋은데 보통 하루 1/3쪽이면 충분합니다. 가능한 날것으로 먹는 것이 영양손실이 적지만 요리에 첨가하는 방법도 그리 나쁘지는 않습니다.

고추

고추의 매운 성분인 캡사이신이 다시 조명을 받고 있습니다. 캡사이신이 암세포에만 특이하게 작용하는 자살세포를 자극하여 암에 대한 방어를 한다는 것이죠. 또 캡사이신은 담배의 발암물질이 DNA에 달라붙어 돌연변이를 유도하는 것을 차단, 폐암을 예방하는 효과가 있는 것으로도 밝혀졌습니다.

브로콜리

존스 홉킨스대학의 한 연구는, 발암물질을 투여한 쥐에게서 68% 종양이 발생했는데, 다시 브로콜리, 양배추, 콜리플라워에 많은 설포라페인(sulforaphane)을 주입하자 단지 26%만 암으로 발전한 것으로 조사됐다고 발표했습니다.[16] 이뿐 아닙니다. 설포라페인 외에도 부르기조차 벅찬 복잡한 이름을 가진 항암물질들이 모두 브로콜리라는 야채에서 새롭게 발견되고 있어서 브로콜리는 현재 항암 야채 중에 최고의 인기스타로 자리매김하고 있습니다.

토마토, 딸기, 바나나, 페퍼로니 등에서 발견된 일부 산(酸)들이 발암물질의 인체합성과정을 차단한다는 것이 최근에 밝혀지기도 했지만, 이 같은 발암감시식물 중 최전선에서 활약하는 것은 마늘입니다. 마늘에는 알리신 성분이 다량 함유되어 있어 암을 일으킬 가능성이 있는 물질은 중화시키고 악성종양의 생성을 초기단계에서 차단합니다.

그리고 이런 마늘 중에서도 한국산 마늘이 항암효과에서 전세계를 통틀어 1위를 차지했다는 것은 뉴스를 통해 여러 차례 보도된 바 있습니다. 그럼에도 불구하고 만약 이 같은 1차 방어선이 뚫리면 2차 방어선을 구축하게 되는 주인공이 바로 브로콜리의 설포라페인, 딸기, 포도, 그리고 다른 여러 식물들에서 발견되는 플라보노이드 등입니다. 이들은 체내 단백질 분자를 활성화시키며 세포 안에 침투해 활동중인 발암물질을 내쫓기도 합니다.

콩

콩에는 단백질, 비타민 B군, 철분 외에도 이소플라본(isoflavone)이라고 하는 식물성 호르몬이 함유되어 있는데, 이는 여성호르몬인 에스트로겐과 유사한 역할을 하는 대체물로 밝혀지면서 많은 실험과 연구가 학계에 보고되고 있습니다. 에스트로겐의 암증식 촉진효과를 막아주고 혈중 콜레스테롤을 떨어뜨려주며 폐경증상과 골손실을 줄여줍니다. 특히 가족 중에 유방암, 자궁암 병력이 있는 환자의 가족은 식물성

각 국가별 콩 섭취량과 암 발생률

국가	콩 섭취량(g/1일)	유방암 비율(%)	전립선암 비율(%)
일본	29.5	6.0	3.5
한국	19.9	2.6	0.5
홍콩	10.3	8.4	2.9
중국	9.3	4.7	미상
미국	미량	22.4	15.7

자료: M. Messina, 1994.

이소플라본 급원식품과 함량 식품 함량(mg/100g)

식품	함량	식품	함량	식품	함량
일본된장	42.55±9.18	납두(낫토)	58.93±7.38	전지 대두분	177.89±12.57
미국두유	9.65±1.76	두유	25.2±1.2	된장	31.52±9.26
분리대두단백	97.43±11.11	간장(국산)	1.0	일본산 콩	118.51±22.16
국산콩	144.99±10.73	미국산콩	128.35±11.66	콩나물	40.71±8.25
템페(인도네시아 대두발효식품)	43.52±8.34			두부	23.61±6.33

이소플라본을 섭취하는 것이 좋습니다. 또한 엔돌핀, 세라토닌 같은 뇌신경전달 호르몬이 상승하고 칼슘흡수율이 높아지므로 골다공증, 비만, 세포막 및 혈관벽 강화, 노화방지를 도와줍니다.

　이소플라본의 농도는 콩제품 중에서는 순두부가 가장 높고, 청국장과 된장도 상당히 좋은 이소플라본의 공급원입니다. 일본의 인기 콩 발효식품인 낫토(natto), 일본된장(miso), 인도네시아 전통 발효식품인 템페(tempeh) 등과 같은 식품에는 100g 당 30~40mg 정도의 풍부한 이소플라본이 함유돼 있습니다. 콩으로 만든 식품은 두유 1컵이나 두부 1/2모가 임상적인 효과를 기대할 수 있는 것으로 나타났으며, 성인 당뇨병이 있는 폐경 여성이 콩 보충제를 복용하면 혈중 콜레스테롤과 혈당치가 개선되어 심장병 위험을 감소시킨다는 연구결과도 나왔습니다. 영국 헐 왕립의료원의 비제이 자야고팔 박사가 미국의 당뇨병 전문지 '당뇨병치료(Diabetes Care)' 인터넷판에 발표한 연구에 따르면, 당뇨병을 앓는 폐경 여성 32명에게 콩 단백질과 콩의 항산화성분인 이소플라본이 함유된 콩 보충제를 주었더니 혈중 총 콜레스테롤은 평균 4%, 나쁜 콜레스테롤인 저밀도 지단백(LDL)이 7% 각각 줄어들었고 공복시 인슐린도 80% 줄어 혈당조절에 도움이 되는 것으로 나타났습니다.[17]

녹즙

녹즙에는 플라보노이드 성분뿐만 아니라 각종 비타민과 미네랄이 풍부해 각종 성인병 등 질병의 예방과 치료에 도움이 되고 있습니다. 예를 들면, 야채 등의 플라보노이드 중 카테킨이라는 성분은 말초혈관에서 당의 이용률을 높여 혈당을 떨어뜨림으로써 당뇨병 치료를 도와주고, 케르세틴·루테인(lutein)·미리세틴 등의 플라보노이드 성분들은 당뇨에 있어 실명의 원인이 되는 백내장 합병증을 예방하며, 특히 신선초나 컴프리에는 비타민 B_{12}를 포함한 각종 비타민과 무기질이 풍부하여 당뇨병으로 오기 쉬운 말초신경장애를 예방해줍니다.

참깨

참깨에는 다른 식품에서는 좀처럼 볼 수 없는 리그난류(lignans)가 여러 종류 존재합니다. 그 중 대표적인 세사민(sesamin)과 세사몰린(sesamolin)은 품종, 종피색, 산치 등에 따라 차이가 있지만, 각각 0.21~0.47%, 0.17~0.33%의 범위 안에서 존재하며 모두 지용성으로 참기름을 짜면 기름 속으로 들어오게 됩니다. 참기름은 불포화지방산의 함량이 높으면서도 다른 기름보다 산화안정성이 높은데, 이것은 참깨를 볶으면 세사몰린이 열분해하여 항산화성이 강한 세사몰(sesamol)이 생성되기 때문입니다. 참깨가 노화를 억제하는 효과가 있다는 것을 확인시킨 연구결과가 있고, 세사민 또한 간장에서의 알코올 분해를 촉진시키는 효과에 대한 연구결과도 보고돼 있습니다. 또 암세포 증식을 억제하고 혈청 콜레스테롤의 농도를 낮추는 작용 등도 있다고 합니다.

⑥ 색을 먹읍시다

속속 발표되고 있는 학계 연구결과에 따르면, 과일과 야채 속의 온갖 색소는 암, 심장병은 물론, 산화성 손상으로부터 야기되는 질환을 누그러뜨리는 데도 효과가 있다고 합니다. 요컨대 과일이나 야채를 먹어야 하는 이유가 비타민과 섬유질 때문만은 아니라는 뜻으로, 색소의 효능이 이렇게 다양하게 나타난다는 것입니다. 최근 60가지 과일과 야채를 충분히 섭취하면 노화를 막아줄 수 있음이 밝혀졌고, 특히 시금치를 통해 루테인을 섭취하게 되면 시력면에서 탁월한 효능을 보였습니다. 또 대개 음식 색깔이 화려하면 화려할수록 효능이 더 큰 것으로 나타났습니다.

형형색색 아름다운 색을 가진 온갖 과일과 야채로 가득한 식단을 하루 몇 번에 걸쳐서 섭취하는 것은, 비타민·미네랄·섬유질 등 파이토케미컬로 통칭되는 항산화물질의 섭취량을 늘릴 수 있어 건강을 지켜주는 파수꾼을 얻는 셈입니다. 또 이 파수꾼은 당뇨병 치료에도 꼭 필요한 협력자임을 항상 명심해야 하겠습니다.

- **적자주색** _ 적포도, 블루베리, 자두, 체리, 붉은 고추, 가지 등에 풍부한 안토시아닌은 심장질환과 뇌졸중에 탁월한 효과가 있다.
- **빨간색** _ 토마토, 구아바, 수박 등의 붉은 색소에는 리코펜이 많이 들어 있다.
- **노란색** _ 호박, 고구마, 감, 귤, 복숭아, 당근, 살구 등은 베타카로틴의 보고이다.
- **녹색** _ 녹색을 대표하는 식물들은 대부분 야채들로 양배추, 배추, 케일, 근대와 같이 녹색 잎사귀를 지닌 야채들에는 인돌 등이 다량 함유되어 있다.

이들의 항산화효과는 항암작용과 함께, 간효소의 분비를 촉진시켜 간을 건강하게 해준다.

황색을 띤 녹색 야채와 과일로는 옥수수, 아보카도, 완두콩, 키위, 겨자, 시금치 등이 있는데 이들의 색소성분에는 루테인과 제아잔틴이 함유되어 있어 눈을 건강하게 해 백내장과 각종 눈병을 예방할 수 있다.

• **검은색** _ 검은콩, 검은 쌀, 흑임자, 목이버섯, 김 등은 안토시아닌과 베타카로틴이 풍부하다.

• **백색** _ 마늘, 양파 등은 녹색을 미약하게 띠지만 백색에 가깝다. 이런 백색 야채에는 알리신이 다량 함유되어 있는데 자극성이 강한 맛이 특징이다. 최근 보도된 것처럼 강력한 항암작용을 하며 혈중 콜레스테롤의 수치를 내려줘 고혈압과 동맥경화를 예방한다. 또한 세포의 손상을 막아주는 플로보노이드의 함유량도 높아 꾸준히 먹게 되면 성인병 예방과 노화를 방지하는 데 도움을 준다.

⑦ 채식의 문제점

앞에서 우리는 열심히 채식의 장점을 많이 보고, 반대로 육식의 단점을 많이 부각시켰습니다. 그래서 채식과 육식의 비율이 7:1 정도가 적합하다고도 말씀드렸고요. 최근 채식 바람이 불어서 채식만을 권장하는 경우가 많은데, 채식이 좋다고 채식만을 하면 다음과 같은 문제점들이 생길 수 있다는 점은 꼭 기억해두셔야 합니다.

• **단백질 부족** _ 육류의 경우 단백질의 주성분인 20가지 아미노산이 고루 들어 있지만, 채식에서는 일부 아미노산이 결핍(콩의 경우 메티오닌, 쌀이나 밀

의 경우 리신, 옥수수의 경우 트립토판)되어 있기 때문에 특정 아미노산의 부족을 막기 위해서는 다양한 종류의 채소와 곡류를 혼합 섭취해야 하며 그렇지 못하다면 1/8 정도 고기를 통해 보충하도록 한다.

- **비타민 부족** _ 비타민 B_{12}가 대표적인 예인데, 비타민 B_{12}는 동물성식품을 통해서만 섭취가 가능하다. 이 비타민은 태아의 신경발달과 빈혈예방에 중대한 역할을 한다. 비타민 D와 리보플라빈도 채식으로 인해 부족해지기 쉬운 비타민이다.
- **무기질 부족** _ 철분과 아연, 칼슘 등의 무기질은 모두 키와 체중이 자라는 성장기 어린이에게 매우 중요한 성분이며 채식만으로는 결핍되기 쉬운 무기질이다. 철분은 콩, 견과류에 많긴 하지만 이것만으로는 부족할 수 있다.

특히 많은 영양소가 필요한 임신여성 혹은 수유여성, 성장기 어린이와 청소년, 많은 양을 먹을 수 없는 노인에게 있어 채식으로만 짜여진 식단은 주의를 요하게 됩니다.

8) 문제가 되고 있는 식품

① 마가린, 식품인가 플라스틱인가?

보통 식용유는 튀김류, 샐러드유, 경화유, 버터, 쇠기름 등으로 나뉘는데 마가린은 쇼트닝과 함께 경화유에 속합니다. 마가린은 식물성기름에 니켈을 촉매로 수소를 첨가하여 딱딱한 상태로 만든 것으로, 즉 불포화지방산인 식물성기름에 수소를 결합시켜 포화지방산으로 변화시킨 것을 말하는 것이죠. 포화지방산이 꼭 나쁘다고 말하는 것은 아니지만 마가린이 식물성인 불포화지방산이 아니라는 것을 아시라는 당부의 말씀입니다. 즉 무늬만 호랑이라는 것을 아셔야 한다는 것이죠. 그런데 이 무늬만 호랑이를 만드는 과정이 원유로부터 플라스틱을 만드는 과정과 꼭 닮아 이 계통의 전문가는 마가린을 '플라스틱 식품'이라고 부른답니다.

일본에서 흥미로운 실험이 있었습니다. 가게에서 팔고 있는 마가린의 작은 덩어리를 접시에 담아 방 한구석에 놓아두고 관찰을 해봤습니다. 버터라면 벌써 몰려들었을 여러 벌레들이 2년이 지나도록 오지 않은 것은 물론이고 곰팡이도 생기지 않았다고 합니다. 마가린이 과연 식품일까요? 아니면 플라스틱일까요?

② 우유, 그 두 얼굴의 정체

우유만큼 말이 많고 또 그 주장이 상반되는 음식도 드뭅니다. 한편에서는 최고의 완전식품으로 떠받들고 있으며 또 다른 한편에서는 먹어서는 안 될 음식으로 치부하고 있으니 대다수의 전문지식이 없는 사람들은 어떻게 처신해야 하는지 헷갈리기만 합니다. 먼저 우유의 조성성분을 확인해보고 2가지 질문에 따른 내용과 의견을 함께 비교해보도록 하겠습니다. 그리고 우유가 어떤 식품인지는 여러분의 판단에 맡기겠습니다.

질문 1: 우유는 완전식품이다?

히포크라테스는 기원전 400년 인류에 있어 우유의 영양적 가치에 대해 '우유는 거의 완전한 식품'이라고 기술했습니다. 또한 존스 홉킨스대학교 영양학자 맥컬럼 박사는 우유의 영양적 가치를 인정하고 '우유와 유제품을 충분히 먹고 산 민족만이 많은 훌륭한 업적을 성취하고, 체력이 강인하였으며, 유아사망률이 감소하였고, 경제적·예술적·과학적 발달을 이룩하였다'라고 기록하고 있습니다.

우유가 완전에 가까운 식품이라는 말은 우유가 우리의 건강을 유지, 증진하는 데에 필요한 거의 모든 영양소를 우리가 필요한 비율대로,

우유의 화학구조 성분

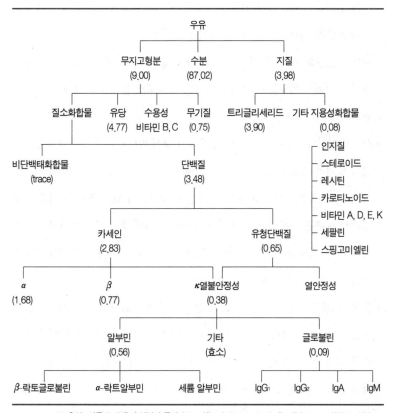

출처: 임종우, 우유의 성분과 특성. http://cowboys.gsnu.ac.kr/knc/bk_smna/97_1_16.hwp

또 소화 이용하기 쉬운 형태로 가지고 있다는 말입니다. 특히 건강증진 효과가 큰 칼슘, 비타민 B_2, 유단백질 등의 영양소가 많은 것은 물론 각 영양소가 균형 있게 들어 있어서 영양과 건강을 보장해주며 어느 한 가지 영양소를 과다하게 섭취하는 것을 방지하고 있습니다.

- **우유단백질** _ 우유단백질은 각 단백질의 생물학적 기능은 물론 위와 장에서 소화되어 우리가 반드시 섭취해야 하는 필수아미노산을 많이 공급해주는 영양적 기능이 높은 성분이며 또 소화율은 97% 이상으로 알려져 있어 다른 식물성 단백질보다 소화능력이 뛰어나다.

- **칼슘이 풍부하다** _ 칼슘의 보고이며 가장 좋은 칼슘 공급식품이다. 칼슘은 제일 먼저 필수영양소로 알려진 영양소이며 우리 몸에서 다섯 번째로 많은 원소이다.

- **장이 좋아진다** _ 우유를 자주 마셔 장내에 젖산 박테리아의 생장이 촉진되며 장의 생리와 건강이 좋아지고 장 내용물이 산성으로 돼 무기질의 흡수는 향상되고, 유해 미생물의 생장은 억제된다. 젖산균이 만든 젖산은 식품을 산성화하여 다른 유해 미생물이 자라지 못하게 하며 젖산 자체가 다른 미생물의 생장을 억제하는 효과가 있다고 알려져 있다. 따라서 젖산 발효식품은 일반식품보다 저장성과 안전성이 뛰어나다.

- **콜레스테롤과는 상관이 없다** _ 현대인이 가장 두려워하는 심장병의 주된 원인은 동맥경화증이다. 이는 콜레스테롤이 혈관벽에 침착되어 일어나며 식품에 의한 콜레스테롤의 섭취가 좋지 않아서 발생한다. 음식은 보통 하루약 0.5g 정도의 콜레스테롤을 공급하나 채식만 하는 사람은 그들 몸이 요구하는 모든 콜레스테롤을 자체적으로 생산한다. 심장병은 혈중 콜레스테롤

우유와 다른 식품의 콜레스테롤 함량비교

식품	100mg 식용단백질 당 콜레스테롤 함량(mg)	식품	100mg 식용단백질 당 콜레스테롤의 함량(mg)
우유, 전지	14	생닭고기	60
탈지유	3	달걀	550
버터	250	달걀노른자	1,500
체다치즈	100	돼지고기	70
아이스크림	25	송아지고기	90
생간	300	양고기	65

출처: 우유의 성분과 특성, 임종우. http://cowboys.gsnu.ac.kr/knc/bk_smna/97_1_16.hwp

함량이 낮은 사람에서도 발생하고 혈중 콜레스테롤 함량이 높은 사람이 오히려 장수하는 예도 있다. 더욱이 하루 1리터의 우유를 섭취해도 기껏 140mg의 콜레스테롤을 섭취할 정도이므로 미국심장병협회의 권장수준인 300mg에도 미치지 않아 우리나라 국민의 우유섭취량(1인당 연간 46kg)을 생각할 때 콜레스테롤 때문에 우유를 걱정할 필요는 없다고 한다.

• 유당분해효소 결핍증은 문제되지 않는다 _ 유당분해효소 결핍증상이란 우유를 수천 년 동안 사용해온 서구인에게서는 거의 나타나지 않지만 유아기를 지나면 거의 우유를 섭취하지 않는 동양인이나 아프리카의 흑인에게서는 작은창자의 상피세포에서 분비되는 유당분해효소가 성장한 후에 후천적으로 퇴화돼 이당류인 젖당을 소화시키지 못하게 되는 것이다. 이것이 장기로 내려가 미생물 분해에 이용되면서 가스가 발생하고 장을 통과하는 시간이 길어져 장기가 커지고 미약한 복통이나 설사를 가져온다. 하지만 일정 기간 우유를 계속해서 먹으면 장내 유당거부현상이 사라지므로 우유를 조금씩 점차적으로 늘려가면 이러한 현상을 막을 수 있다고 한다.

- 우유 알레르기는 극소수에게서만 볼 수 있다 _ 진정한 우유 알레르기란 우유 중에 단백질(락토알부민과 카세인)에 매우 민감한 사람에게만 나타나는 증상을 말한다. 그러나 우유를 열처리하면 이렇게 알레르기를 일으키는 단백질은 어느 정도 변성된다고 증명되었다. 이러한 증상은 보통 장관과 피부에 종종 나타나지만 모든 소화장애와 습진성 피부염이 이 때문에 나타나는 것은 아니므로 이를 잘 이해해야 한다.

질문 2: 우유는 건강을 해친다?

- 우유는 송아지가 먹는 음식이다 _ 우유를 먹고 자란 아이는 성장이 빠르다. 하지만 성장이 빠르다는 것이 좋은 것만은 아니다. 빨리 크면 빨리 늙고, 빨리 죽게 되는 것이다. 소는 5년 크면 성숙하지만 인간은 20년을 자라야 성숙한다. 아래 표를 보면 우유와 모유의 영양소를 비교해봤는데, 얼핏 보면 단백질의 양이 우유에 3배 정도 많고 유당은 우유가 모유의 2/3 정도 수준이고 회분에서 약 3배 정도 차이를 보인다는 것을 알 수 있다. 그러나 과학도 한계가 있기 때문에 어떤 경우에는 자연의 이치를 따지고 들어가서 하나하나 분석해야 더 정확할 수 있다. 그런 의미에서 빨리 크고 빨리 죽고 몸의 크기가 큰 소에서 나오는 영양소가 우리 인간에게 얼마나 적합할지는 장담할

우유와 모유의 영양소 비교

	수분	단백질	지방	유당	회분
모유	87.60	1.20	3.80	7.00	0.21
우유	87.29	3.42	3.66	4.72	0.71
양유	80.87	5.40	8.05	4.78	0.90

출처: 임종우. 우유의 성분과 특성, http://cowboys.gsnu.ac.kr/knc/bk_smna/97_1_16.hwp

수 없다.

- **지금 필요한 영양소는 다르다** _ 예전에는 먹을 것이 없고 귀해서 못 먹어 병이 생겼다. 하지만 지금은 못 먹어서가 아니라 '제대로' 못 먹어서 생기는 병과 '너무 많이' 먹어 생기는 병으로 바뀌고 있다. 그런 의미에서 예전 굶주림의 시대에 있어서는 우유가 아주 좋은 음식으로 작용했지만 현재는 그렇지 않을 수도 있다.

- **우유는 가공식품이다** _ 우유라고 해서 엄마소에서 나오는 것을 바로 먹을 수 있는 것이 아니고 여러 가공을 거친 후에야 우리가 마시는 우유가 된다. 원유 자체에는 우유를 소화시키는 락타아제나 리파아제 같은 소화효소가 있지만 이 효소들은 살균과정을 거치면서 변형된다. 대부분의 우유는 고온 살균되기 때문에 소화효소와 비타민을 비롯한 영양소도 파괴된다. 물론 저온 살균우유는 상대적으로 영양소가 덜 파괴된다. 또한 우유를 균질화하는 과정에서도 문제가 생기게 된다. 우유의 유지방은 방치하면 분리되어 상층에 별도의 크림층을 형성한다. 이를 방지하기 위해 미세한 망을 통과시키는 것과 같은 처리를 해서 지방산을 분쇄하여 지방입자들을 넓게 분포하게 하면, 지방층은 분리되어 층을 형성하지 않고 더욱 고소한 맛을 내게 된다. 이렇게 균질화된 우유는 무균질한 우유보다 지방흡수율이 증가한다. 우유는 이렇게 가공과정을 통해 거대한 지방 보급식품이 되고 있다.

- **유당을 분해하는 효소가 없다** _ 우유에 들어 있는 유당성분을 분해하는 효소를 락타아제라 하는데, 이유기가 되면 활동이 현저하게 떨어져 거의 어른과 같은 수준이 된다. 따라서 이때부터는 우유를 마셔도 우유 속에 들어 있는 유당을 분해할 수 없으므로 분해되지 않은 유당이 소장까지 가게 되어 장을 자극해 설사를 하거나 나쁜 물질이 생겨 몸 상태가 나빠진다. 특히 동양인

의 경우 농경문화를 위주로 생활해왔기 때문에 10명 중 8명은 유아기를 지나고 난 후 우유의 유당을 분해하는 효소가 거의 퇴화하게 된다.

- **알레르기 유발의 원인이 된다** _ 우유단백질은 위장 내에서 효소에 의해 가수분해되어 아미노산으로 변해 흡수되는데, 사람에 따라서는 아미노산으로 되기 전 단계에서 흡수되기도 한다. 그것이 장관을 뚫고 혈액 속으로 들어가버리게 되는데, 특히 장관이 충분하게 발달되지 못한 소아에게는 이것이 종류가 다른 단백질이므로 항원이 되어 거절반응을 일으키게 되니, 이것이 바로 '우유 알레르기'가 되는 것이다. 우유에는 단백질이 많이 있으므로 우유를 다량 섭취함에 따라 히스타민을 비롯한 여러 물질들이 생기고 이것이 혈중으로 바로 흡수됨으로써 몸으로서는 큰 충격을 받는 꼴이 된다. 코막힘, 천식, 아토피, 궤양성 대장염 등을 일으키는 알레르기 체질을 어릴 때 만들어버리는 셈이다.

실제로 모든 주요한 알레르기 연구는 우유와 유제품이 주요한 알레르기 유발식품임을 보여주고 있다. 캐나다 온타리오 알레르기학회의 마일로스 카라즈니 박사에 의하면, 캐나다인의 5~10%가 우유 단백질 알레르기를 갖고 있다고 밝히고, 자신은 종종 환자들에게 시험적으로 일정 기간 우유를 먹지 말라고 한다고 말한다. 그의 환자들은 주로 두통, 콧물, 귀의 감염, 위와 장질환 및 천식환자들인데, 우유를 금했더니 70%가 놀라운 개선효과를 보였다는 것이다.

- **우유는 골다공증 유발식품** _ 우유의 풍부한 칼슘이 절대 골다공증을 예방하는 식품으로 작용하지 못한다는 것은, 전 세계적으로 우유의 소비율이 가장 높은 5개국에서 골다공증 발생률이 높은 것으로 나타남으로써 서서히 밝혀지고 있다.

하버드대에서 1997년 발표한 우유와 골다공증의 관계를 밝힌 12년간의 방대한 연구는, 7만7천여 명을 대상으로 하루 우유를 2잔 이상 마시는 그룹과 일주일에 1잔 이하로 거의 마시지 않는 두 그룹으로 나누어 진행되었다. 그런데 12년 후 뜻밖에도 우유를 많이 마신 그룹에서 골절발생률이 오히려 더 높은 것으로 나타났다. 학자들은 그 이유로 동물성 단백질의 섭취로 인해 칼슘이 많이 소모된 것으로 보고 있다. 동물성 단백질은 다량의 메치오닌을 함유하고 있는데 이것이 황이다. 황은 산성물질이기 때문에 이를 중화하는 과정에서 칼슘이 손실되었다는 것이다. 이것은 1970년대 위스콘신대학의 칼슘과 단백질 섭취관계에 대한 실험으로 입증된 바 있는 것으로 즉, 칼슘의 양을 일정하게 한 상태에서 단백질의 섭취를 늘릴수록 몸 안으로 칼슘이 흡수되기는커녕 오히려 점점 더 빠져나가는 결과를 보인 것이다.

한편 우유를 먹지 않는 북아메리카의 채식주의자들도 골다공증 발생률은 평균치보다 낮다. 아프리카 '반투' 여성들은 우유를 전혀 먹지 않으며 식물성 급원에서 칼슘을 25~450mg을 섭취할 뿐이라고 한다. 이 양은 서양여성들이 섭취하는 양의 절반이다. 반투 여성들은 보통 10명의 아이를 낳고 10개월 동안 모유를 먹이는데 이것은 엄청난 칼슘의 소모를 가져온다. 그럼에도 불구하고 이 종족의 여성들에게 골다공증이 적다는 것은 칼슘 섭취에 못지않게 소모를 줄이는 것도 중요하다는 것을 보여준다.

• **지금의 우유는 다르다** _ 우유는 소가 어떻게 키워지느냐에 따라 그 질이 달라진다. 옛날의 소는 여물을 먹고 자랐고 집을 떠나 밭을 매고 일도 하고 걸어다니기도 하는 등 소중한 가족의 일원으로 자리매김해왔다. 이런 환경에서 자란 소의 우유는 완전식품까지는 아니라 해도 준완전식품쯤에는 속할 수 있었을 것이다. 하지만 지금의 소들은 어떠한가. 좁은 축사에서 제대로

움직이지도 못하며 날마다 스트레스를 받는다. 문제는 이런 스트레스를 측정할 수 없어서 그 영향이 우유에 미치는 정도를 알 수는 없지만, 분명한 것은 그렇게 스트레스를 받은 소에게서 나온 무엇인들 좋을 수 있겠는가 하는 것이다. 또한 이런 스트레스가 면역기능을 저하시키고 더불어 열악한 환경시설은 많은 질병을 만들기 때문에 이를 막고 치료하기 위해 각종 항생제를 듬뿍 먹여줘야 한다. 게다가 더 빨리 자라라고 성장호르몬에 신경안정제까지 주며 공기와 수질오염으로 인한 환경호르몬 등 여러 가지 중금속에서 노출되어 있는 상황이다. 이것들을 늘 먹는 동물들은 체내에 이런 독성물질이 쌓이게 되고 적은 양이라도 매일 먹게 되면 사료에 들어 있는 농도의 수만 배에서 수십만 배까지 축적되게 된다. 그리고 이러한 물질들은 보통 근육보다는 젖에 더 많이 농축된다. 그래서 우유는 달리 생각하면 스트레스 받은 화학제품이기도 하다.

- **우유만 '칼슘'** _ 멸치는 '칼슘의 왕'이라 불릴 만큼 칼슘이 많다. 잔멸치를 갈아 여러 가지 곡식가루에 섞거나 조미료로 자주 이용하는 것도 좋은 방법이다. 이 외에 같은 무게에 비해서 훨씬 많은 칼슘을 지닌 식품은 엄청나게 많다. 푸른잎 채소와 호박, 당근, 우엉 등에도 질 좋은 칼슘이 많으며 특히 다시마의 칼슘은 소화흡수가 아주 잘 된다.

한편 우유를 500cc 마시면 500mg의 칼슘이 몸에 들어가는 것과 동시에 250kcal의 열량이 생긴다. 이 말은 250kcal만큼 칼슘을 풍부하게 갖고 있는

칼슘흡수율

방울양배추	63.8%	겨자잎	57.8%	브로콜리	52.6%
순무잎	51.6%	케일	50%	우유	32%

식품 100g 당 칼슘함량(단위 : mg)

멸치	1,997	치즈	633	분유, 전지분유	880
건새우	2,100	김	410	가오리	593
참깨·검정깨	630~1,332	열무	259	명태	432
고구마줄기	1,200	콩	163	건해삼	1,757
미꾸라지	1,167	우유	118	밴댕이젓	869
건미역	920	민물우렁	1,057	뱅어포	982
건다시마	690	게·반게	4,278	빙어	720

한국식품성분분석표 – 보건복지부 식품의약품안전본부

다른 식품을 먹을 수 없다는 이야기이기도 하다.

● **우유와 당뇨병** _ 우유와 관련이 있다고 보는 것은 인슐린 의존형 당뇨병(제1 형)으로 유전적 요인이 강하게 작용한다. 그러나 유전적으로 위험한 사람이라고 해도 모두 이 병이 발병되는 것은 아니다. 일부 전문가들은 환경적 요인이 유전적 소양이 있는 사람들에 대해서 제1형 당뇨병을 유발시킨다고 보고 있다. 그럼에도 불구하고 일부 증거들은 우유 단백질과 당뇨병과의 관계를 암시하고 있다. 제1형 당뇨병에 대한 동물실험에서는 동물의 출생 초기에 우유를 제외함으로써 이 병의 발생이 현저히 줄었다는 결과를 보고했다. 우유와 당뇨병에 대한 핀란드인의 연구는 1992년 6월, 제1형 당뇨병으로 진단된 환자가 소의 우유에 있는 단백질에 대한 높은 수준의 항체를 보이고 있다고 보고했는데, 정상적인 사람은 이 값이 매우 낮은 것으로 나타났다. 물론 이것으로 우유가 제1형 당뇨병을 만든다고 단언할 수 없지만 하나의 인자로서의 가능성은 보여주고 있는 것이다.

이상, 2가지 얼굴을 가진 우유의 정체에 대해 알아봤습니다. 간추리면 좋은 영양의 공급원이며 특히 풍부한 양질의 단백질이 우유의 장점이고, 단점으로는 예전의 우유와 질이 많이 달라졌다는 것, 즉 오염물질로 작용할 수 있으며 유당을 분해할 능력이 떨어지는 우리에게는 맞지 않는다는 것 등을 꼽을 수 있겠습니다.

어떤 주장이 옳은 것일까요? 좋지 않은 것들이 많이 있고 다른 음식을 통해 보충할 수 있는 것들이라면 굳이 위험한 우유를 택하지 않는 편이 좋지 않을까요? 특히 알레르기가 있는 분, 건강하지 못한 분들이라면 우유를 버리십시오.

③ 계란, 완전한 단백질덩어리로의 탄생

계란은 그 이름만으로도 단백질의 영양학적 가치를 인정받아 완전식품이라는 칭호까지 얻었던 음식입니다. 이런 계란의 영양학적인 면을 살펴보면, 비타민 C를 제외한 13종의 비타민과 철분, 인산 및 미량 무기질이 많이 있고 필수아미노산인 리신, 메티오닌, 트립토판 등을 많이 함유하고 있어 더없이 좋은 음식으로 평가받고 있습니다. 단백질의 경우는 영양학에서 표준단백질로 이용되고 있습니다. 계란을 100이라고 하면 단백질 비교시에 우유 84.5, 생선 76으로 평가됩니다.

계란을 완전식품이라고 주장하는 학자는 노른자에는 콜레스테롤이 많지만 동시에 '레시틴'이란 성분이 콜레스테롤을 분해하기 때문에 계란이 지닌 콜레스테롤은 문제가 되지 않는다고 말하기도 합니다. 이런 계란의 좋은 점들 이면에 식품으로서 부적합한 많은 것들이 인위적으로 끼여 있다는 사실을 알고 계십니까?

오염식품이다

양계장이라고 불리는 닭공장에서 살아가는 닭의 사육과정은 대개 다음과 같습니다. 사료는 대부분 수입되는 것으로 주성분이 정확하게 알려진 바는 없지만 대략 주성분인 단백질에는 어분, 아니면 대두박을 사용한다고 합니다. 그 외에도 사료에는 온순하게 길들이기 위해 신경안정제를 넣고, 계란을 잘 낳게 하기 위해 여성호르몬제를 주사하며, 이도 모자라 죽을 때 죽더라도 살이 쪄 있어야 하기 때문에 성장촉진제를 주입합니다. 이뿐 아닙니다. 각종 항생제를 비롯해 화학물질을 투여하기도 하고 병약하게 키워지는 닭들은 주기적인 예방접종과 항생제를 맞기도 합니다. 햇빛도 보지 못하며 침침한 형광등 밑의 좁은 공간에서 알 낳는 기계와 다를 바 없이 근근이 목숨을 연명하다가 죽어가고 있는 것이 바로 우리 입으로 들어가는 닭공장 닭의 현실입니다.

어분은 사람들이 먹지 않는 잡어나 먹는 부분만 가공하고 남은 찌꺼기를 사용하는데 대부분 오염이 심하고 또 그런 만큼 처리과정에서 상하게 하지 않으려고 방부제를 많이 씁니다. 대두박은 식용유를 짜고 남은 찌꺼기인데 식용유용 원료로 주로 유전자조작 콩이 많이 사용되고 있습니다. 또한 동물성식품은 식물성식품보다 훨씬 더 많은 오염물질을 가지고 있고 더군다나 이런 사료를 먹고 자란 닭고기에 문제가 있다면, 계란에서 더 많은 문제가 있을 수밖에 없습니다. 왜냐하면 영양과 함께 오염물질도 농축되어 젖이나 알에 전달되기 때문입니다.

알레르기 유발물질이다

육류 및 육가공식품(햄, 소시지, 우유, 계란), 기름기가 많은 음식, 특히 설탕이 많이 든 아이스크림, 빵, 과자 등 가공식품이나 인스턴트식품 등은 알레르기에 치명적인 식품으로, 알레르기 질환이 있거나 예민하거나 몸의 면역기능이 혼란한 상태라고 판단되면 되도록 피하는 것이 좋습니다.

계란 속의 나쁜 성분들

계란에서 신진대사 장애물질인 '아비딘(avidin)' '안티트립신(antitrypsin)' 등이 검출되고 있는데 '아비딘'은 계란 흰자에 주로 분포되어 있으며 이것은 장 속의 '비티온'이라는 물질과 결합하여 신경장애를 일으키고 피부염을 일으킬 수 있는 것으로 알려져 있습니다. 또한 아비딘을 흰쥐에게 실험한 결과 뒷다리 마비 및 탈모현상, 피부염 등이 많이 나타난다는 사실이 확인됐습니다. 흰쥐에게 일어난 증상들은 똑같이 사람에게도 나타날 수 있다고 보면 됩니다. 또한 계란 속의 안티트립신은 단백질의 소화작용을 억제하는 물질입니다. 트립신은 암세포, 이상세포, 병든 세포, 노화세포를 소멸시키는 작용을 하는데 이를 방해하는 것이 안티트립신이니 몸의 정상적인 기능을 떨어뜨리는 역할을 하는 것으로 보면 됩니다.

④ 설탕, 그 극한의 양면성: 슈거 블루스

설탕만큼 극한의 양면성을 가진 식품도 드뭅니다. 동전으로 비유하자면 한 면은 달콤함, 사랑스러움, 편안함 등이라면 다른 한 면은 노예, 범죄, 당뇨병, 정신병 등의 해악과 같은 면을 지니고 있으니 말입니다. 화려한 아름다운 뒤에 숨어 있는 해악은 더 극악한 것 아닐까요?

사랑의 달콤함

한의학에서는 음식 맛을 5가지로 나누어 이를 오미(五味)라고 합니다. 즉 신맛, 쓴맛, 단맛, 매운맛, 짠맛이 그것인데 단맛을 제외하고는 농도가 어느 선을 넘어서면 맛있는 맛에서 몸서리처지는 불쾌감으로 변합니다. 하지만 단맛의 경우는 4가지 맛에 비해 높은 농도에서도 쾌감을 줍니다.

인간은 태어나면서부터 엄마로부터 젖을 먹고 자라게 되는데 이 젖에는 유당이라고 하는 당분이 있습니다. 즉, 우리는 태어나면서부터 일정한 당분에 길들여지게 되어 단맛에 대해 친근함을 가지게 됩니다.

당 조절체계의 붕괴

당은 소화과정을 거쳐 단당류의 형태로 몸에 흡수됩니다. 설탕은 이당류이므로 정제설탕을 먹게 되면 생화학적 소화반응을 겪지 않고 곧장 장에 도달하여 산소량과 균형을 맞춰가며 혈액 속으로 바로 흡수되는데, 그 때문에 많은 양의 섭취는 혈당치가 급격히 증가하는 원인이 됩니다. 뇌는 호르몬 대사를 주관하여 당을 처리할 호르몬과 화학물질을 쏟아내도록 명령하게 됩니다. 대량의 인슐린이 분비됨에 따라 혈당은 다시 빠른 속도로 정상치 이하까지 내려가게 되어 두 번째 위기를 맞이하게 됩니다. 이런 상황에서는 다시 혈당치를 올리기 위해 또다른 호르몬들을 생산하게 되는데 이런 일들이 반복되게 되면 당을 처리하는 체계 자체에 문제가 발생하게 됩니다.

치명적 해악, 슈거 블루스

이런 설탕의 문제는 비단 당을 처리하는 호르몬 체계에만 문제가 있는 것이 아니라 곧 전반적인 몸의 내분비계 혼란을 가져오고 호르몬이 전반적으로 적게 생산되어 기능이 떨어지게 됩니다. 뇌기능이 떨어지고 내분비계가 스트레스에 맞서 싸울 만큼 건강하지 않기 때문에 스트레스를 받으면 몸이 그야말로 녹초가 되는 것이죠. 그래서 병도 다양하게 드러나는데 정신분열증, 편집증, 간장증, 치매, 신경증, 정신병, 정신신경증, 만성두드러기, 신경피부염, 발작성 빈맥 등이 바로 그들입니다.

여기서 나타나는 정신적 장애는 인체가 당의존성 스트레스를 감당하지 못해 나타나는 증상으로, 설탕으로 인한 당조절 문란으로 생기는 이런 정신적인 증상과 육체적 증상을 '슈거 블루스'라고 합니다.

인체에 필요한 무기질을 없앤다

우리 인체는 항상성이라는 것이 있어 항상 중간상태를 유지하려 합니다. 그렇기 때문에 우리 몸이 설탕을 갑자기 많이 섭취했을 때도 혈액 내에 있는 센서가 작동하여 산·염기의 평형을 회복하기 위해 중성인 염을 합성하게 됩니다. 즉, 체내 깊숙이 저장된 미네랄(칼슘 등)을 사용하게 되므로 몸에서는 사용된 미네랄 만큼의 보충이 필요합니다.

⑤ 식용유, 그 깨끗한 얼굴의 이면
유전자조작식품

우리가 흔히 많이 사용하는 옥수수기름과 콩기름은 유전자조작 농산물로 가장 많이 실용화된 것입니다. 우리 곁에 있는 식용유의 원료로는 콩, 옥수수, 면화, 유채(카놀라유)의 4가지가 있습니다. 또 하나 이들이 식용유의 원료가 될 수 있는 것은 일단 식용유의 원료로 한번 쓰고(기름을 짜고) 난 찌꺼기를 사료의 원료로 쓸 수 있기 때문이라고 합니다. 이런 유전자조작식품으로 만들어진 식용유와 또 이런 식용유를 사용하여 만들어진 가공품인 마가린(옥수수유나 면실유 사용), 마요네즈(유채유), 쇼트닝(면실유, 유채유, 옥수수유 사용) 그리고 한번 기름으로 우려내고 난 찌꺼기를 먹고 자란 고기들은 되도록 섭취하지 않는 것이 좋습니다.

완전가공식품

식용유에는 또 제조공정의 문제가 있답니다. 우리가 가게에서 사오는 대부분의 기름은 충분히 기름을 우려내기 위해 화학용제를 씁니다. 여기에다 짜낸 기름을 맑고 예쁘게 보이라고 또 화학약품을 쓰고, 냄새를 제거하고 영원히 보존하기 위해 방부제도 충분히 넣어줍니다. 특히 올리브유처럼 짜낸 기름 속에 유기물질이 많이 들어 있는 종류는 더욱 방부제를 많이 뿌리며, 멀리서 수입되어 오는 종류들에는 더 많은 첨가제가 들어갈 것입니다.

한마디로 기름은 압착기로 짜야 합니다. 눌러서 기름을 짜내는 방식을 거쳐야 한다는 것입니다. 누렇고 거무튀튀한 침전이 있는 것으로 최근에 바로 짠 기름이 좋습니다.

섭취방법

우리는 이제 음식은 통으로 섭취해야 좋다는 것을 알게 됐습니다. 현대

과학으로는 아무리 분석해봐야 한계가 있고 계속해서 새로운 것들이 밝혀지고 있습니다. 결국 음식을 과학이라는 잣대를 통해서 완전히 분석해 섭취할 수는 없다는 얘기죠. 기름의 섭취도 마찬가지입니다. 생선이나 견과류, 씨앗류 등을 통해 여러 가지 영양소와 동시에 섭취하는 것이, 따로 기름성분만을 짜서 섭취하는 것보다 훨씬 좋습니다.

필수지방산의 종류에 따라

기름이 다 같은 기름이냐 하면 꼭 그렇지 않다는 것은 수차례 말씀드린 바 있습니다. 우리 몸이 필요로 하는 필수지방산에도 오메가-6 지방산과 오메가-3 지방산이 있으며 그 비율을 4:1~1:1로 맞추는 것이 좋습니다. 즉, 옥수수유, 콩기름, 해바라기씨유, 홍화씨유 등은 줄이고 들깨기름, 호두기름, 밀배아유, 올리브유, 현미유 등을 사용하도록 합시다.

천연토코페롤을 첨가하는 것도 좋은 방법

들깨나 참깨를 구해서 직접 기름 짜는 곳에서 기름을 만들어보신 분들은 아시겠지만 기름이 왜 이렇게 더러운지 의심스러우실 겁니다. 식품점에서 판매하는 기름은 너무 보기 좋고 먹음직스러운데 우리가 직접 짜게 되면 거무스름하고 뿌연 침전물이 생기는 것을 볼 수 있습니다. 그런데 이런 침전물이 보기 좋지 않으니 나쁜 것이 아닐까 하는 의구심이 들기도 하겠지만 오히려 기름을 지켜주는 물질입니다. 자연에 존재하는 기름이 있는 식품들은 대개 기름의 산화를 방지하는 자연산 항산화제를 함유하고 있습니다. 하지만 식품점에서 파는 식용유를 살펴보면 먼저 보기 좋게 하기 위해 맑게 정제했습니다. 또 오래 팔기 위해 합성방부제를 첨가했습니다. BHA, BHT 등의 이 방부제들은 미국에서도 시비가 많습니다. 또 다른 문제는 낮은 열에서도 쉽게 산화된다는 점입니다. 산화된 기름은 음식이 아니라 바로 독입니다.

이 모든 것들로부터 우리 몸을 보호하기 위한 방법 중 하나는 기름을 섭취할 때 천연토코페롤(비타민 E)을 첨가하는 것입니다. 지용성 비타민인 토코페롤은 기름에 녹아 지방의 산화를 방지할 수 있는 강력한 항산화물질로, 고온에서도 잘 견뎌 180도에서도 파괴되지 않기 때문에 기름을 보관하는 것도 용이할 뿐 아니라 기름을 사용한 음식의 산화도 함께 늦출 수 있습니다. 식용유 1.8리터 1병에 천연토코페롤 1,000IU를 터뜨려 넣으면 됩니다. 물론 판매되고 있는 식용유뿐 아니라 집에서 직접 짠 식용유에 첨가해도 좋습니다. 피해갈 수 없는 길이라면 피해를 최소화하는 것도 좋은 방법이 되겠죠.

정리해보면, 기름은 통으로 견과, 씨앗, 등푸른 생선 등을 통해서 섭취하는 자연식이 가장 좋고, 그 다음으로 판매용이 아닌 직접 만든 들깨기름, 참기름 등을 야채에 살짝 뿌려서 먹는 방법, 나물에 참기름이나 들기름을 무쳐서 먹는 방법 등이 좋습니다.

기름으로 요리를 한다면 튀김은 좋지 않은 방법입니다. 꼭 필요하다면 올리브유나 현미유 등은 어떨까요. 그 외에도 가열하는 요리에 기름을 넣는 것을 줄일수록 좋겠습니다. 왜냐하면 아무리 좋은 기름이라도 120도 이상 가열하면 기름이 산화하여 과산화지질이 발생하는데 이것은 우리 몸에 치명적인 독, 유해물질이기 때문입니다.

⑥ 소금, 무엇이 문제인가?

소금은 인체에 매우 중요한 존재로 신경이나 근육흥분성을 유지하고 신진대사를 촉진시킬 뿐 아니라 체내 삼투압을 일정하게 유지시키며 산과 알칼리의 균형을 이루게 합니다. 특히 소금은 식품의 저장성과 풍미에 중요한 역할을 하기 때문에 거의 모든 식품, 특히 우리나라 발효 식품인 김치, 된장을 비롯한 장류, 그리고 대부분의 밑반찬 등에 첨가 되어 있습니다.

소금은 바닷물을 농축시킨 굵은 소금인 천일염과 염화나트륨만을 농축시킨 정제염, 원염을 가열 건조시킨 재제염, 원염을 세척·분쇄·압축한 가공염 등으로 구분되며 흔히 '꽃소금'이라 불리는 재제염이 식용으로 많이 사용되고 있습니다. 가공염의 일종인 분쇄염은 가격이 식용소금의 절반 정도로 저렴하기 때문에 김치, 젓갈, 단무지, 염장미역 등 생산업자들이 즐겨 사용해왔고 축산업자들도 동물사료에 이를 섞어 사용하고 있다고 합니다.

천일염

거무튀튀해서 보기는 좋지 않지만 천일염은 무려 84가지의 미네랄이 들어 있는 영양의 보고로 염화나트륨이 78~85%를 차지합니다. 이에 비해 정제염에는 염화나트륨 97.5%, 나머지 2.5%에 습기 방지제와 옥소첨가물 그리고 표백제가 들어 있습니다. 이 때문에 선진국에서는 몇 배나 더 비싸도 천일염을 사용하려 합니다. 물론 소금을 적당량 섭취한다고 해서 여러 가지 미네랄을 충분히 섭취할 수는 없습니다. 하지만 없는 것보다 있는 것이 낫고 또 우리가 터득한 대로 가능한 통으로 섭취하는 것이 도움이 된다고 했을 때, 독이 아니라면 또 우리의 피와 유사한 성분으로 이루어진 바닷물이라면 이 모든 것을 함유하고 있는 천일염의 섭취가 더 몸에 좋다는 이야기입니다.

하지만 천일염도 우리가 만들어낸 공해로 많이 오염되고 있습니다. 바닷물이 각종 유해성, 중금속 폐수에 노출되어 이를 그대로 사용할 경우 해수의 유해성분이 소금 속에 그대로 있을 수 있습니다. 그래서 똑같은 천일염이라 해도 장소에 따라서 그 성분이 다를 수 있으며 같은 장소라고 해도 오늘 것과 내일의 그것이 다를 수 있습니다. 그래서 오염된 천일염을 먹는 것과 오염 안 된 정제염을 먹는 것 중 어떤 것이 좋을지 오늘도 고민하고 있습니다.

청산가리소금과 쓰레기소금

1999년 신문과 TV 등에 이른바 '청산가리소금' 사건이 보고되어 큰 충격을 주었던 적이 있습니다. 이 외에 시중에 유통되는 소금에 관한 더 충격적인 사실도 밝혀졌는데, 일부 업자들이 소금을 제조할 때 원가절감을 위해 쓰레기 소각장 부산물염과 가성소다 제조 부산물염을 식용과 섞여 생산했다는 것입니다. 그 후, 소비자보호원에서 시중에 유통되는 국내산 시판소금에 대해 30여 종 성분검사와 중금속 함유량 검사 결과 안전하다고 발표했는데, 여기서 문제는 외견상 구분할 수 없는 국적 불명의 수입산 소금들이 국내산으로 재포장되어 판매된다는 것입니다.

우리나라가 WTO에 가입하고 나서 2002년부터 수입자유화 품목으로 지정된 소금은 국내산 소금보다 훨씬 저렴한 가격으로 수입되고 있습니다. 상당량의 저질 소금들이 시중에 유통되고 있으며 이런 소금의 경우 소금 특성상 가공방법에 따른 판별이 불가능하고 유통되어진 소금의 사후관리가 사실상 불가능한 것이 더 큰 문제입니다. 따라서 소금을 구입할 때 원산지를 꼭 확인하고 가격이 지나치게 싼 소금은 주의하도록 합니다.

소금섭취량이 많다

우리가 지나치기 쉬운 또 하나의 문제는 우리 전통음식에 소금의 양이 너무 많다는 것입니다. 간장, 된장, 고추장 등의 장류와 소금에 절여 먹는 음식들이 많으며 또 우리가 사서 먹는 음식, 인스턴트식품 중에 많은 양의 소금이 들어간다는 사실을 인식하고 소금의 섭취를 줄일 수 있는 식사방법을 생활화해야 합니다. 더불어 병을 고치고 건강에 좋다고 하는 소금이 많이 판매되고 있는데 소금은 소금이지 약이 아니며 과량 섭취는 절대 금물이라는 사실을 꼭 기억하세요.

⑦ 흰쌀밥 vs 현미잡곡밥

우리나라 사람들에게 있어 쌀은 매우 중요한 음식입니다. 우리의 식습관상 주식의 비율이 부식에 비해 상대적으로 높기 때문입니다. 그래서 밥을 제대로 먹는 것이 당뇨병을 치료하는 데 아주 중요합니다. 당뇨병으로 나타나는 인슐린의 기능저하 혹은 분비저하는 탄수화물과 많은 연관을 가지고 있습니다. 적게 먹거나 많이 먹어도 좋지 못하고, 먹는 형태와 방법에 따라 인슐린 분비와 작용을 높여주기도 하고 반대로 더 퇴화시켜버리기도 하기 때문입니다. 먼저 정제된 쌀, 밀가루와 통쌀,

즉 현미, 그리고 통밀의 차이가 무엇인지 살펴보겠습니다.

흡수속도에 관한 문제

왕겨를 벗겨낸 쌀을 우리는 현미라고 하는데 이 현미의 껍질을 벗겨내는 도정과정을 통해 흰 쌀을 얻습니다. 하얗고 부드러운 쌀을 얻기 위해서는 10번 이상의 도정을 거쳐야 하며 지금 먹고 있는 대부분의 쌀은 씨눈까지도 제거된, 도정 횟수와 밥맛만을 자랑하는 쌀 가공품인 것입니다. 밀가루에도 밀의 껍질, 씨눈 등이 들어 있지 않은데 대부분 밀가루와 밀기울을 분리하여 새하얀 밀가루로 탄생합니다.

이렇게 만들어진 흰 쌀밥과 흰 밀가루 등은 몸에 들어와 빠른 속도로 흡수되어 혈당을 순식간에 끌어올려 고혈당상태를 만듭니다. 껍질에 있는 섬유질이 사라짐으로 인해 현미나 통밀보다 순수한 당질의 형태로 변했기 때문입니다. 이로 인해 췌장의 베타세포에서는 갑자기 늘어난 포도당을 처리하기 위해 인슐린을 한꺼번에 대량생산하게 되고, 이렇게 만들어진 인슐린의 작용으로 혈당수치는 또 갑자기 떨어져버리게 되어 저혈당상태가 됩니다. 즉 고혈당과 저혈당 사이를 반복하다 당처리 능력을 잃어버리게 되는 것이죠. 췌장의 베타세포 역시 한꺼번에 많은 인슐린 분비로 과중한 노동에 지쳐 기능이 쇠퇴합니다. 이런 모든 과정이 앞서 설명 드렸던 당뇨병입니다. 이 빈곤의 악순환을 끊어주는 하나의 방법이 아이러니하게도 또 탄수화물을 섭취하는 방법으로 조절하는 것입니다.

음식을 통해 포도당이 섭취되는 속도를 표시한 것을 '당지수'라고 하는데, 음식을 통해 섭취한 포도당이 얼마나 빠른 속도로 혈액 내로 흡수되어 혈액 내 포도당 농도를 증가시키는지를 객관적으로 표시한 지수입니다. 일반적으로 과자와 사탕, 케이크 등의 식품은 당지수가 70 이상으로 높고 흰 쌀밥은 60 정도로 중등도입니다. 당지수가 낮은 대표적인 식품은 콩으로 당지수가 25 정도이고, 콩과 현미 같은 여러 가지 잡곡을 섞은 밥은 당지수가 45 정도로 탄수화물의 좋은 공급원이 됩니다.

또한 이렇게 지방 등으로 빠르게 소화흡수되는 문제는 비만과 중성 지방의 증가를 초래하게 되며 이로 인해 심혈관계질환을 비롯해 비만을 일으킬 수 있습니다.

영양분의 문제

• 쌀 _ 쌀알을 단면으로 잘라보면 과피, 종피, 호분층으로 이루어진 쌀겨층과 쌀알의 끝에 있는 씨눈, 그리고 쌀알의 대부분을 차지하는 씨젖으로 구성된다. 이 중 과피와 종피는 딱딱하고 색이 어두우며 거친 조직감을 가지고 있어 맛을 떨어뜨리는 요인이 된다. 그러나 조섬유, 회분, 조지방의 함량은 높다. 호분층과 씨눈에는 지방, 단백질, 비타민이 함유돼 있고 씨젖은 전분으로 이루어져 있다.

쌀은 원래 나락(벼)상태로 수확하여 도정한 후 이용하는데, 탈곡만 한 것을 현미라고 한다. 일반적으로 도정할수록 맛과 소화율은 좋아지나 영양성

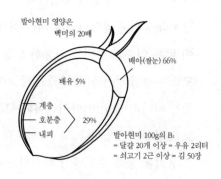

발아현미 영양은 백미의 20배

배아(쌀눈) 66%

배유 5%

계층
호분층   29%
내피

발아현미 100g의 B₁
= 달걀 20개 이상 = 우유 2리터
= 쇠고기 2근 이상 = 김 50장

발아현미

분의 손실은 큰 것으로 알려져 있다. 특히 비타민 B_1이나 B_2의 대부분은 외피 및 씨눈에 들어 있으나 도정 중에 깎여나가기 때문에 쌀을 주식으로 하는 나라에서 비타민 B_1 결핍증이 나타나기 쉽다. 5번 정도를 도정한 배아미에는 씨눈이 살아 있다. 하지만 지금 먹고 있는 대부분의 쌀은 씨눈까지도 제거되는데 껍질과 씨눈에는 비타민과 미네랄, 단백질과 필수지방, 면역물질을 비롯하여 중요한 영양성분의 95%가 들어 있다.

인슐린의 작용을 직접 돕는 미네랄이 있어 이를 내당인자라고 하는데 바로 크롬이라는 미네랄이다. 백미에는 현미에 있던 크롬의 75%가 제거되어 버린다. 즉, 우리가 먹고 있는 주식 쌀밥은 유익한 많은 영양소를 제거한 거의 순수한 탄수화물 덩어리인 것이다.

- 밀 _ 밀은 표피 15%, 배유 83%, 배아 2%로 구성되어 있는데 2%밖에 안 되는 배아부분에 비타민과 미네랄이 풍부하게 들어 있다. 그런데 배아와 껍질을 제거한 밀가루의 경우도 백미와 크게 다르지 않다. 어떤 곡물이든 씨눈과 겨가 제거되면 단백질, 지방, 탄수화물은 물론 다량의 미네랄과 비타민, 특히 비타민 B 복합체와 비타민 E를 잃게 되며 밀도 마찬가지이다.

이 외에 밀가루는 소화흡수에 있어서 특이한 점이 있는데, 몸이 차가운 음인(陰人)에게는 소화가 잘 되지 않고 또 열이 많은 양인(陽人)에게는 소화흡수가 너무 잘 되어, 밀가루 음식을 먹으면 배가 너무 빨리 꺼져서 힘을 못 쓴다는 사람도 생겨나는 것이다. 그래서 양인일 경우 밀가루 음식을 많이 먹게 되면

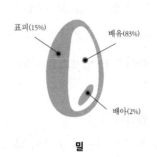

표피(15%)   배유(83%)

배아(2%)

밀

역시 혈당조절에 혼란을 주어 쉽게 당뇨병을 일으킬 수 있다는 단점이 있다. 또한 밀가루는 대부분 수입되어 사용되는데 수많은 약품처리과정을 겪게 된다는 것을 항상 명심해야 한다.

- **보리와 귀리 _** 보리와 귀리 역시 식이섬유가 함유된 대표적인 기능성 인자로 인정되고 있다. 식이섬유는 일반적으로 용해성에 의해 변비, 비만증, 당뇨병, 고혈압, 대장암 등의 발병을 낮춰주는데 특히 수용성 식이섬유는 체내 혈중 콜레스테롤을 강하시키는 효과가 있는 것으로 알려져 있으며 대표적으로 베타글루칸이라는 수용성 식이섬유를 다량 함유하고 있다. 현대인의 성인병에는 식이요법이 매우 중요한데 포화지방산이나 콜레스테롤이 많은 음식은 피하고 식이섬유소가 풍부한 음식을 많이 섭취함으로써 혈관이나 간의 콜레스테롤 함량을 줄이고 당뇨병이나 고혈압 등 성인병 예방 및 치료에 도움을 줄 수 있다.

몸이 신진대사를 하기 위해서는 전분(탄수화물)과 함께 미네랄이 필요합니다. 비타민과 미네랄은 자동차의 연료로 비유하면 산소 같은 존재로 이것이 없으면 탄수화물이라는 연료가 제대로 타지 못하고 효율도 현저하게 떨어집니다. 그런데 씨눈과 껍질의 영양을 제거한 상태로 먹고 있는 지금의 흰 쌀밥과 흰 밀가루로 만든 음식은 이런 비타민과 미네랄이 턱없이 모자라서 몸으로부터 빌려와 사용해야 하기 때문에 몸에 있는 영양소를 잃어버리게 되는 것입니다.

현미의 단점

쌀의 외피층에 농약이 많이 축적되므로 유기농법으로 재배된 유기농

현미가 아니라면 오염식물을 먹게 되는 것이 되므로 주의해야 합니다. 또 현미가 백미보다 좋다고 하더라도 소화하지 못한다면 오히려 병이 되는데 이런 경우에는 20%를 깎아낸 '2분도미'나 50%를 깎은 '5분도미'를 먹거나 발아현미를 사용하는 것도 하나의 방법이라 하겠습니다.

당뇨병을 막아주는 현미

섬유질을 많이 함유한 현미, 보리, 통밀, 잡곡같이 정제되지 않은 곡물을 충분히 섭취하면 당뇨병 위험을 크게 줄일 수 있다는 연구결과가 발표되었습니다. 핀란드 국립보건연구원 주카 몬토넨 박사가 미국의 영양학 전문지 '임상영양학저널' 2003년 3월호 인터넷판에 발표한 연구보고서에 따르면 성인 40~69세의 남녀 1,300명을 대상으로 10년에 걸쳐 식습관과 당뇨병 관계를 조사분석한 결과, 정제되지 않은 곡물을 많이 섭취하는 사람은 그렇지 않은 사람에 비해 성인 당뇨병(제2형 당뇨병)에 걸릴 위험이 평균 35% 낮으며 61%까지 낮아졌다고 발표했습니다. 그 이유는 정제되지 않은 곡물에는 섬유질이 풍부하여 흰 빵과 같은 단순 탄수화물에 비해 체내에서 소화흡수되는 속도가 느려 인슐린이 많이 필요하지 않기 때문이라고 지적했습니다.

씨눈은 생명력

씨눈은 생명력을 말합니다. 계란으로 따지면 유정란에 해당하는 것이 씨눈을 가진 곡물입니다. 이런 생명력을 많이 섭취하는 것이 환자나 정상인의 건강을 위해서 더 좋다는 것은 불문가지의 사실입니다. 그래서 작은 곡식일수록 더 많은 씨눈을 섭취할 수 있습니다. 만일 현미나 밀과 비교한다면 크기가 작은 좁쌀이 훨씬 많은 씨눈을 섭취할 수 있습니다.

올바른 조리방법

주식인 밥을 만들 때 정제되지 않은, 즉 껍질을 완전히 제거하지 않은 여러 가지 곡물을 섞어서 먹는 것이 당뇨병을 치료하는 식이요법에서 가장 기본이 됩니다. 같은 당뇨병이라고 하더라도 발병과정이 외국과 우리의 경우가 다르므로 해결방법 또한 달라야 합니다. 서양인들은 곡물 중에서도 밀과 감자 위주로 식사하며 그 외 포화지방, 단백질을 많이 섭취합니다. 그래서 그들은 육식으로 섭취하는 포화지방과 단백질의 비율을 낮추고 탄수화물도 당지수가 높은 감자나 흰 밀가루 음식보다는 통밀가루 음식이나 콩과 같이 당지수가 낮은 음식의 섭취를 늘리는 것이 당뇨병을 치료하는 식이요법입니다. 하지만 우리의 경우 아직도 탄수화물 즉, 곡물의 섭취가 많으며 특히 쌀의 섭취가 많기 때문에 가능하면 현미를 위주로 하고 다른 여러 가지 정제되지 않은 곡물과 함께 씨눈을 많이 섭취하도록 합니다.

⑧ 장에 구멍이 뚫려서 나타나는 증상들(장투수증후군 : Leaky Gut Syndrome)

우리가 음식을 먹으면 위를 통과해서 잘게 부서지고 소장, 대장을 거쳐서 소화흡수되어 직장에 머무르다가 바깥세상으로 나가는 과정이 되풀이됩니다. 이때 이런 음식물을 통해 영양분을 소화흡수하는 장은 아주 중요한 역할을 합니다. 그 중요도가 높아 한의학에서는 이런 소화기관을 후천지본(後天之本)이라고 하였으니, 즉 '우리가 태어나서 살아가는 것은 바로 먹는 것을 통해서 유지되는 것이다'라는 뜻이지요.

소장은 위장을 통과하며 잘게 부서진 음식물을 넘겨받게 되는데 소장의 안쪽은 점막으로 뒤덮여 있어서 필요한 것과 필요 없는 것을 분리하고 필요 없는 것을 대장으로 보냅니다. 그래서 장 점막은 몸 안으로 들어온 나쁜 성분으로부터 몸을 보호하는 기능을 하게 됩니다. 그러면 대장에서는 음식물로부터 미네랄과 물을 흡수하는데, 이 역시 점막을 통해 이루어집니다. 그런데 대장 점막은 소장 점막과 달리 500종류의 100조나 되는 엄청난 양의 박테리아들이 모여 있습니다. 이들은 음식물을 분해하고 좋은 성분으로 전화시켜줌으로써 장내 환경을 몸에 좋은 쪽으로 이끌어주는 파수꾼 역할을 합니다. 병원체의 침투와 증식에 대해 방어역할도 하고 장 점막의 신진대사와 혈액순환을 촉진하고 장 운동을 자극해주며 또 장과 관련된 면역체계기능을 촉진해준답니다. 그래서 이들이 몸에 좋지 못한 세균으로 바뀌거나 손상되어 역할을 하지 못하면 대장은 여러 가지 병을 만드는 원인자로 탈바꿈하게 됩니다. 장 점막 손상은 많은 사람들에게 나타나는 일반적인 것인데, 보호벽이 그 기능을 잃게 되어 나쁜 세균(병원체)과 음식물이 혈관을 타고 바로 인체의 조직 속으로 들어가게 돼 문제를 일으킵니다.

건강한 사람에게서는 단백질이 분해되어 아미노산 형태로 점막을 통해 혈액으로 흘러들어가는데, 장의 보호벽에 구멍이 생기면 큰 단백질이 그대로 통과하게 되어 몸의 면역체계와 격렬한 전투를 벌이게 됩니다. 그 때문에 우리 몸에서는 자가면역질환, 근육질환, 위장질환, 간질환, 피부질환, 불임 및 습관성 유산과 같은 질병이 나타날 수 있으며 피로, 두드러기, 집중력 저하, 두통, 근육통, 감각저하, 소화불량, 불안과 같은 증상이 나타나기도 합니다. 인슐린 저항성 증후군과 같이 여러 가지 병으로 가는 병의 근원 중 하나라고 불리는데 다 이유가 있었죠? 소홀하기 쉬운 장기이니 더더욱 중요하게 여겨야 합니다. 원인과 해법을 알아보도록 하겠습니다.

원인

- **식품첨가물 _** 특히 증점제와 유화제가 장 점막에 나쁜 영향을 미치는데, 액체를 끈끈한 점성용액으로 만들거나 유동적 식품형태를 만들거나 또는 식품을 굳게 만들어 씹히는 질감을 높이는 첨가물이다. 그래서 이런 음식을 먹으면 먹을수록 장 점막에 해를 입히게 된다. 인스턴트 수프와 소스, 크림이 들어간 식품, 아이스크림, 초콜릿, 소시지와 육류제품 등이 있다.

- **영양실조 _** 충분한 영양섭취가 이루어지지 않으면 면역계통 역시 본래 임무를 제대로 수행하지 못하게 된다. 영양실조의 의미는 2가지. 하나는 전체적인 영양의 부족현상과 다른 하나는 영양의 편중현상이다. 즉, 섭취하는 음식의 양이 절대적으로 모자라든지 혹은 편식하여 어떤 영양소는 넘쳐나는데 어떤 영양소는 늘 모자라는 상황을 말한다. 현대사회에 와서는 편중현상으로 인한 영양실조가 대부분이라 할 수 있다. 그러므로 면역체계에 충분한 연료를 공급하기 위해서는 균형 있는 영양섭취가 절대적으로 필요하다.

- **감염 _** 장에 손상을 입히는 세균감염이 이에 속하는데 예를 들면 우리가 흔히 듣는 헬리코박터 파일롤리 박테리아와 같은 것으로 장 점막의 보호기능을 망가뜨려서 나쁜 균들이 혈관으로 바로 들어올 수 있도록 한다.

- **약물 _** 항생제와 진통제 등 약물의 장기복용 역시 장내 환경을 손상시켜 점막과 대장의 플로라(flora, 꽃모양의 세균 군집)를 손상시킬 수 있다.

- **스트레스 _** 스트레스는 만병의 근원일 만큼 원인으로 등장하지 않는 병이

없을 정도이다. 스트레스는 가장 빠르게 장에 영향을 미쳐 장의 환경을 파괴할 수 있다.

- **식사습관** _ 너무 굶었다가 폭식을 한다든지, 너무 맵거나 짠 음식 등 자극성 음식을 선호하는 식습관이 장을 망가뜨린다.

그럼 어떻게 대처해야 할까요? 우리의 장을 우선 소중하게 생각해야 합니다. 우리가 위에서 계속 설명해왔지만 먹거리의 문제가 사실 이 모든 문제점을 포괄하는 제시어입니다. 여러 가지 식습관만 잘 지켜도 많은 문제들이 저절로 해결됩니다. 우리 장의 문제가 이렇게 소중한 것이고 당뇨병을 치료하는 데 있어서도 승패를 좌우할 수 있는 중요한 문제라서 재삼 지적하고 넘어가는 것입니다. 이 외에도 면역체계를 잘 세울 수 있는 적절한 운동, 충분한 수면과 휴식, 스트레스 극복 등도 중요한 치료요법이라 할 수 있습니다.

3. 당뇨병에 효과 있는 음식 및 성분들

 항산화제 | 타우린 | 조효소 Q10 | 리포산 | 요산 | 시스테인 | 김네마 실베스터 | 마늘과 알리신 | 양파와 케르세틴 | 파의 황화알릴 | 생강과 진저롤 | 고추와 캡사이신 | 밀크씨슬의 실리마린 | 아마인과 오메가-3 지방산 | 은행잎의 테포닌 | 미역 | 다시마 | 김 | 우뭇가사리와 한천 | 녹미채 | 버섯 | 홍삼 | 매실 | 맥주효모 | 프로폴리스 | 콩 | 발효식품 | 카르니틴 | 야채수프 | 올리고당 | 메밀 | 곤약 | 실크펩타이드 | 구기자 | 알로에 | 베타글루칸 | 여주 | 견과류 | 녹즙 | 주스 | 기타 참고사항

1) 항산화제

① 활성산소와 그 종류

모든 물질을 이루는 가장 작은 구성단위를 원자라고 합니다. 이런 원자는 중심부에 양자와 중성자가 있고 그 주변에는 전자가 있는데 이 전자는 항상 짝을 이루어 존재합니다. 짝을 이루지 못한 외로운 전자를 가지고 있거나 짧은 시간이더라도 이런 상태를 유지할 수 있는 물질을 자유기(free radical, 프리라디칼)라고 부릅니다.

이 자유기의 특징은 그 성질이 매우 불안정하다는 것입니다. 아주 짧은 순간에 곁에 있는 물질과 반응을 해버리는 성질을 가지고 있는데, 바로 짝을 이루려는 본능 때문입니다. 하지만 이 자유기는 결합할 때 요란한 흔적과 상처를 만들어서 그에 파생되는 많은 병을 야기하기도 합니다.

이런 자유기에도 여러 종류가 있습니다. 예를 들면 단백질이 어떤 이유로든 불안정한 전자구조를 가진 물질이 되면 '단백질라디칼'이라 하고, 질소로부터 프리라디칼이 생기면 이는 '질소라디칼'이라 부르죠. 그런데 그 중 산소가 주성분이 되어 짝을 못 이룬 전자를 가진 물질이 만들어지면 이를 '산소라디칼'이라고 하며 흔히 '활성산소' 혹은 '유해산소'라고 합니다. 활성산소는 자유기를 대표하듯 자주 등장하는데 이는 자유기 중에 활성산소가 가장 흔하게 나타나며 그 반응이 격렬해서 지질과 반응하여 세포막을 파괴하고 단백질과 반응하여 세포의 기능을 저해하기 때문입니다. 또한 근육, 관절, 인대 등을 손상시키거나 악화시킬 뿐 아니라 DNA와 반응하여 돌연변이나 염색체 손상까지도 유발하는 파괴력을 가지고 있기도 합니다. 암과 같은 질병을 유발하고 세포를 죽이기까지 하는 등 심각한 손상을 유발하는 무시무시한 놈이죠. 더불어 당뇨병의 합병증 진행과는 많은 점에서 관련이 있습니다.

인간은 태어나서 죽을 때까지 평생 활성산소의 집중공격을 받으면서 살아가는데, 지금 이 글을 읽고 있는 순간에도 우리 몸에서는 활성산소의 끈질긴 공격이 계속되고 있지만 우리가 느끼지 못할 뿐입니다. 50조가 넘는 세포 중에 몇몇일 뿐이라고 생각하겠지만 지금 당장 무슨 일이 일어나지 않는다고 해서 안심할 문제가 아닙니다. 활성산소의 공격방식에는 짧은 시간 동안 집중공격하는 방식이 있는데 감염, 방사선, 자외선, 독소, 심한 운동 같은 것으로부터 일어나며, 류마치스 관절염, 호흡부전증, 뇌졸중과 같은 병과 관련이 있습니다. 장기간의 공격은 당뇨병, 동맥경화, 심혈관계질환, 백내장, 암, 치매 등 성인병과 연관이 있습니다. 몇 가지 산화에 대해 알아보겠습니다.

- **활성산소에 의한 지질의 과산화 _** 불포화지방산이 산소에 노출되면 지질의 과산화가 일어나서 과산화지질이 된다. 이것은 그 자체로는 상당히 안정적이지만 전이금속이 있을 때에는 분해가 촉진되어 다양한 분해산물을 만들어낸다. 생체막에는 다량의 불포화지방산이 포함되어 있는데 지질과산화로 인해 지질분자의 구조적 변화가 넓은 범위에 걸쳐 일어난다. 생체막의 감소, 이온투과성의 증가, 세포소기관 내용물의 누출 등의 이상현상이 일어나고 결국 세포기능의 저하와 세포의 죽음으로 이어진다. 빼놓을 수 없는 치명적인 작용은 생체성분에 대한 교차결합반응으로 실제 지질과산화 반응계에 의해 지질, 단백질, 핵산이 분자 내 혹은 분자간 교차결합을 통해 다양한 형태의 산물을 만들어낸다는 것이다. 그 중 사염화탄소는 간세포에 아주 신속하고 심한 손상을 일으켜 간 손상에 중심적인 역할을 한다. 또 리포푸신은 생물체의 연령이 증가함에 따라 축적되는데 특히 신경세포에 다량 축적되며 고등생물은 물론 하등생물에서도 같은 현상이 관찰되면서 세포노화의 공통된 특징의 하나로 주목받고 있다.
- **활성산소에 의한 단백질 산화 _** 효소 등의 단백질이 활성산소에 노출되면 효소의 활성 감소, 아미노산의 소실, 펩타이드 사슬의 절단, 단백분해효소에 대한 예민성 증가 등의 현상이 나타난다.

그 외에도 일부 활성산소는 핵산과 반응하여 DNA를 무차별적으로 공격하여 다양하게 변형시키고 또 DNA 사슬을 절단시키기도 합니다. 근래에 당뇨병, 암, 동맥경화증, 자가면역질환, 관절염, 폐질환, 심근경색증, 뇌 및 신경질환 등의 발생과 진행경과에 활성산소가 영향을 미친다는 연구결과가 보고되었습니다. 활성산소에 의해 과산화지질이 증가되며 항산화제로 인해 조직손상이 예방되거나 호전된다는 점을 알 수 있습니다.

② 항산화제

이렇게 나쁜 작용이 있다면 그것을 상쇄하는 좋은 편이 있는 것은 어찌 보면 세상의 이치인 듯합니다. 이렇게 나쁜 활성산소, 유리기 등의 나쁜 작용으로부터 우리 몸을 보호해주는 것들이 있는데 이들을 항산화제라고 부릅니다. 활성산소로부터 산화되면서 나타나는 피해를 막아준다는 뜻으로 항산화제라는 것이죠. 앞에서 설명한 것처럼 우리 몸에는 지금도 끊임없이 활성산소가 생성되고 있으며 또 한쪽에서는 이 활성산소를 막는 항산화제들이 활동하고 있습니다.

　이런 항산화제에 대한 연구는 1950년대에 미국의 듀크대학 화학주임교수인 저명한 생화학자 프리드비히(Fridovich) 교수 등에 의해서 본격적으로 시작되었습니다. 1969년에는 앨러배머대학 생화학 주임교수 맥코드(McCord)가 몸속에서 활성산소가 지나치게 늘어나 생체에 해를 가하면 동·식물의 각 세포핵에서 SOD라는 효소가 만들어지고, 이것이 생체에 해를 주는 활성산소를 제거한다는 사실을 최초로 증명했습니다. 이후 1970년대 후반에 이르러 나고야대학 생화학교수였던 야기 구니오가 과산화지질이 증가하면 당뇨병, 혈관장애, 간질, 백내장, 간장손상 등을 일으킨다는 사실을 생화학 동물실험결과로 발표하면서 이에 대한 본격적인 연구로 발전하기에 이르렀습니다. 1979년 미국의 소아과 의사인 복서 교수는 활성산소 등의 증가로 어린이가 중증의 빈혈을 일으키는 질병인 '글루타치온 결핍증'이라는 병명을 발표했습니다. 이 2가지 연구보고는 과산화지질이나 활성산소가 생체에 지나치게 발생함으로써 생긴 질병에 관한 첫 보고였습니다. 그 후 여러 질병에 걸린 환자의 혈액 속에서 생산된 활성산소로 야기되는 질병을 연구하였는데, 베체트병, 류마티스 관절염, 가와사키병 등이 바로 과잉 활성산소 때문에 생긴다는 사실이 발표되면서 최근에는 노화와 만성질환에 있어 활성산소와의 관련 및 항산화제에 대한 연구를 하기에 이르렀습니다.

③ 항산화제의 종류

1차 항산화제

1차 항산화제는 새로운 활성산소가 체내에 생기는 것을 방지하는 역할을 하는 것으로 활성산소가 반응할 기회를 갖기 전에 활성산소를 덜 유해한 분자로 변화시키거나 활성산소가 형성되는 것을 막아주는 일을 합니다.

- SOD(SuperOxide Dismutase) _ O_2를 H_2O_2로 전환시킨다. 이름 그대로 과산화물(수퍼옥사이드)인 활성산소를 제거하는 단백질의 일종인 효소로, SOD가 활성산소를 처리하는 과정에서 생기는 과산화수소 역시 몸에 해로운 산소종이다. 여기서 생긴 과산화수소를 없애기 위해 우리 몸에서는 카탈라제와 글루타치온 페록시다제가 작용하여 물로 변화시킨다. 이때 이들 효소는 필요한 무기질이 없으면 작용하지 않는다는 사실을 알아야 한다. 즉, SOD는 철, 망간, 구리, 아연이 필요하고 카탈라제는 철이, 또 글루타치온 페록시다제는 셀레늄이 필요하다. 효소는 몸 안에서 만들어지므로 음식을 특별히

신경 쓰지 않아도 되지만 필요한 무기질은 그 공급원이 되는 식품을 충분히 섭취해야만 활성산소를 제대로 제거할 수 있다.

- 글루타치온 과산화효소(GPx: Glutathione Peroxidase) _ H_2O_2와 과산화지질이 활성산소를 만들기 전에 나쁜 성분이 없는 분자들로 전환시킨다. 두 분자의 글루타치온이 과산화수소와 결합해서 산화형 글루타치온과 물을 만드는 과정에 필요한 효소를 말하는 것이다.

- 금속결합-단백(metal binding proteins) _ 훼린, 셀룰로플라스민 등으로 활성산소의 반응을 촉진시키는 금속이온(예: 구리, 철)을 흡착시키는 물질이다.

- 셀레늄(selenium) _ 글루타치온 과산화효소와 인지질 글루타치온 과산화효

글루타치온(glutathione)

자연계에 널리 분포하며 효모, 간, 근육 등에 특히 많이 함유되어 있는데 1921년 F. G. 홉킨스에 의해 효모에서 분리되었고 글루탐산과 황을 함유한 데서 이 이름이 붙여졌다. 간에서 생산되는 수용성의 가장 강력한 항산화제로 어느 나이에서든 세포의 글루타치온 농도가 일정 정도 이상으로 낮아지면 죽음을 의미하는 것에서 알 수 있듯이 생명을 지켜주는 필수성분이다. 글루타치온의 인체 내 농도가 낮을 경우 당뇨병, 심장질환, 고혈압, 관절염이 잘 생긴다.

일반적으로 해독작용을 하는 장기인 간의 글루타치온 농도가 가장 높으며 독성물질을 대사하여 담즙으로 배설한다. 글루타치온은 입으로 섭취하더라도 분자량이 커서 장에서 제대로 흡수되지 못하는데 리포산을 복용하면 글루타치온의 인체 내 농도를 높일 수 있다. 글루타치온의 농도를 높이는 가장 일반적인 방법은, 원료가 되는 3가지 아미노산(시스테인, 글루탐산, 글리신)을 섭취하든지 혹은 리포산을 복용하는 것이다.

소의 중요성분으로 세포 내외의 해로운 과산화수소 분자를 중화시킨다. 또한 강력한 항산화제로서 비타민 E와 협력하여 작용한다.

- 환원형 글루타치온(GR) _ 시스틴이나 호모시스틴에는 작용하지 않으며, 효모로부터 결정상으로 얻어진다. 식물의 조직에서는 탈수소효소와 산화효소를 결부시키는 역할을 하는 것으로 생각된다.

- 카탈라제(catalase) _ 모든 생물에 존재하며 포유류에서는 적혈구, 간, 신장 등에 주로 존재하고 고등식물에서는 엽록체에 많이 들어 있다. 생체 내 대사과정에서 생성된 유독 과산화물로부터 생체조직을 보호하는데 그 성질이 매우 안정되어 냉동보존하면 1개월 이상 활성을 잃지 않는다. 카탈라제 1분자는 1분 동안 500만 분자의 과산화수소를 분해하는데 그 속도가 효소반응 중 최고다. 이런 빠른 속도를 가진 것은 몸 안에서 호흡으로 생긴 과산화수소라는 나쁜 성분을 빨리 제거하기 위함이며 거꾸로 과산화수소가 우리 몸에 끼치는 나쁜 영향이 그만큼 크다는 것을 말한다.

2차 항산화제

2차 항산화제는 활성산소의 연쇄반응을 끊어주는 역할을 합니다.

- 비타민 E _ 지용성으로 세포막 등 지방이 있는 곳에서 작용하여 항산화효과를 나타낸다. 담배연기나 오존 등으로 인해 발생하는 활성산소가 폐와 혈구에 영향을 미치는 작용을 막아주고 비타민 A가 인체에서 파괴되는 것을 막으며 셀레늄과 합동으로 상승효과를 나타낸다.

- 비타민 C _ 수용성 항산화제로 혈액, 폐액, 안액, 세포간질액 등 인체의 물이 많은 곳에 작용하여 활성산소를 중화시키며 기능이 떨어진 비타민 E를 재

활성화한다. 또 백혈구의 활성을 2~3배 증가시키기도 하며 일부 바이러스와 세균을 직접 파괴하기도 한다.

- 베타카로틴 _ 활성산소의 형성을 막기도 하고 또 이미 존재하는 활성산소의 작용을 둔화시키기도 한다. 눈에 고농도로 존재하는 활성산소를 제거함으로써 백내장 같은 질병을 예방하고 특히 폐암과 같은 암의 위험을 줄인다.
- 요산, 빌리루빈(bilirubin), 알부민(albumin) _ 활성산소 생성에 필요한 물질을 차단해준다.
- 조효소 _ 미토콘드리아 호흡 전자전달계의 성분으로 에너지 대사에 중요한 역할을 담당하고 있으면서 항산화작용도 한다.

3차 항산화제

활성산소에 의해 손상된 생물분자를 복구시켜주는 효소들로 DNA 보수효소와 메티오닌 과산화 환원효소 같은 것들이 있습니다.

④ 어떤 경우 항산화제가 필요한가?

활성산소의 발생은 피치 못할 상황이며, 그것을 막는 항산화제도 우리 몸 스스로 만들어내야 합니다. 정상속도로 활성산소가 생길 때는 체내의 항산화 방어능력만으로 충분히 처리가 되지만 나쁜 환경, 과도한 스트레스, 과로, 대기오염, 흡연, 과도한 알코올 섭취, 중금속 등의 중독, 농약에 오염된 농산물 등이나 잘못된 식습관 등으로 체내의 방어능력이 쇠약해지면, 우리 능력으로 처리하지 못할 정도의 과다한 활성산소가 발생하게 됩니다. 이럴 때 적절한 조치를 취해주지 않으면 병으로 넘어가서 작은 불씨를 크게 키우는 꼴이 됩니다. 원인이 되는 나쁜

저분자 항산화제를 사용할 때 주의할 점

- 저분자 항산화제는 1가지를 대량으로 사용해서는 효과가 없고 여러 가지를 섞어서 사용해야 좋은 효과를 나타냅니다. 이는 항산화제 네트워크를 활용하는 것이 보다 좋은 효과를 나타낸다는 것이며 또 1가지로는 그 효능에 한계가 크다는 것입니다.
- 화학약품이 아닌 자연물질이 효과가 좋습니다. 사용해보면 효과에 차이가 납니다. 합성품과 천연물질의 화학구조식은 완전히 같은데도 불구하고 어째서 임상효과에서는 차이가 나는지에 대해서 정확한 기전이 밝혀지지는 않았지만 다음과 같이 이해되고 있습니다.

저분자 항산화제는 분자량이 작으므로 장에서 흡수되어 결국 세포단위로 움직이게 됩니다. 세포 밖의 물질이 세포 안으로 들어가려면 세포에 있는 수용체를 거쳐야 되는데 사람 세포의 수용체는 화학합성품보다는 천연물질을 더 선호해서 세포 안으로 더 잘 끌어들이기 때문입니다.

식습관과 환경을 고치고, 그래도 피치 못할 경우에는 적당한 항산화제를 부가적으로 섭취해주는 것이 좋습니다. 또 하나, 당뇨병이라든지 하는 진행성 만성질환을 가지고 있는 환자들은 반드시 항산화제를 섭취해줘야 합니다. 그래야 그 병으로 인해 발생하는 합병증을 막고 병자체가 깊어지는 것도 함께 막을 수 있게 됩니다.

여러 종류의 항산화제가 있지만 자연음식이 최고의 항산화제이며 이들 음식으로 부족할 경우에만 항산화보조제를 복용할 수 있습니다. 사실 과거에는 자연음식으로도 충분히 섭취할 수 있었지만 지금과 같은 상황을 고려하면 일정 용량의 항산화제 복용도 하나의 방법이 될 수 있습니다.

⑤ 그물망 협력체계

항산화제들은 독립적으로 작용한다기보다는 서로가 협력하며 순차적인 움직임을 보입니다. 일선의 항산화제가 제 기능을 못하면 제2선에 있는 항산화제가 그 기능을 대신합니다. 예를 들면, 비타민 E가 활성산소에 의해 파괴되면 비타민 C나 조효소 Q와 같은 항산화제가 비타민 E를 다시 원상태대로 복구합니다.

이런 그물망 방어를 펼치는 항산화제는 비타민 C, 비타민 E, 글루타치온, 조효소 Q, 리포산 등입니다. 이들은 항산화제 중에서도 아주 중요한 요소들이며 이 가운데 리포산만이 그 자신을 포함해서 다른 4가지 모두의 네트워크 항산화제들을 재생시킬 수 있기 때문에 항산화제 중 대장격이라 할 수 있습니다.

⑥ 항산화제 조리법

식품이 원래 가지고 있는 항산화제 성분은 우리 입을 통해 들어올 때까지 똑같은 상태로 항상 유지되는 것은 아닙니다. 어떤 경우는 입에 들어오는 순간 이미 영양소로서 가치를 다 잃어버린 채 배만 채우는 경우도 있습니다. 수확되는 순간부터 입으로 들어오는 순간까지 영양소는 계속해서 손실됩니다. 결국 우리에게 필요한 것은 소중한 영양소의 손실을 최소한으로 줄이고 그 저장법과 조리법을 알고 익히는 것이라 하겠습니다.

비타민 C

항산화제 중에서도 가장 불안정하여 특히 열에 약하고 물에 잘 씻겨나가는 대표적인 영양소입니다. 우리나라 사람들은 대대로 녹황채보다는 백색야채를 더 많이 먹어왔습니다. 대표적인 배추는 수확 후 며칠만 지나도 비타민 C가 거의 전부 소실되며 감자의 경우 한 달이 지날 때마다 15% 정도씩 손실되고 또 사과도 두세 달이면 원래 가지고 있던 비타민 C량이 30~40% 정도로 줄어듭니다. 과일주스도 안전할 수 없습니다. 일단 뚜껑을 개봉하면 그 순간부터 비타민 C가 파괴되기 시작해서 1주일이면 거의 반은 없어집니다.

또 비타민 C는 물에 잘 녹기 때문에 심하게 씻거나 물에 오래 담가 놓는 것을 삼가고 물에 넣고 조리하는 것을 피해야 합니다. 또 껍질을 벗기거나 잘게 썰어도 표면이 쉽게 산화되어 역시 손실을 가져오므로 주의가 필요합니다.

베타카로틴

물에 넣고 끓일 때 손실이 잘 되므로 가능한 물에 넣지 않고 찌는 것이 좋습니다.

비타민 B

체내에서 항산화제를 도와 충분한 항산화효과를 끌어올리는 영양소로 조리과정에서 또한 많은 손실이 발생하는 대표적인 비타민입니다.

비타민 B군 중 티아민이라고 불리는 B_1이 가장 불안정해서, 습기가 많은 곳에 보관하면 곡류에 들어 있는 B_1이 쉽게 파괴되어 서너 달 후

엔 20~30% 정도가 손실되고, 식빵도 30~70초 정도 굽게 되면 10~30% 정도가 파괴됩니다. 리보플라빈으로 불리는 B₂는 열에는 덜 민감하지만 빛에 노출되면 쉽게 파괴되고, 피리독신이라 불리는 B₆는 조리 시 물에 녹아 없어지는 양이 매우 큽니다. 야채나 과일, 종자 등은 바깥 층에 영양분이 많으므로 껍질을 너무 막아내는 것은 영양소를 긁어내는 것과 같다고 할 수 있습니다.

⑦ 항산화제들의 효과

노화 예방

노화의 원인 중 최근에 많이 대두되고 있는 것이 바로 산화에 의한 것이며 또 항산화제가 노화 속도를 늦추는 효과가 있음을 시사하는 연구

항산화제 손실을 줄이는 방법

- 야채나 과일은 제철에 나는 싱싱한 것을 구입해 바로 먹습니다.
- 보관할 때는 햇빛이 안 드는 어두운 곳에서 공기가 안 통하도록 하고 가능한 짧은 기간 동안만 보관하도록 합니다.
- 물에 오래 담가놓지 않도록 하며 씻을 때도 빠른 시간에 살짝 씻도록 하고 즉시 요리해서 먹도록 합니다.
- 조리시에는 가능한 물에 안 넣고 데쳐서 먹고 물에 넣을 때는 가능한 최소량만 사용해서 단기간에 약한 불에 요리합니다. 영양소가 녹아 있는 물도 요리에 응용하면 좋겠죠.
- 냉동된 것을 녹일 때 장시간 녹이게 되면 항산화제 손실이 크므로 가능한 전자레인지를 사용하여 빨리 녹이는 것이 좋습니다.

들이 많이 발표되고 있습니다. 세포 내 미토콘드리아에 존재하는 조효소는 항산화작용과 세포막 안전작용을 하는데, 일부 노화 관련 질환에 투여할 때 부분적인 효과가 나타납니다. 최근에 각광받는 멜라토닌은 다른 항산화제보다 활성산소를 효과적으로 제거하는 효과가 있으며 멜라토닌의 분비 감소는 노화나 노화 관련 질환과 연관이 있습니다.

심혈관질환에서의 효과

1995년 국제생화학 심포지엄에서 동맥경화증을 일으키는 성분으로 활성산소에 의한 지질의 변성, 일부 포화지방산, 콜레스테롤을 꼽았습니다. 반대로 동맥경화증을 억제하는 성분으로 항산화제, 생선기름, 신선한 다가불포화지방산, 섬유소, 구리, 망간, 아연, 셀레늄을 꼽았습니다. 생선 중에서도 등푸른 생선기름 성분인 오메가-3 지방산은 혈중 지질성분을 좋게 만들고 혈소판이 뭉쳐서 생기는 혈전을 막아 심장병 발생위험을 줄일 수 있습니다.

뇌혈관질환에서의 효과

현재 중풍 예방 목적으로 의사들에 의하여 가장 많이 처방되는 약은 저용량의 아스피린입니다. 그런데 아스피린과 함께 400단위 정도의 비타민 E를 같이 주면 중풍 발생이 더 감소될 수 있습니다.

각종 암 예방

자궁경부암의 아주 초기에 베타카로틴을 복용하면 약 70% 병의 진행이 억제되었습니다. 물론 아주 초기 실험단계이므로 실제로 적용하기는 이릅니다. 하지만 베타카로틴은 항산화효과 외에도 면역증강 효과, 자궁경부의 상피세포 성장인자 억제효과 등으로 항암작용을 보이는 것으로 생각됩니다.

구강암의 경우 비타민 E나 베타카로틴은 구강암으로 가기 전 단계의 상태를 억제합니다. 또 거기서 2차 암이 생기는 것을 예방하는 정도가 50~60% 정도 됩니다. 이런 긍정적인 연구와는 반대로 항산화제가 아무런 효과를 보이지 않는다는 연구들도 많습니다.

소화기암의 경우 신선한 야채, 과일, 섬유소를 많은 먹는 사람에서 발생 위험이 적습니다. 항산화제의 경우 비타민제제로 먹는 것도 일부 효과가 있지만 음식으로 직접 섭취하는 것이 더 유리합니다. 토마토에 많은 카로티노이드의 일종인 리코펜을 충분히 섭취하면 일부 전립선암의 예방효과가 나타납니다.

면역기능 증진

비타민 E, 비타민 C, 베타카로틴, 아연, 셀레늄, 몰리브덴 등을 투여하면 T임파구 기능을 증강시켜주는데 이런 항산화제에 의한 면역증강 효과는 특히 노인에서 더 뚜렷하게 나타납니다.

운동 피해의 예방

심한 운동 후에는 활성산소의 발생이 증가하므로 몸에 해로운 영향을 미칠 수 있습니다. 또 과격한 운동을 갑자기 멈출 경우에도 나타나므로 운동 30분 전 쯤에 항산화제를 복용하고 운동을 멈출 때에는 서서히 멈추는 것도 운동으로 인한 피해를 줄일 수 있는 방법이 됩니다.

신경질환, 치매에 효과

활성산소의 공격에 가장 민감한 조직 중 하나가 바로 신경계입니다. 신경조직은 다른 조직에 비해 지질이 풍부한 막으로 둘러싸여 있기 때문이지요. 신경계질환 중에서도 특히 치매, 파킨슨씨병, 간질, 신경경화증, 허혈증 등은 산화와 연관된 질병이라 할 수 있습니다. 따라서 이들 질환에서 항산화능력을 증강시키면 신경조직의 기능이 좋아지는 것을 관찰할 수 있습니다.

남성불임증에 효과

활성산소는 정자에 손상을 줄 수 있으므로 불임증의 요인이 될 수 있으며 항산화제 투여는 불임의 보조치료법 중 하나가 될 수 있습니다.

항산화물질 함유식품

항산화물질	식품
비타민 A	간, 생선간유, 달걀 노른자, 전유, 버터, 치즈
비타민 C	열무, 풋고추, 고춧잎, 피망, 시금치, 연근, 양배추, 부추, 고구마, 감자, 딸기, 오렌지, 귤, 키위, 사과, 레몬
비타민 E	보리, 밀, 옥수수기름, 올리브유, 해바라기씨유, 시금치, 브로콜리, 케일, 근대
베타카로틴	당근, 브로콜리, 시금치, 복숭아, 감, 귤, 살구, 호박, 고구마
플라보노이드	포도, 감귤, 건포도, 살구, 메밀
셀레늄	통밀빵, 새우, 조개류, 해조류, 쌀밥, 생선, 유제품
안토시아닌	적포도, 블루베리, 자두, 체리, 붉은 고추, 가지, 딸기
리코펜	토마토, 구아바, 수박
알리신	마늘, 양파, 부추
루테인, 제아잔틴	옥수수, 아보카도, 완두콩, 키위, 겨자, 시금치
설포라페인, 인돌	양배추, 배추, 케일, 근대

출처 : Yeum KJ, Azhu S, Xiao S, et al. Beta-carotene intervention trial in premalignant gastric lesions. J Am Coll Nutr 1995;14:536

각 과일과 채소의 항산화능력 단위

: 미국 터프츠대학이 실시한 테스트에서, 53개 과일과 채소의 항산화능력 순위

순위	100g 당	1개 당	1인분 당	순위	100g 당	1개 당	1인분 당
1. 말린 자두	5,770	1개(씨 뺀 것)	462	2. 건포도	2,830	1/4컵	1,019
3. 블루베리	2,234	1/2컵	1,620	4. 블랙베리	2,036	1/2컵	1,466
5. 마늘	1,939	1통	58	6. 케일	1,770	1/2컵(조리한 것)	1,150
7. 크랜베리	1,750	1/2컵	831	8. 딸기	1,536	1/2 컵	1,144
9. 시금치(날것)	1,210	1컵	678	10. 나무딸기	1,227	1/2컵	755
11. 싹양배추	1	1개	206	12. 서양자두	949	1개	626
13. 알팔파	93	1컵	307	14. 시금치(데친 것)	909	1/2컵(조리한 것)	1,089
15. 브로콜리	888	1/2컵(조리한 것)	817	16. 비트	841	1/2컵(조리한 것)	715
17. 아보카도	782	1/2개	149	18. 오렌지	750	1개	982
19. 붉은 포도	739	10알	177	20. 붉은고추	731	중간크기 1개	540
21. 체리	670	10개	455	22. 키위	602	1개	458
23. 콩(구운 것)	503	1/2컵	640	24. 자몽	483	1/2개	580
25. 강낭콩	460	1/2컵(조리한 것)	400	26. 양파	449	1/2컵(조리한 것)	360
27. 흰포도	446	포도 10개	107	28. 옥수수	402	1/2컵(조리한 것)	330
29. 가지	386	1/2컵(조리한 것)	185	30. 꽃양배추	377	1/2컵(조리한 것)	234
31. 꽃양배추	377	1/2컵(날것)	188	32. 냉동완두콩	364	1/2컵(조리한 것)	291
33. 감자	313	1/2컵(조리한 것)	244	34. 고구마	301	1/2컵(조리한 것)	301
35. 양배추	298	1/2컵(날것)	105	36. 상추	262	10장	200
37. 멜론	252	1/2개	670	38. 바나나	221	1개	252
39. 사과	218	1개(중간것)	300	40. 두부	213	1/2컵	195
41. 당근	207	1/2컵(날것)	115	42. 당근	207	1/2컵(조리한 것)	160
43. 깍지강낭콩	201	1/2컵(조리한 것)	125	44. 토마토	189	1개(조리한 것)	233
45. 서양호박	176	1/2개(날것)	115	46. 살구	164	3개(날것)	115
47. 복숭아	158	1개 (중간것)	137	48. 노란호박	150	1/2개(조리한 것)	183
49. 리마콩	136	1/2컵	115	50. 양상추	116	큰 잎 5장	116
51. 배	134	1개 (중간것)	222	52. 수박	104	1/16쪽(중간것)	501
53. 허니듀멜론	97	1/10쪽	125	54. 셀러리	61	1/2컵(깍둑썰기한 것)	60
55. 오이	54	1/2(얇게 썬 것)	28				

출처 : Jean Carper, 이순주 옮김, 「기적의 두뇌」, 학원사

자연에 있는 대표적 항산화제

항산화제	식품
알파카로틴	당근, 호박
베타카로틴	살구, 참외, 복숭아, 브로콜리, 호박, 당근, 시금치
리코펜	토마토, 수박, 구아바
루테인	시금치와 푸른채소에 많음
제아산틴	시금치, 근대, 치커리
카테킨	녹차, 포도, 포도주스, 포도주
레스베라스톨	포도(껍질과 씨), 붉은 포도주스, 포도주
OPC	포도씨, 소나무껍질 추출물
제니스테인	콩, 두부, 두유, 청국장
알리신	양파, 마늘, 파
안토시안	뽕잎, 크랜베리, 월귤나무
인돌과 설포라판	양배추
SOD	야생보리, 브로콜리, 양배추, 밀의 잎
유비키논(조효소 Q)	육류, 곡물 가공품, 달걀, 염소젖
셀레늄	해바라기씨, 버섯, 콩, 현미, 곡식의 껍질, 양배추, 마늘, 참치, 굴
비타민 A	카로틴이 많이 함유된 음식(카로틴은 몸에 들어와서 비타민 A로 바뀜)
비타민 C	열무, 풋고추, 고춧잎, 피망, 시금치, 연근, 양배추, 부추, 고구마, 감자, 딸기, 오렌지, 귤, 키위, 사과, 레몬 등
비타민 E	보리, 밀, 옥수수기름, 올리브유, 해바라기씨유, 시금치, 브로콜리, 케일, 근대 등
멜라토닌	붉은 상추, 돌페스큐, 씨와 함께 발효 숙성시켜 만든 적포도주, 리놀렌산이 많이 함유되어 있는 녹차추출물과 루이보스차, 달맞이꽃 종자유

출처 : The J. of the American Medical Association ; JAMA, 2003년 7월 23일자(290권, 4호, 476~485)

말린 자두와 건포도는 왜 그렇게 항산화능력이 높은 걸까요?

말리는 과정에서 수분이 날아가 항산화제가 농축되기 때문입니다. 말리지 않은 자두의 항산화능력은 말린 자두의 16%밖에 되지 않습니다. 건포도가 되기 전의 포도도 마찬가지이고요. 그러므로 말린 과일은 칼로리가 조금 더 높기는 하지만 좋은 항산화제 공급원입니다. 적은 칼로리에 많은 항산화제를 섭취할 수 있는 가장 좋은 방법은 차를 마시는 것입니다.

바이러스 및 세균 감염에 효과

가장 흔한 감염의 원인 중 하나가 바이러스로 인한 것입니다. 항산화제는 바이러스의 증식과 바이러스에 의한 활성산소의 손상을 줄여줄 수 있습니다. 항산화제 중 아세틸시스테인, 비타민 E와 C, 조효소 Q 등은 심한 세균 감염에 의한 활성산소로 나타나는 손상을 줄여줍니다.

2) 타우린

베타아미노산의 일종으로 단백질 합성에 사용되지 않고 대부분의 포유동물의 조직과 생체액에서 유리아미노산의 형태로 존재합니다. 일본이 2차대전 말기 가미카제 특공대원들에게 흥분제 대신 먹였다는 것이 바로 타우린이기도 합니다.

① 일반적 작용

신경전달물질 또는 신경조절물질로 작용하거나 항산화작용을 가지고 있어 자유기로부터 조직을 보호하여 각종 해독작용에 관여하기도 합니다. 대개 혈청 총 콜레스테롤과 중성지방량을 떨어뜨려 동맥경화성 질환을 예방하고 간효소 대사를 촉진하여 간기능을 개선시킵니다. 뇌교감신경을 억제하여 혈압을 떨어뜨려 뇌졸중을 예방하기도 하며 항산화작용으로 노화를 막기도 합니다.

② 타우린과 당뇨병

당뇨병의 인슐린 치료시 혈당 및 지질대사를 향상시킵니다. 특히 인슐린 의존성 당뇨환자에게 타우린이 부족하면 혈청 총 콜레스테롤 수치와 저밀도 지단백 콜레스테롤(나쁜 콜레스테롤)의 농도가 높아져 당뇨 합병증인 심혈관질환의 위험효소로 작용할 수 있습니다. 바꿔 말하면 타우린 농도가 심혈관질환에 중요한 변수가 될 수 있다는 것이겠죠.

이 외에 인슐린 구조를 보면 2개의 아미노산이 사슬모양으로 연결되어 있고 그것이 유황으로 연결되어 있는데 인슐린의 생산에는 유황을 포함한 메티오닌, 시스틴, 타우린 등의 아미노산이 필요합니다. 그래서 당뇨병의 혈당조절 및 합병증 치료에서 타우린은 소중한 영양소로 작용합니다.

타우린은 생굴, 문어, 낙지, 오징어, 새우, 패류 등의 동물성식품에 있는데, 마른 오징어나 문어의 표면을 덮고 있는 흰 가루가 바로 타우린입니다. 식품 내 함유된 타우린의 섭취는 매우 안전하지만 신장과 간에 질병을 가지고 있거나 임신중인 사람에게는 보충제의 복용을 금합니다. 또 타우린을 너무 많이 섭취하게 되면 설사나 위궤양을 포함한 독성을 보이며 단기기억력이 떨어질 수도 있습니다.

3) 조효소 Q10(CoQ10)

인체세포의 에너지 생산공장인 미토콘드리아의 필수적인 구성성분입니다. 조효소 Q10의 역할은 에너지 공장을 돌리는 발전기의 점화플러그와 같은 일이어서 점화가 일어나야 발전기가 돌고 그 동력을 이용해서 인체라는 큰 공장을 돌릴 수 있는 것과 같은 이치입니다.

① 일반적인 작용

크게 에너지 대사의 향상과 산화방지라고 할 수 있습니다. 그리고 이런 효과들은 심혈관질환에 특히 많이 사용되며 산화방지를 통한 노화억제 및 만성소모성 질환 전반에 걸쳐 사용되고 있습니다. 비타민 E와 어울려 서로 상승작용을 하고 지방질 막과 혈장 지질에 대한 손상을 막기도 합니다. 또 다른 산화방지제와 마찬가지로 동맥경화증을 예방합니다. 지질의 산화를 막아주는 것은 역시 유리지방의 수치가 높은 당뇨환자에게도 많은 도움이 된다는 뜻입니다. 울혈성 심장마비와 고혈압, 심근병, 승모판(심장의 좌심방과 좌심실 사이에 있는 방실판) 탈출, 관상동맥 대체 혈관수술 그리고 심근경색증과 같은 심혈관질환과 당뇨병, 면역결핍, 암, 근이영양증(골격근의 진행성 위축과 근력저하를 특징으로 하는 근육질환)에 사용됩니다.

② Q10과 당뇨병

CoQ10은 당대사를 정상적으로 이끄는 데 필요한 성분으로, 당뇨를 가진 동물이나 정상인과 비교한 제2형 당뇨병 환자의 경우, 혈액 내에 CoQ10의 수준이 유의성 있게 낮은 것으로 조사되었습니다.[18] 또 한 실험에 의하면 CoQ10과 유사한 CoQ7을 매일 120mg씩 3개월간 복용한 당뇨환자에서 혈당이 31% 떨어졌음을 보고하였습니다.[19] (CoQ7과 CoQ10은 인체 내에서 교체가 가능하므로 CoQ10을 투여해도 비슷한 결과를 유추할 수 있습니다.)

당뇨환자에 있어서 CoQ10 보충은 아직 해결되지 않은 문제로 남아있지만 어떤 의사들은 당뇨병으로 인해 고갈되는 부분에 대한 보충으로 하루에 50mg 정도를 복용할 것을 권하고 있습니다.

4) 리포산

황을 포함하는 지방산으로 인체의 모든 세포에서 발견되며 몸 안의 에너지 생산에 보조역할을 하는 영양소입니다. 에너지 생산, 즉 당을 에너지로 바꾸는 대사작용에 아주 중요한 역할을 담당합니다. 리포산은 항산화제로 잘 알려져 있는데, 비타민 E는 지용성이고 비타민 C는 수용성 항산화제로, 리포산은 수용·지용성 자유기 모두에게 강력한 항산화작용을 합니다.

① 일반적 작용

에너지 대사를 원활히 하기 위해 체내에서 생성되는 알파-리포산(alpha-lipoic acid)이 단백질을 비롯해 인체에 유해한 콜레스테롤인 저밀도 지단백과 DNA의 산화를 방지할 수 있다는 것이 최근 미국 텍사스대학 소속 과학자들에 의해 밝혀졌습니다. 이 연구는 또 알파-리포산이 비타민 E에 비해 단백질 산화를 저해하는 효능이 월등한 것으로 밝혀냈으며, 단백질 산화는 노화 및 심장병과 관련이 있고 더구나 알파-리포산은 지용성과 수용성 특성을 모두 가지기 때문에 다른 항산화제에 비해 응용폭이 더 넓다는 것도 하나의 특징으로 알아냈습니다.

미토콘드리아는 우리가 숨쉬는 산소의 약 90% 정도를 소모시키면서 에너지를 만들고 칼슘을 조절하며 심지어 세포의 생사(生死)를 조절하기도 하는 인체의 에너지 공장입니다. 그런데 이런 공장은 에너지만 생산하는 것이 아니고 동시에 쓰레기도 나오고 노폐물도 발생하게 됩니다. 여기서 발생하는 아주 유독한 쓰레기의 하나인 유리기가 많이 발생하면 결국 미토콘드리아 기능이 상실되어 죽어가게 됩니다. 그런데 리포산이 미토콘드리아 기능을 향상시켜준다는 연구결과가 나왔습니다. 또한 글루타치온이라는 항산화제를 같이 사용하였을 때 미토콘드리아의 기능을 회복시키고 유리기의 공격으로부터 지켜내는 능력이 훨씬 상승한 것을 알 수 있었습니다. 미토콘드리아는 또한 혈당을 에너지원으로 사용하는 공장인데 혈당을 잘 사용할 수 있다는 것은 당대사를 원활히 한다는 것이고, 역시 당뇨병의 치유에 기본적인 역할을 하는 것으로 볼 수 있습니다.

② 리포산과 당뇨병

혈당대사를 향상시키고 말초신경으로의 혈행을 개선시키며 신경섬유의 재생도 도와줍니다. 이는 혈당대사를 향상시키는 리포산이 포도당 대사에 영향을 미치며 인슐린 감응성을 높이는 능력을 갖고 있기 때문입니다. 또한 독일의사회는 리포산이 인슐린의 작용을 30% 정도 향상시킨다고 보고한 바 있습니다.

이 외 임상실험에서는 리포산은 당뇨성 신경질환(말초성신경증)에 대하여 상당히 좋은 결과를 보여주기도 했습니다.[20] 당뇨합병증의 하나로 신경장애가 나타나는데 신경계통의 이 병은 당뇨환자들에게 찾아오는 중요하고도 고통스러운 합병증입니다. 그런데 유럽에서는 25년 전부터 당뇨신경장애를 치료하는 데 리포산을 사용해 성공한 사례가 많습니다. 리포산을 다량 복용하면(하루 200~600mg) 2~3주 안에 증상이 눈에 띄게 개선된다고 독일의 연구원들은 보고합니다. 더구나 이 연구결과를 보면 리포산은 인슐린 기능이나 민감성을 개선하고 인슐린 비의존형 당뇨병(제2형)의 경우에는 혈당을 낮추기도 하는 것으로 나와 있습니다. 실험 대상자들은 리포산을 하루에 2번 모두 600mg 을 4주일 동안 복용했습니다. 이로써 리포산이 저밀도 리포단백질의 산화를 막아주는 동시에 인슐린 작용을 증진시킴으로써 당뇨병의 혈 당을 조절해주고 합병증으로 나타나는 심장병 발병 위험을 낮춰줄 수 있을 뿐만 아니라 신경합병증을 막아주는, 당뇨병 치료에 있어 아주 필요한 영양소라는 사실을 말해주고 있습니다.

리포산의 자연식품 공급원으로는 시금치, 브로콜리, 쇠고기 살코기 등이 있습니다. 그 중 시금치에 가장 많이 들어 있으며 그 외에는 식품 으로 충분한 양을 섭취하기는 힘든 함유량을 갖고 있습니다. 산화방지 제로 사용할 경우 1일 권장량은 하루 20~50mg이며 당뇨병 치료의 경 우에는 매일 300~600mg 정도가 적당합니다. 또한 이런 리포산 섭취 는 비타민 C와 E를 포함한 다른 산화방지제들을 절약시켜주는 효과를 줍니다. 하지만 리포산을 하루 100mg 이상 먹으면 혈당이 너무 많이 내려갈 수 있으므로 주의하며 복용하도록 합니다.

5) 요산

요산이라고 하면 생소할지 모르지만 통풍(痛風, gout)이라고 하면 아시 는 분이 많으실 겁니다. 바로 통풍을 만드는 원인물질이 바로 요산이라 는 것이죠. 우리 몸이 살아가는 과정은 노화하여 쓸모없게 된 세포는 파괴하고 새로운 것을 다시 만드는 과정이라고 할 수 있습니다. 이때 낡은 세포는 요산이라는 폐기물로 분해되어 배출되는데, 그 버려지는 양은 매일 750mg 정도입니다. 그래서 우리는 지금까지 요산을 쓰레기 와 같은 존재 이상으로는 생각하지 않았던 것이죠. 그런데 이런 요산이 인간과 유인원의 체내에 '요산풀'이라 하여 항상 1,200mg 정도가 버려지지 않은 채 남아 있습니다. 다른 포유류는 대부분을 버리는데 진화의 정점에 있는 영장류만이 일부러 신장에서 재흡수하여 저장하고 있는 셈인데 바로 이것이 장수와 관련되어 있다는 사실을 알고 계셨나요? 오랫동안 수수께끼로 남아 있었으나 최근 요산에 활성산소를 제거하는 작용이 있으며 그 작용능력은 비타민 E보다 훨씬 강하다는 사실이 밝혀졌습니다.

6) 시스테인

일반적으로 불필수아미노산으로 알려져 있는데 필수아미노산인 메티오닌과 불필수아미노산인 세린이 구성요소로 항산화작용을 합니다. 시스테인은 손톱, 발톱, 피부, 머리카락, 소화효소 등에 주로 함유되어 있고 인체의 다양한 부위에 있으면서 해독작용을 합니다. 또 우리 몸을 활성산소로부터 지켜주는 중요한 효소인 글루타치온을 만들어주는데 시스테인을 섭취하지 않으면 글루타치온을 만들 수 없습니다.

마늘, 양파, 아스파라거스, 양배추, 겨자, 브로콜리 등에 많이 함유돼 있으며 하루 권장량은 따로 없기 때문에 위 식품들을 매일 일정하게 먹는 것이 좋습니다.

7) 김네마 실베스터

덩굴상태로 다른 나무를 얽어 감아 올라가면서 성장하며, 길이는 3~4m나 됩니다. 인도에서는 당뇨병 약으로 2,500년 전부터 사용되어 왔으며 인도 남부를 중심으로 미얀마, 인도네시아, 베트남, 중국의 남서부, 필리핀, 호주 등 건기와 우기가 뚜렷한 지역에 분포돼 있습니다.

인도에서는 기원전 6세기 『수슈르타 본집(Sushruta Samhita, 고대 인도의 외과사전)』에서 비만과 대식을 수반하는 성인병 당뇨병을 고치는 약의 하나로 김네마 실베스터(gymnema sylvestre)의 잎사귀를 꼽았으며 현지에서는 힌두어로 이 식물을 '당을 파괴한다'라는 뜻을 지닌 다른 이름으로 부르고 있습니다.

당뇨병과 김네마 실베스터

인도의 마드라스대학 기초의학연구소 라다 샴가스다람 박사는 당뇨병으로 만든 쥐에 김네마잎의 성분 GS4를 투여하는 실험을 통해 김네마잎을 투여하며, 인슐린의 분비가 정상적인 쥐와 거의 마찬가지로 되는 것을 알아냈습니다. 이렇듯 김네마산은 포도당이 장관으로 흡수되는 것을 막아 혈당상승을 억제시키는데, 이것은 김네마산을 복용함으로 저혈당상태를 일으키지 않는다는 것을 말해줍니다. 또 이뿐 아니라 기타 성분이 섞여 있는 김네마 실베스터 잎의 성분에서도 당뇨치료 효과가 확인된 바 있습니다.

8) 마늘과 알리신

마늘은 두말할 나위 없이 우리 민족과 가장 친숙한 먹거리 중 하나입니다. 2차 세계대전 중에는 그 뛰어난 항균작용 덕분으로 '러시아 페니실린'이라는 칭호를 얻기도 했고 근래에 와서는 미국 국립암연구소에서 으뜸으로 꼽는 강력한 천연 암예방물질이며 10대 항암식품 중 하나로 손꼽히고 있습니다.

① 마늘의 성분

- **알리신** _ 마늘의 독특한 냄새를 내는 물질로 마늘이 가지고 있는 약효의 주된 성분이다. 유기유황성분인 알린이라는 것이 마늘을 자르거나 빻을 때 알리나아제라는 효소의 작용에 의해 매운 맛과 냄새가 나는 알리신으로 변하게 된다. 이것은 강한 살균, 항균작용이 특징이며 혈관을 확장시켜 혈액순환을 원활하게 하고 소화를 촉진하며 인슐린의 분비를 도와 당뇨병에도 효과적이다. 하지만 마늘을 익히게 되면 냄새가 없어지면서 파괴되어 효과가 사라지니 주의하자.

- **알리티아민** _ 알리신은 특히 탄수화물의 에너지 대사를 촉진하는데 꼭 필요한 비타민 B_1과 결합하면 마늘 비타민 B_1이라는 알리티아민이 되며 이것은 보통의 비타민 B_1의 효능보다 뛰어나다. 이는 장내의 어떤 세균에도 파괴되지 않고 흡수가 잘 돼 '활성지속성 비타민 B_1'으로도 불린다.

- **기타 성분** _ 미네랄의 일종으로 암 예방이나 암세포 증식을 억제하는 작용을 가진 게르마늄과 혈압 및 심장수축과 확장을 조절하는 스코르디닌, 그리고 섹스미네랄이라고도 불리는 아연이 다른 식품보다 많이 들어 있기도 하다.

② 일반적 작용

펜실베이니아주의 유앤 예(Yu-Yan Yeh)와 리주앤 류(Lijuan Liu)는 마늘의 S-알릴 시스테인(S-allyl cysteine)과 S-에틸 시스테인(S-ethyl-cysteine), S-프로필 시스테인(S-propyl cysteine)이 간세포 콜레스테롤을 40~60% 정도 낮춘다고 발표했습니다. 연구시에는 신선한 마늘 추출 성분을 사용했는데, 묵은 마늘 추출물은 쥐의 혈중 콜레스테롤을 15% 정도 낮추었고 사람에서는 34명의 남성에게 냄새를 제거한 마늘

캡슐을 5개월 동안 복용하도록 한 결과, 총 혈중 콜레스테롤 수치는 7%, LDL은 12%가 감소했습니다.[21]

또한 마늘은 혈액의 섬유소 용해작용(피가 엉기고 굳어지게 하는 혈전을 막아주는 작용)이 있는 것으로 판명되었습니다.[22] 심근경색, 심장질환은 혈소판이 뭉치면서 혈관을 막기 때문에 생기는데 마늘 속에 많이 들어 있는 알리신은 혈소판 응집을 억제하는 작용을 하여 혈전을 없애주는 까닭입니다. 즉, 혈액을 깨끗이 청소해준다는 말이지요. 마늘은 혈류개선 효과가 있는데 마늘 섭취 후 혈액의 비중과 혈액 속의 적혈구 등 혈구성분 비율을 조사한 결과, 이것들이 모두 감소해 섭취 후 손톱에서 측정한 말초혈류가 개선되는 것으로 나타났습니다.

알리신의 주요 특징인 살균작용은 페니실린보다 더 강하여 12만 배로 희석한 액에서도 충분히 콜레라균이나 디프테리아균, 이질균, 티푸스균 등에 대항하는 항균력을 가지고 있을 정도이며 또한 감기나 인플루엔자의 바이러스균을 죽이거나 그 역할을 약하게 하는 항바이러스작용도 합니다. 아울러 장내 나쁜 세균의 활동을 억제하여 장운동을 정상화하는 정장작용도 합니다.

진통효과와 함께 보온효과도 얻을 수 있는데 이것은 알리신에 의해 혈행이 왕성해져 심장이 많은 혈액을 전신에 보내 체온이 유지되기 때문입니다. 특히 신체말단의 혈액순환이나 피부혈행을 활발히 하므로 동상이나 가려움, 발의 냉증 등에 아주 좋은 효과가 있습니다. 알리신은 또 항산화제로서도 아주 좋은 역할을 하는 것으로 밝혀졌답니다.

③ 마늘과 당뇨병

마늘 비타민 B₁은 당질대사를 촉진하며 알리신은 체내의 비타민 B₆와 결합해 췌장의 세포기능을 활발하게 하여 인슐린의 분비를 촉진시킵니다. 또한 혈전을 제거하며 콜레스테롤과 중성지방 등을 줄여주기 때문에 당뇨병 치료에 좋은 파트너입니다. 우리가 당뇨병을 생각할 때 항상 혈액 속에 당분(혈당)만이 많이 있는 것으로 생각하기 쉬운데 물론 혈액 속의 당분이 높기도 하지만 지방도 많이 떠다니게 됩니다. 이런 지방을 없애주는 것은 역시 당뇨병의 직접적인 치료에도 도움이 되고 2차적 합병증을 치료하거나 예방하는 데도 아주 좋은 역할을 한답니다.

마늘을 먹는 가장 좋은 방법은 숙성시켜서 먹는 것입니다. 날것으로 먹는 것보다 그 성분이 훨씬 안정되고 효과적으로 작용하기 때문이죠. 식초, 된장, 간장, 꿀 중에서 좋아하는 것을 골라 재워 숙성시키면 됩니다. 먹는 양은 하루 2~3쪽 정도면 적당하고 한꺼번에 많이 먹어서 좋은 것이 아니니 식사 때에 다른 음식과 더불어 먹으면 좋겠습니다.

9) 양파와 케르세틴

양파는 덩이로 된 비늘줄기가 마늘모양으로 발달해 공모양을 이루며 줄기에는 매운맛, 당질, 인, 칼슘, 염분, 비타민 B, C 등이 들어 있죠.

① 일반적인 작용

양파 성분 중 케르세틴은 항산화작용에 의해 동맥경화를 방지하는 효능이 있습니다. 항산화작용을 통해서 혈중 콜레스테롤의 산화를 억제하여 혈액 속의 저밀도 지단백 콜레스테롤(나쁜 콜레스테롤)이 혈관벽에 쌓이지 않도록 하기 때문에 동맥경화를 예방할 수 있습니다. 또 케르세틴은 혈장 속의 과산화지질이 증가하는 것을 억제하는데 이를 통해 세포의 노화를 막아준다고 합니다. 그리고 케르세틴에는 킬레이트 작용이라는 특수한 효능이 있는데 킬레이트 작용이란 체내에 있는 금속이온을 감싸 몸에 쌓이지 않고 배설할 수 있도록 도와주는 작용으로, 산화를 억제하는 중요한 역할을 하여 양파의 항산화작용을 더 강하게 해줍니다. 케르세틴은 양파 외에도 아스파라거스나 브로콜리, 양상추, 사과 등에도 들어 있지만 그 함유량은 양파에 제일 많습니다. 날것으로 먹든 구워 먹든 케르세틴의 효과는 거의 변하지 않기 때문에 다양한 조리법을 통해서 섭취할 수 있는 것도 장점입니다.

② 기타 작용

양파에는 글루타치온 유도체가 들어 있어서 간장을 보호해줍니다. 특히 껍질부분에는 혈관을 튼튼하게 하고 혈압을 낮추는 성분이 많습니다. 양파가 가지고 있는 파와 같은 독특한 냄새는 '유화아릴'이라는 성분인데 유화아릴은 비타민 B_1과 결합하여 쉽게 파괴되지 않고 흡수가 용이하도록 비타민을 보호하는 역할을 합니다. 또 육류나 계란 그리고 우유 등 동물성 단백질의 과식에 의한 '암모니아 피로'라고 하는 고기의 독을 해독시키는 데 효과가 있습니다.

알레르기가 있는 사람의 경우 그 원인물질에 노출이 되면 히스타민이라는 물질이 분비되어 가렵고 콧물을 흘리고 염증반응을 일으키게 되는데 양파에는 히스타민의 활동을 억제하는 항히스타민 작용도 있습니다.

③ 양파와 당뇨병

매운맛을 내는 유황화합물이 바로 유화프로필인데 유화프로필은 혈액 속의 포도당 대사를 촉진하고 혈당치를 낮춰줍니다. 유화프로필은 생 양파에 많이 함유되어 있으므로 혈당치를 낮추는 것이 목적이라면 가 열하지 않고 날것으로 먹는 것이 좋습니다. 가열하게 되면 유화프로필 은 다른 성분으로 변하여 다른 작용을 하기 때문입니다. 가볍게 볶을 경우에는 트리설피드(trisulfid, 3개의 원자를 가진 황화합물)라는 성분 으로 변하고 오래 볶으면 세파엔이라는 성분으로 변하는데 이들 성분 은 중성지방이나 콜레스테롤을 낮추는 작용을 합니다. 그래서 양파는 조리법에 따라 혈당치를 내려주기도 하고 중성지방이나 콜레스테롤을 낮추는 작용을 하기도 합니다.

④ 복용방법

혈당치, 콜레스테롤, 중성지방 등을 낮추기 위해서는 하루에 약 50g 정 도의 양파를 먹어야 하는데 이는 대략 중간 크기의 양파 1/4개에 해당 합니다. 양파는 당뇨환자가 필수적으로 복용해야 하는 식품이므로 몇 가지 복용법까지 적어보았으니 참고하시기 바랍니다.

• 생양파 _ 혈당치를 낮추기 위해서는 날것으로 먹는 것이 좋다. 또한 유화프 로필은 양파를 썰 때 주의하지 않으면 그 성분이 변하기 때문에 가능하면 세포를 파괴하지 않는 범위에서 세로결로 자르는 것이 좋으며 너무 잘게 다 지거나 얇게 써는 것도 좋지 않으니 큼직하게 썰도록 한다. 또한 물에 담가 놓는 것도 피해야 한다.

- **가열조리** _ 콜레스테롤이나 중성지방을 낮추기 위해서는 가열한다. 상온에서는 트리설피드로 변하는 데 1시간 가량 소요되지만 가열하면 그 즉시 변하기 때문이다. 또 가열했을 경우에는 그 국물에 트리설피드가 녹아나오므로 국물째 먹는 것도 잊지 말아야 한다.

- **양파 냄새** _ 양파를 날로 먹고 나면 오랫동안 냄새가 가시지 않는 것이 염려되는 사람은 신맛이 강한 과일이나 식초를 곁들여 먹거나 양파를 먹은 뒤 김이나 다시마 한 조각을 먹어도 냄새를 쉽게 없앨 수 있다.

- **양파식초** _ 양파를 잘게 다져서 유리병에 넣고 식초를 부어 1주일쯤 두면 양파식초가 되는데 이것을 평소 요리에 사용하고 샐러드에 뿌려서 먹거나 혹은 식사 때 반주처럼 한 잔씩 곁들이는 방법으로 간편하게 사용할 수 있다. 식초 대신 붉은 포도주를 넣어도 같은 효과를 볼 수 있는데 양파포도주는 최근 일본에서 건강포도주 붐을 불러일으키고 있다고 한다. (양파 큰 것 2개에 식초나 포도주 400~500cc를 넣는데 갈색의 얇은 양파 속껍질도 함께 넣도록 한다.)

- **양파수프** _ 양파를 섭취하는 또 한 가지 방법은 수프로 만들어 먹는 것으로 최근 프랑스 미국 등지에서 인기를 얻고 있다. 하루분으로 물 1.2리터에 커다란 양파 8개를 다져넣고 완두콩, 아욱, 옥수수, 양배추를 각각 400g 썰어 넣은 뒤 국물이 충분히 우러나게 끓인 다음, 건더기는 건져 갈아서 다시 국물에 넣는 방법으로 수프를 끓여 먹는 방법이다.

  <u>양파와 토마토수프</u>: 양파와 토마토를 1cm 두께로 잘라놓고 양파는 올리브유로 살짝 볶은 후 물을 넣고 익힌다. 케첩과 밀가루, 술 약간, 토마토를 넣고 재료가 무를 때까지 익혀서 소금과 후추로 약하게 간을 하여 먹는다.

- **양파즙** _ 생즙으로 먹기에는 납작하고 작은 양파가 둥글고 큰 양파보다 덜

매워서 좋다. 양파 1개와 케일 50g, 당근 1/2개, 사과 1/2개를 준비한다. 양파는 요리하기 전 물에 한 번 씻고 케일은 줄기를 반으로 꺾어 껍질을 벗긴 다음 깨끗이 씻으며 사과, 당근은 껍질째 씻어서 양파, 케일과 함께 적당한 크기로 썰어 녹즙기에 넣고 갈아서 먹는다. 당뇨병의 경우 콩즙, 파슬리, 오이, 셀러리, 상추, 소금에 절인 양배추즙, 양파, 마늘생즙을 다른 생즙에 혼합해서 먹어도 좋다.

- 양파된장 _ 된장은 재래식 콩된장을 사용하도록 한다. 먼저 콩을 볶아 가루로 만들어서 된장의 3배 정도 되는 양을 된장에 넣고(이때 콩은 사용 직전에 볶는 것이 좋다) 다시 양파를 잘게 썰어 다져서 첨가하며(양파 다진 것의 양은 된장의 약 2배쯤이 적당) 여기에 마늘을 다져서 넣는다(된장과 비슷한 양). 기호에 따라서 흑설탕이나 당뇨환자가 먹을 수 있는 칼로리가 낮은 감미료를 넣고 땅콩가루나 볶은 깨를 듬뿍 추가하여 순양조식초를 넣고 비벼주면 된다. 그냥 먹거나 양파를 먹을 때 찍어서 먹는 등 기호에 따라 섭취한다.

10) 파의 황화알릴

파에는 칼슘, 염분, 비타민 등이 많이 들어 있고 특이한 향취가 있어 식용으로 많이 사용합니다. 파의 매운 성분인 황화알릴은 생물 내에서 글리코사이드의 형태로 존재하는데 이를 자를 경우 세포가 파괴되기도 합니다. 수분은 많지만 건조한 상태에서는 많은 양의 아미노산이 함유되어 있는데 그 중에는 체내에 들어가 콜레스테롤을 제거해주며 혈관을 확장해서 순환을 촉진하는 역할을 하는 것도 있습니다. 피로회복과 정신력 증강을 가져다주는 알기닌이 30% 정도 함유되어 있고, 뇌의 발달과 뇌 유해물질을 해독시키며 지방대사를 돕는 글루타민이 30% 정도 함유되어 있기 때문에 심장질환이나 뇌졸중 등 순환기계통 질환에 효과가 있는 것으로 밝혀졌습니다.

11) 생강과 진저롤

생강은 한의원에서 가장 자주 사용하는 약 중의 하나이며 또 음식으로도 널리 사용되는 조미료 중의 하나로 우리와는 너무도 친숙한 식품입니다.

① 일반적인 작용

일반적인 약용으로 사용하는 생강의 효능은 방향성 건위제로 식욕을 돋워주고 소화를 도우며 우리 몸을 따뜻하게 해주어 혈액순환을 촉진하기 때문에 오장육부의 냉을 제거해줍니다. 또 이런 성분으로 땀을 흘리게 하여 해열작용을 하고 감기에도 사용되는데, 『동의보감』에는 생강이 담을 없애고 기를 내리며 구토를 그치게 한다고 했습니다. 또한 식중독을 일으키는 균에 대해 살균, 항균작용을 하는데 이는 생강의 매운 성분인 '진저롤'과 '쇼가올' 그리고 향기성분인 여러 가지 정유들이 어울려 살균력을 가진다고 합니다.

덴마크 오덴스대학의 스리바스타바 박사는 혈액응고를 억제하는데 있어 생강이 마늘이나 양파보다 더 뛰어나며, 콜레스테롤 때문에 생기는 혈관손상으로부터 보호하는 항산화물질일 뿐 아니라 심장근육 조직의 힘을 증강시킨다고 보고하고 있습니다. 일본 기후대학 모리히데 도오루 교수팀에 의해 진저롤이란 성분에는 탁월한 발암억제 작용이 있다고 밝혀졌고, 인도에서도 생강이 혈중 콜레스테롤의 상승효과를 강력하게 억제한다는 사실도 발표되고 있습니다. 생강은 소화를 돕고 염증을 억제하여 관절염 등에 도움이 되고, 혈액순환을 촉진하여 혈액의 점도와 혈중 콜레스테롤 수치를 낮추고 암을 예방합니다. 그러나 이렇게 여러 가지 효과가 있지만 몸에 열이 많은 사람이나 또 지나치게 다량으로 섭취하면 도리어 해로우므로 섭취에 주의해야 합니다.

② 생강과 당뇨병
당뇨병이 진행된 합병증 환자에게 특히 좋은 음식입니다. 고혈당의 당화로 인한 혈관손상 및 그로 인한 순환장애와 냉증을 개선시켜줄 수 있는 음식이라는 것이죠.

12) 고추와 캡사이신
고추의 매운 맛은 캡사이신이라고 하는 염기성분 때문이며 고추의 붉은 색소는 '캡산틴(capsanthin)'입니다. 이 2가지 고유한 특성 외에도 베타카로틴, 루테인, 크립토산틴(cryptoxanthin) 등이 있습니다. 영양성분은 비타민 A의 모체인 카로틴과 철분 등이 있지만 특히 비타민 E와 비타민 C가 다량 포함돼 있고, 특히 비타민 C의 함량은 사과의 20~30배, 귤의 2~3배에 달합니다. 캡사이신의 항산화작용으로 조리과정에서도 쉽게 손실되지 않고 기름에 조리해도 카로틴이 잘 흡수되는 장점을 가지고 있기도 합니다.

① 일반적인 작용
고추와 같이 자극성이 강한 매운 음식을 섭취하면 위점막이 손상돼 만성위염을 일으키는 원인이 되고 위암 발생률을 높인다고 인식되고 있지만, 고추추출물과 캡사이신을 쥐에 투여한 결과 위궤양 보호효과가 기존 궤양치료제에 버금가는 것으로 확인되었습니다. 캡사이신이 발암물질의 돌연변이성을 억제하고 암세포의 자살을 유도하는 등 항암효과가 높은 것으로 연구발표되었는데, 이 경우 고춧가루보다 고추장의 항암효과가 더 높게 나타났습니다. 기름의 산패를 막아주고 젖산균의 발육을 도우며 혈액순환을 촉진하고 위액의 분비를 늘려주며 지방세포에 작용하여 몸속 지방을 분해하여 다이어트 식품으로도 각광받고 있습니다.

② 고추와 당뇨병

고추의 비타민 C와 E, 그리고 카로틴 성분은 항산화제의 기본이 되는 비타민 성분들입니다. 이런 항산화효과와 캡사이신이 가진 지방연소 및 혈액순환 촉진효과와 더불어 합병증으로 순환장애가 있는 당뇨환자에게 도움이 될 수 있는 좋은 식품이라는 것은 설명하지 않아도 알 수 있습니다. 순환장애가 있으면서 손발이 시리거나 차가운 느낌이 있는 경우가 가장 적절한 적응증이라고 하겠습니다. 그런데 이렇듯 좋은 작용을 하는 캡사이신은 과피보다 씨가 붙어 있는 흰 부분인 태좌에 많이 있고 씨 자체에는 없습니다. 그래서 고추씨가 붙어 있는 흰 부분을 잘라내어 버리지 말고 반드시 같이 섭취해야 합니다.

13) 밀크씨슬(Milk Thistle, 엉겅퀴)의 실리마린

약리활성성분인 실리마린(silymarin)으로 더 유명한 밀크씨슬의 약용

적 복용은 수천 년 전으로 거슬러 올라가 그리스와 로마시대에 이르고 있는데 오늘날 연구가들은 이 약초의 간질환에 대한 효능을 깊이 연구하고 있습니다.

일반적인 작용

가장 중요한 효능은 인체의 공장이라 불리는 간을 보호하고 강화하는 데 있습니다. 간은 영양소, 즉 지방이나 다른 음식물들을 분해하며 또 약을 포함한 많은 인공화학물질들과 알코올을 해독시켜주는데, 밀크씨슬은 해독과정에서 꼭 필요한 성분인 글루타치온 결핍을 막아줌으로써 간기능을 강화시켜줍니다. 밀크씨슬은 글루타치온의 농도를 35%에까지 증가시킬 수 있다는 것으로 밝혀졌을 뿐만 아니라 낡고 손상된 간세포들의 갱생을 촉진합니다. 간경변과 바이러스성 감염을 포함한 일련의 간질환을 완화시킵니다.

차 숟갈 하나 분량을 잘게 부순 엉겅퀴씨에 끓는 물 150ml를 넣고 10~15분간 우려낸 뒤 뜨거운 상태에서 마시는데, 가장 좋은 방법으로는 아침에는 빈속에, 그리고 점심식사 30분 전과 잠자리 들기 전 30분에 각각 1잔씩 마시면 좋습니다.

14) 아마인(亞麻仁)과 오메가-3 지방산

최근 많은 관심을 모으고 있는 아마인은 인간이 경작한 오래된 식물 중 하나로 최근 미국 국립암연구센터에서 자연식품으로 건강에 유익한 5대 주요식품 중 첫 번째로 선택되었습니다. 아마인은 알파리놀렌산,

리그난, 플라보노이드, 코마린, 페놀산 등 이미 알려진 27종의 식물성 영양소들을 가지고 있습니다.

① 오메가-3 지방산

연구결과에 의하면 아마인은 매우 높은 기능성의 오메가-3 지방산을 가지고 있다고 합니다. 이런 오메가-3 지방산은 등푸른 생선, 호두류, 밀의 싹, 대두류, 들깨 그리고 아마인 등에서 얻을 수 있는데, 아마인

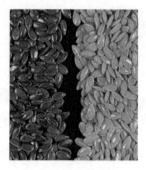

아마인

은 알파리놀렌산이라고 하는 오메가-3 지방산이 가장 풍부한 채소 중 하나입니다.

오메가-3 지방산으로부터 우리는 일련의 3종 프로스타글란딘을 생성하는데 이들은 관절염, 건선, 천식과 같은 자체 면역질병들을 제거하거나 예방하는 항염작용과 혈류 내 항응고작용을 포함한 항질병작용을 합니다.

② 리그난(lignan)

아마인은 리그난 함량이 풍부한 식물성 호르몬으로 대두의 이소플라본과 같은 기능을 가집니다. 이 리그난은 또한 항곰팡이, 항세균, 항바이러스, 항암성을 갖고 있기도 합니다. 최근 전립선암이나 비만, 당뇨에도 효과가 있다는 발표가 속속 나오고 있습니다. 하지만 대부분의 나라에서 아마인을 오일이나 캡슐화하여 판매하고 있음에도 불구하고 프랑스만은 아마인유의 판매를 금지하고 있는데, 이는 가열하면 독성

을 갖게 되기 때문이라고 하니, 이 점에 유의한다면 좋은 지방의 섭취원으로 자리잡을 수 있을 것입니다.

15) 은행잎의 테포닌

① 플라보노이드

은행잎에 들어 있는 플라보노이드에는 2개의 플라보노이드가 겹쳐진 이중 플라본이 특유의 성분으로서 6종류나 포함되어 있습니다. 이것은 자연계에서 은행잎에만 들어 있는 성분으로 항산화작용을 통해 혈관을 보호하고 몸속에서 일어나는 산화손상을 막아줍니다. 이런 작용을 통해 많은 질환에 효과를 나타내지만 특히 뇌혈관장애나 혈관장애형 치매, 뇌질환에 아주 뛰어난 치료효과를 보입니다.

② 징코사이드, 테포닌

은행잎 성분에서 새롭게 밝혀진 성분들이 바로 징코사이드와 테포닌입니다. 징코사이드는 최근 급격히 증가하고 있는 알레르기 증상을 개선하는 데 있어서 상당한 효과가 있는 항염증작용을 하며 치매를 예방하는 데 효과적이라고 알려져 있고, 테포닌은 혈소판 응고를 억제하여 혈전이 잘생기지 않게 하며 혈관을 확장해 혈액이 잘 흐를 수 있게 도와줍니다.

이런 은행잎 성분을 종합해보면 혈관을 확장시키고 또 혈소판 응집을 억제하여 혈액점도를 낮추기 때문에 혈액의 유동성이 증가하게 됩니다. 또 나쁜 활성산소가 세포를 파괴하고 적혈구 기능을 떨어뜨리는 것을 막아주기 때문에 당뇨병이나 허혈성 심장병으로 혈액의 흐름이 나빠지고 혈관조직이 손상되는 것을 막아주는 효과가 있습니다.

5~9월경 녹색 은행잎을 채취하여 말려 차와 같이 나려서 복용하는 방법도 좋고, 건강식품 형태로 섭취해도 좋습니다. 추출물의 경우 하루에 120mg 정도의 양을 섭취하도록 합니다. 항혈전약, 우울증 치료제, 비스테로이드성 염증치료제, 아스피린 등을 먹고 있는 사람은 은행잎 제제를 복용하지 말거나 의사와 상의하도록 합니다.

16) 미역

산모는 미역으로부터 인체에 필요한 40여 종의 미네랄, DHA를 비롯한 리놀산, 무게의 30%나 되는 섬유질, 풍부한 비타민 등의 영양소를 흡수하여 몸을 회복하고 또 아기에게 필요한 젖을 만들어냅니다. 한의학에서는 미역을 해대(海帶), 해채(海菜) 등으로 부르며, 약용으로 성질이 차고 맛이 짜며 독이 없고 열이 나면서 답답한 것을 없애고 기가 뭉친 것을 풀어주며 피를 깨끗하게 한다고 설명하고 있습니다. 현대식품 중 미역과 같은 해조류에 필적할 만한 것이 또 있을까요? 현대인들에게, 또 당뇨환자들에게 미역이 왜 꼭 필요한지를 조목조목 알아보도록 하겠습니다.

① 알칼리식품의 대명사

많은 건강서적을 보면 어떤 식품이 알칼리성을 띠어서 좋다는 등의 글을 쉽게 찾아볼 수 있습니다. 하지만 알칼리성 하면 누구에게도 지기 싫어하는 것이 바로 미역입니다. 미역은 260.8이라는 놀라운 알칼리도를 가지고 있는데, 쉽게 설명하자면 쌀 140g의 산도를 중화시키는 데

2.2g의 미역이면 충분하다는 것입니다. 물론 알칼리성이 강할수록 무조건 좋다는 것은 아니지만 우리 몸은 약알칼리성을 띨 때 가장 이상적인 건강상태를 유지하게끔 돼 있습니다. 또 지금 우리가 먹는 많은 음식들은 산성을 띠기 때문에 이를 중화하려면 소중한 무기질을 계속 소모하는 경우가 많은데 미역이 이를 손쉽게 해결해줍니다. 특히 대부분의 당뇨환자는 산성식품을 주식으로 하는 습관을 지닌 경우가 많기 때문에 이를 고치는 데 미역같이 고마운 존재가 없다는 사실 꼭 기억해두시기 바랍니다.

② 몸을 청소해주는 청소부

미역에는 끈끈한 성분인 알긴산과 복합다당류가 많은데 우리 몸은 이런 성분들을 소화시키지 못해 필요 없는 것으로 여겨져왔지만 지금은 소중한 영양소로 자리잡게 됐습니다. 이들은 소화기관인 장점막을 자극해서 소화운동을 높여주는 정장작용을 하므로 장의 연동운동이 좋아져 변비를 막아주고 중성지방과 콜레스테롤의 체내 흡수를 방해합니다. 또한 공해로부터 우리 몸을 해독시켜주며 이로 인해 발생하는 활성산소의 생성을 억제하는 역할을 해 우리 몸을 깨끗이 청소해주는 것이랍니다. 미역 100g을 섭취해서 얻어지는 열량은 9kcal에 불과해서 만복감을 주기 때문에 비만인 당뇨인을 비롯한 성인병 환자들에게 식이요법으로 가장 좋은 재료가 되기도 합니다.

③ 풍부한 무기질과 비타민

성인이 하루에 섭취해야 하는 칼슘량은 약 600~800mg인데 칼슘이 많이 들어 있는 해조류 가운데에서도 미역은 100g 당 1,300mg이나 되는 칼슘을 가지고 있습니다. 시중에 미역을 태운 재와 소뼈가루로 칼슘제 재를 만들어 건강식품으로 팔고 있으나 미역을 매끼 먹는 것만으로도 우리 인체가 필요로 하고 있는 칼슘과 미량원소의 대부분을 섭취할 수 있습니다. 더구나 미역 속의 칼슘은 특히 양질의 것으로 그 흡수량이 분말화했을 때에 비해 거의 80%에 이르고 우유의 13배, 시금치의 25배, 쌀의 200배, 쇠고기의 240배나 되는 풍부한 양을 갖고 있습니다. 또 당뇨병 및 심장병과 깊은 관련이 있는 마그네슘은 다른 식품에는 거의 없지만, 미역에는 100g 당 120mg이 들어 있습니다. 빈혈 예방에 필수적인 철은 미역·김·다시마 등 해조류와 쇠고기·돼지고기·닭고기 등의 육류 및 생선 등 어류에 많이 들어 있는데, 미역에 들어 있는 철의 함량은 100g 당 7.0mg으로 쇠고기나 돼지고기에 든 것보다 4~5배나 많습니다.

그 외에 남자의 정자 생성에 깊이 관계하고 있는 아연이 100g 당 0.19mg이 들어 있다는 사실은 미역이 산후여성에게만이 아니라 남성에게도 좋은 식품이라는 사실을 말해줍니다. 칼륨은 미역 100g 당 5g이나 들어 있어서 염분을 소변으로 배출시키는 역할을 하여 고혈압의 발생을 억제하는 효과가 있을 뿐만 아니라 라미나린이라는 성분이 있어 혈압을 떨어뜨리는 작용을 하기도 합니다. 그래서 혈압이 높은 사람이나 짜게 먹는 습관을 가진 사람에게 특히 좋습니다.

최근 들어 항암작용을 하는 것으로 알려져 각광받고 있는 비타민 A의 함량도 비교해보면, 미역은 1,800IU로서 쇠고기의 180배, 돼지고기나 조기의 90~100배 정도 높게 나타납니다. 또 당뇨병 치료에 필수적인 역할을 하는 비타민 B군을 살펴보면, 티아민 피로포스페이트 (thyamine pyrophosphate : TPP)라고 하는 당질대사에 필수적인 비타민 B_1의 식품 중 함량이 미역에서 0.30mg%으로 쇠고기의 3배, 조기의 8배 정도 높았지만 돼지고기보다는 낮게 나타났습니다. 비타민 B_2의 함량을 비교해보면 미역의 함량은 1.15mg%로 쇠고기와 돼지고기의 4배, 조기보다 6배나 높았습니다.

그 외 갑상선호르몬의 주성분인 요오드를 풍부하게 가지고 있어서 체내 조직세포에서 산소가 소비되는 속도를 자극하여 체내 대사속도를 촉진하는 중요한 호르몬의 역할을 도와줍니다.

④ 미역과 당뇨병

미역의 미끈거리는 점액질 성분의 알긴산은 식사를 통해 섭취한 당질, 지질, 담즙산을 감싸서 장에서의 흡수를 늦추거나 그대로 대변으로 배설시키는 작용을 합니다. 이렇게 당질의 흡수를 낮추거나 줄여주기 때문에 식후 혈당치가 급상승하는 것을 막아줄 뿐만 아니라 혈당치를 낮추는 데 직접적 도움이 됩니다. 또한 미역과 같은 해조류에 풍부하게 들어 있는 마그네슘과 아연, 크롬 등은 포도당 처리를 위해 췌장에서 분비되는 인슐린 합성에 사용되며 인슐린의 작용 또한 돕기 때문에 간접적으로 혈액 속에 증가한 포도당을 낮추는 작용을 합니다.

미역으로 대개는 국을 끓여 먹는데, 때로 당뇨환자와 같이 자주 먹어야 하는 경우에는 국뿐 아니라 식초에 나물을 무쳐 먹는 방법도 좋고 또 말린 미역을 곱게 가루 내어 조미료로 된장국과 같이 갖가지 국이나 찌개를 끓일 때 사용해도 효과가 좋습니다. 국수나 수제비, 부침개 등을 만들 때 밀가루에 1% 가량 섞어 요리를 하면 끈기도 좋아지고 미역을 싫어하는 사람도 쉽게 먹을 수 있으니 여러 가지 방법으로 응용하면 어떨까요? 하루 1번 정도는 반드시 미역이나 다시마를 섭취하면 좋겠습니다.

17) 다시마

다시마에는 카로틴, 크산토필 등의 여러 가지 색소 외에도 탄소동화작용으로 만들어지는 마니트, 라미나린 등의 탄수화물과 세포벽 성분인 알긴산이 풍부하게 들어 있으며 요오드, 비타민 B_2, 글루탐산 등의 아미노산이 들어 있습니다. 다시마 또한 다른 해조류처럼 식이섬유 함량이 많은데, 말린 것을 기준으로 했을 때 미역, 파래, 다시마는 35%, 청각 29%, 모자반 37%, 톳 43%, 김(홍조류) 37%, 우뭇가사리 50%, 갈래곰보 45% 정도에 이릅니다. 이런 식이섬유와 알긴산 등의 다당류는 미역에서와 마찬가지로 정장효과를 나타내어 장운동을 원활하게 해주어서 변비를 막아주고 콜레스테롤과 중성지방의 흡수를 줄여서 동맥경화 등을 막아주며, 그밖에도 오염으로 인한 나쁜 성분의 중금속이나 발암물질 등을 스펀지효과를 이용해 흡착, 배출해주는 청소부 역할도 합니다.

장운동을 활발하게 해주는 것은 모든 만성질환의 치료에서 가장 기본이라고 할 수 있습니다. 당뇨의 경우도 예외가 아니어서, 제1차 치료로 청장정혈요법(淸腸淨血療法)에 해당하는 아주 중요한 기본치료법에 속한다고 할 수 있습니다. 장에 변이 오래 머물러 있든지 또 독소를 흡수할 수 있는 섬유질이 부족하게 되면 혈액이 탁해지고 간장은 이를 해독해야 합니다. 당뇨인의 경우 간장이 그렇지 않아도 항진되어 열받아 있는 상태인데 이런 간장을 쉬게 해주고 열을 가라앉혀 주는 방법 중의 하나가 바로 청장정혈요법이며 다시마나 미역 같은 섬유질과 무기질이 풍부한 음식이 그런 역할을 합니다.

혈액이나 세포막 속의 과산화지질 함량은 노화과정에 있어서 중요 지표가 됩니다. 알긴산은 또한 체내 혈중 과산화지질 농도를 감소시키는 효과가 있어서 혈관 손상을 막아주는 항산화작용을 하며 또 염분을 체외로 배출시켜주는 효과까지 있습니다.

그 외에 요오드, 칼륨, 칼슘 등 무기염류가 많이 들어 있어서 다시마를 조금씩 자주 먹는 것은 무기염류의 공급을 위해서 무척 좋습니다. 특히 알칼리도는 미역에 비해 더 뛰어나서 미역과 더불어 가장 강한 알칼리성을 자랑하는 식품으로 우리 몸을 산성식품으로부터 지켜주는 역할도 합니다. 이는 다시마 100g에는 7,000mg의 칼륨(콩 1,970mg, 맥주효모 2,300mg)이 들어 있기 때문이지요. 다시마를 비롯한 미역, 김, 파래, 톳 등의 해조류에는 섬유질과 칼륨이 풍부하지만 다시마가 함유량이 가장 높기 때문에 다시마를 환 등으로 만들어 많이 이용하기도 합니다.

다시마에 들어 있는 라미닌이라는 아미노산은 혈압을 낮추는 효과가 있습니다. 요오드도 풍부하게 함유하고 있어서 미역과 많은 점에서

식품의 알칼리도 비교

다시마 +400	미역 +260.8	시금치 +15.6	현미 -155.5	참치 -15.3

일본여자영양대학교 식품영양분석표 참조

닮아 있다고 할 수 있습니다.

다시마는 동·식물 중에서 가장 많은 78~86종의 유·무기물을 갖고 있는 신비의 해초로 이 중 50종 가량이 무기질(미네랄)입니다. 한마디로 열량은 거의 없는 미네랄의 보고라고 할 수 있는데 요오드, 알긴산, 칼슘, 라미닌, 푸고스테롤, 타우린, 클로로필(엽록소의 일종) 등 여러 종류의 다당성분과 필수아미노산은 콜레스테롤이 혈관벽에 부착되는 것을 방지하고 혈전이 생성되는 것을 막아서 피를 깨끗하게 하여 혈액순환을 촉진하여줍니다. 해조류 특히 미역과 다시마에는 식물섬유인 푸코이단이 함유돼 있는데 푸코이단은 유방암의 억제효과뿐 아니라 콜레스테롤 수치를 저하시킴으로써 동맥경화를 막아 심장병이나 뇌졸중을 예방해줍니다.

한의학에서도 다시마를 곤포(昆布)라고 하여 몸속 나쁜 덩어리를 없애주고 녹여주는 약재로, 즉 순환을 촉진하는 약으로 사용합니다. 또

다시마환 만드는 방법

먼저 두껍고 까만 다시마를 구입하여 삶아 행군 행주를 꼭 짜서 다시마를 잘 닦아준 후에 다시마가 부서질 때까지 햇빛에 바짝 말리도록 합니다. 제분소에 가지고 가서 녹두환 크기로 환을 만드는데, 당뇨인의 경우 반드시 풀로 환을 만들어달라고 해야 합니다(꿀로 만드는 것을 밀환이라고 하는데 밀환은 혈당을 올리므로 피해야 합니다). 환을 적당히 환기가 되는 곳에 보관하며 매일 적당량을 복용하도록 하는데 특히 저녁식사 후나 기름진 음식을 먹고 난 후에는 적당량(한 움큼: 15g 정도)을 복용하도록 합니다(당뇨병이 심한 경우에는 매식사 후마다 복용하도록 합니다).

한 다시마에 들어 있는 비타민 B$_1$, B$_2$는 당질대사에 꼭 필요한 성분들이기 때문에 여러 가지 면에서 당뇨병을 치료하는 데 이로운 음식이라고 할 수 있습니다.

조리방법

혈당치를 낮추려는 경우라면 다시마, 미역, 녹미채(톳)와 같은 갈채류가 좋으며 또 식초와 함께 섭취하면 당질대사를 억제하기 때문에 식초와 버무려서 먹는 방법이 가장 좋다고 할 수 있습니다. 해조류는 국을 끓이거나 무침이나 샐러드, 어떤 방식으로 요리해도 무방하지만 미역과 파는 함께 먹지 않는 것이 좋은데 이는 맛도 어울리지 않을 뿐더러 칼슘 흡수를 방해하기 때문입니다. 또 다시마나 미역 같은 해조류를 조리할 때는 장시간 가열하게 되면 알긴산이 흘러나와 맛이 떨어지고 아까운 영양분들이 파괴될 수 있으므로 너무 오래 끓여서 요리하는 것은 금물입니다.

18) 김

김은 예전에 해태(海苔), 해의(海依), 감태(甘苔)라 불렸으며 겨울 것이 가장 좋습니다. 단백질 함량도 30~35%에 이르며 단백질 성분인 메티오닌 등 8개의 필수아미노산이 골고루 그리고 풍부하게 들어 있습니다. 특히 단백질은 소화흡수가 무척 잘되기 때문에 노약자들의 보충식으로도 그만입니다. 또한 인, 마그네슘, 나트륨, 칼슘, 규소, 철, 망간 등 필요한 미네랄이 거의 모두 들어 있으며 철분을 흡수하기 위해 반드시 필요한 양질의 단백질을 다량 함유하고 있어 철 결핍성 빈혈에 좋은 치료제 역할도 합니다.

김과 당뇨병

김에는 비타민 A가 많아 당뇨환자들에게 꼭 필요한 음식이며 또 아연
이 5.1mg 풍부하게 들어 있어 남성의 성기능 향상에도 좋습니다. 비타
민 B_1, B_2도 함유되어 있어 당대사를 촉진해주는데 일반적으로 식물성
식품에 적은 비타민 B_2가 생선이나 고기에 들어 있는 양만큼 있기 때문
입니다. 또한 1.2~1.5g이나 되는 타우린이 들어 있어 당뇨병의 인슐린
치료시 혈당 및 지질대사를 향상시킬 수 있습니다. 특히 인슐린 의존성
당뇨환자에게 타우린이 부족하면 혈청 총콜레스테롤 수치와 저밀도
지단백 콜레스테롤(나쁜 콜레스테롤)의 농도가 상승하여 당뇨합병증인
심혈관질환의 위험요소로 작용할 수 있습니다.

19) 우뭇가사리와 한천

우뭇가사리를 끓여 나오는 즙을 분리하여 응고, 동결시킨 것을 녹여
불순물을 제거하고 잘 건조시킨 것이 바로 한천(寒天)이며, 예로부터
여러 형태의 식품으로 이용해왔습니다. 한천은 일본, 미국, 영국 등에
서 오래 전부터 만성 변비치료에 사용돼왔는데 이것이 한천이 식이섬
유를 81.29%나 함유하고 있는 다당류 난소화성 식품이며 물과 친하여
건조상태에서 250배에 달하는 물을 흡수하기 때문입니다. 한천에 함유
된 수분은 위장관을 통해 흡수되지 않은 상태로 배설되는데 소화된 연
동운동을 촉진하여 장을 건강하게 해주고 유해물질을 흡착하여 우리
몸을 외부의 독소로부터 보호해주는 역할을 합니다.

다른 해조류와 마찬가지로 식사중 잉여 콜레스테롤을 체외로 배설시키고 잔존하고 있는 여분의 그것마저 담즙산의 형태로 흡착, 배설함으로써 체내 콜레스테롤의 절대량을 감소시켜줍니다. 그 외에도 발암방지 작용이나 관절염 등의 염증성 질환에 치료효과를 나타내며 항암작용과 노화를 강력히 억제하는 물질을 가지고 있다는 연구결과가 발표되기도 했습니다.

한천을 만드는 방법은 우선 우뭇가사리를 깨끗이 씻어 풀죽을 끓이듯 중불에 끓인 후, 농도가 진해지면 우뭇가사리를 건져내고 틀에 부어 식히면 됩니다.

20) 녹미채

녹미채(톳)가 함유하고 있는 단백질, 지방질, 탄수화물 등의 비율은 거의 미역과 같을 뿐 아니라 향긋한 냄새와 함께 칼슘과 비타민 A가 들어있습니다. 칼슘 함량은 우유에 비해 15배, 철분은 우유의 550배 이상 많으며 식이섬유 또한 일반 채소류보다 6.5배 이상 많습니다. 그리고 다른 해조류에 비해 많이 함유된 망간은 피로회복에 필수적이고 중추신경에 대한 작용으로 노인치매에 효과적이라고 합니다. 여러 음식과 궁합이 잘 맞아 요리시 첨가물로 사용할 수 있는데 잘 갈아서 조미료로 사용하면 좋겠습니다.

21) 버섯

식용버섯은 고대로부터 특별하게 취급되어왔는데 중국에서는 불로장생의 식품으로 귀히 여겼고 인디언들은 질병치료의 목적으로 버섯을 복용하였으며 우리나라에서도 삼국시대부터 송이버섯을 임금에게 진상했다는 기록이 있습니다. 그래서인지 요즘 버섯에 대한 과대 혹은 확대포장이 도를 지나치고 있는 것도 사실입니다. 일반적으로 키틴(키토산의 원료물질)이나 베타글루칸이 암세포 주변의 대식세포를 활성화시키거나 암세포의 성장을 억제한다는 이론을 펴고 있는데, 어디까지 실험실 내에서의 문제이지 임상적으로 증명된 것도 아니어서 다 믿을 만한 것은 아닙니다.

고단백, 저칼로리 식품으로 섬유질의 일종인 베타글루칸, 혈중의 콜레스테롤을 줄여주는 구아닐산, 혈전이 만들어지는 것을 막아주는 불포화지방산이 풍부하며 무기질과 비타민을 함유하고 있기 때문에 기본적으로 당뇨병, 고혈압, 동맥경화와 같은 성인병에 도움을 주는 식품임에는 틀림없습니다. 특별히 비싼 버섯을 사서 먹을 필요는 없고 식용버섯도 좋은 효과를 낼 수 있습니다. 또 각 버섯에도 특징이 있어서 만약 콩과 같이 단백질 식품으로 섭취하려고 할 경우에는 양송이나 느타리가 제격이라는 것 등도 알고 드시면 좋겠죠.

① 영양

단백질

대부분의 식용버섯의 단백질 함량은 17~35%에 이릅니다. 고단백 식품으로 알려진 콩이나 우유와 거의 대등한 함량을 가지고 있어 육류에 이어 콩에 버금가는 단백질 식품이라고 할 수 있습니다. 또한 필수아미노산을 다량 함유하고 있어 곡류에 부족한 리신, 콩류에 부족되기 쉬운 메치오닌, 트립토판 등을 보충할 수 있습니다.

탄수화물과 섬유질

일반적으로 버섯에는 많은 양의 탄수화물과 섬유질이 함유되어 있으며, 느타리버섯 및 양송이버섯의 경우 건조중량의 각각 81.8%, 60% 정도의 탄수화물을 포함하고 있습니다.

미네랄

버섯은 우수한 미네랄 공급원으로, 일반적으로 균사 생장단계에서 배지(培地)부터 흡수한 미네랄이 그대로 자실체로 옮겨지기 때문에 토양과도 깊은 관련을 가지고 있습니다.

② 효능

혈중 콜레스테롤 저하효과에 대한 활발한 연구가 펼쳐지고 있으며 천식이나 알레르기, 염증, 류마티스 등과 깊은 관여를 맺고 있습니다.

느타리버섯

비타민 D_2의 모체인 에르고스테롤을 많이 함유하고 있어 고혈압과 동맥경화 예방 및 치료, 항암치료에도 효과가 있다고 보고 있습니다.

표고버섯

식품 섬유질이 많아 당뇨병에 도움이 되고 변비의 개선으로 대장암을 예방하며 콜레스테롤을 제거합니다. 또 먹어서 배부른데도 칼로리가 적어서 비만 예방과 치료에 좋은 효과가 있습니다. 특히 비타민 B_1, B_2는 일반 야채의 거의 2배 정도를 가지고 있어 당대사의 촉진작용을 원

활하게 이끌어 당뇨환자에게 좋습니다. 또 비타민 D의 효과를 가지고
있는 에르고스테롤이 많아 체내에서 자외선을 받으면 비타민 D로 변
하여 칼슘의 흡수를 높여줍니다.

표고버섯을 요리하기 전 10~20분간 햇볕에 쬐면 비타민 D의 1일
필요량 400IU를 1개의 표고버섯에서 섭취할 수 있다고 합니다.

양송이버섯

비타민 D, B₂, 타이로시나제, 엽산 등이 많이 포함되어 있어 빈혈치료
와 고혈압 예방에 좋고 또 당뇨병과 비만에도 좋은 효과를 볼 수 있습
니다.

동충하초

중국 청나라 한약방 약초서적인 『본초종신(本草從新)』에 '동충하초는
폐를 보호하고 신장을 튼튼하게 하며 출혈을 멈추게 하고 담을 삭이는
데 좋다'는 내용이 기록되어 있습니다.

22) 홍삼

2002년 캐나다 토론토대학의 블라디미르 벅산 교수팀은 고려홍삼이
제2형 당뇨환자의 혈당조절에 미치는 영향을 연구한 결과, 성인형 당
뇨병 개선에 홍삼의 효능이 탁월한 것으로 입증됐다고 밝혔습니다. 제
2형 당뇨병(인슐린 비의존형) 환자들에게 하루 6g씩의 홍삼분말을 3개
월간 복용하게 한 결과, 공복시 및 포도당 섭취 후 혈중 인슐린 농도를
30%대로 낮추는 결과를 확인했습니다.

이런 작용은 고려홍삼에 인슐린 분비를 촉진하는 작용이 있으며 인슐린과 유사작용을 하는 물질이 함유되어 있기 때문입니다. 이런 홍삼을 비롯한 인삼은 고혈당을 개선하는 작용 외에 인슐린 치료환자에 있어 인슐린 농도를 낮춰주고 당뇨병으로 나타나는 여러 가지 증상도 호전시켜주는데, 특히 피로도를 낮춰줍니다. 당뇨에 대한 효과 외에도 인삼은 고혈압과 동맥경화증에 대한 효과, 피로회복 및 지구력 증진효과, 두뇌활동 촉진효과 및 신경세포 보호작용, 혈액순환 촉진효과, 성기능 장애개선 효과가 있는 것으로 알려져 있습니다.

23) 매실

사과, 복숭아, 살구보다 30~40배나 많은 구연산이 들어 있어 구연산 함량이 가장 높은 천연물이라 할 수 있습니다. 구연산이라고 하면 인체 신진대사의 전반을 조절하는 물질입니다. 우리가 먹는 각종 탄수화물 등의 당분은 최종단계에서 포도당으로 분리되고 이것이 'TCA사이클'을 거쳐 에너지가 되며 또 지방산과 단백질로부터 나온 아미노산도 결국 이 과정을 거치게 됩니다. 이런 과정을 통해 우리는 숨도 쉬고 심장도 펌프질하며 이『당뇨정복사전』도 보는 것이지요. 구연산은 이런 에너지 생성과정을 단축시키는 역할을 해줘서 어떤 면에서는 포도당의 소모를 촉진한다고 할 수 있습니다.

매실과 당뇨병

당뇨병은 혈당이라는 에너지원은 넘치지만 공장에서 회로를 통해 이것을 에너지화하지 못하는 병인데, 매실은 이런 회로가 잘 돌아가게 도와줍니다.

매실즙은 살균효과도 있어서 회를 많이 먹는 일본사람들은 회로 인한 식중독을 예방하기 위해 매실로 장아찌를 담아 '우메보시'라고 하여 즐겨 먹으며, 밥이 쉬기 쉬운 여름에 밥에 매실을 박아 변질을 막았습니다.

매실은 우리가 흔히 보는 초록빛 청매뿐 아니라 수확시기와 가공방법에 따라 여러 가지로 나뉘어집니다. 청매를 증기에 쪄서 말리면 '금매'가 되는데 술을 담그면 빛깔도 곱고 맛도 뛰어납니다. 청매를 옅은 소금물에 하룻밤 절인 다음 햇볕에 말리면 '백매'가 됩니다.

청매껍질을 벗겨 나무나 풀 말린 것을 태운 연기에 그을려 만든 것을 '오매(烏梅)'라고 하는데, 빛깔이 '까마귀(烏)처럼 검다' 하여 붙여진 이름으로 수렴작용이 강하여 한의학에서는 이를 이용해서 약으로 사용하기도 합니다.

24) 맥주효모

효모(酵母)란 곰팡이나 버섯 무리이지만 균사가 없고 광합성도 못하며 또 운동도 못하는 단세포생물의 총칭입니다. 좀더 쉽게 설명하자면 빵이나 맥주, 포도주 등을 만드는 데 사용되는 미생물을 말하는 것이죠. 식용효모에는 맥주효모, 빵효모, 유효모 등이 있는데 이 중 맥주효모가 건강보조식품의 소재로 많이 이용되고 있습니다. 맥주효모는 말 그대로 맥주를 발효시키는 효모로 'Brewer's Dried Yeast'라고 하며 일본 약국방, 미국 및 영국 약전에 수록되어 있고 현대인의 불균형한 식사에서 부족되기 쉬운 영양분을 풍부하게 함유하고 있습니다.

맥주효모 속에는 비타민 B 복합체, 16종의 아미노산, 식물성 단백질, RNA, DNA, 다당류, 셀레늄, 크로뮴 등의 미네랄이 들어 있습니다. 좀더 자세히 살펴보면, 먼저 맥주효모는 50% 가량이 콜레스테롤을 함유하지 않은 양질의 단백질로 이루어져 있으며 이 중에는 세포핵 및 원형질에 존재하여 생물성장과 유전에 관여하는 중요 단백질인 핵산이 정어리의 약 7배 가까이 많이 들어 있기 때문에 당뇨환자가 단백질을 섭취할 수 있는 고기 대용품이라고 할 수 있습니다(그러나 통풍환자는 복용해서는 안 됩니다). 맥주효모에는 천연비타민 B군이 들어 있는데, 천연비타민 B제품은 주로 맥주효모에서 추출하고 맥주효모를 운반체(carrier)로 이용할 정도로 풍부합니다. 맥주효모는 미량원소의 측면에서 가장 완벽한 공급원이고 특히 크로뮴은 혈당 조정인자로서 맥주효모 외에는 다른 것으로 쉽게 섭취할 수 없는 귀한 것입니다. 또 항산화작용이 뛰어난 셀레늄까지 함유하고 있지요. 효모에는 각종 효소가 풍부히 들어 있어 생체효소반응을 활성화시키는 데 도움을 줍니다. 또 맥주효모의 세포벽은 장내 이용도가 높은 식이섬유소(8%)로 되어 있어 면역기능을 향상시켜줄 뿐 아니라 당의 흡수속도를 잘 조절해줄 수 있답니다.

맥주효모와 당뇨병

다시 한번 정리하면 맥주효모에는 10g 당 200mcg의 셀레늄 외에 500mcg%의 GTF크로뮴, 2,100mg%의 칼륨, 7,500mg%의 핵산, 50% 이상의 양질의 단백질, 비타민 B군, 아연을 비롯한 미량 미네랄 등 쟁쟁한 영양소가 가득한데, 이것들 모두가 당뇨병에 유리하게 작용합니다. 핵산은 인슐린이라는 단백질을 합성하는 데 크게 기여하며 8%에 이르는 식이섬유 역시 당대사를 안정시키는 역할을 해줍니다. 이런 점에서 맥주효모는 당뇨환자의 영양식 대용품으로 손색없는 걸출한 식품이라고 하겠습니다. 보통 8세 이상에서는 매일 6~8g을 섭취하는데 당뇨환자의 경우 매일 15g 정도를 섭취하도록 합니다. 하지만 효모식품을 공복에 섭취하면 위산이 과다분비되므로 야채수프 등의 간단한 다른 식품과 같이 섭취하는 것이 좋겠습니다.

25) 프로폴리스(propolis)

여름에 벌통을 열어보면 손에 끈적끈적한 것이 묻는데, 색깔도 갈색인 것이 비누로 씻어도 잘 지워지지 않고 옷에 묻으면 빨아도 쉽게 없어지지 않습니다. 이 성분은 벌집 입구에 꿀벌이 소나무, 전나무, 버드나무, 포플러나무 등의 새싹 및 나무껍질에서 채취한 성분과 자신의 타액을 섞어 만든 아교형태의 딱딱한 물질로, 바로 프로폴리스라고 하는 것입니다. 여러 식물의 약효성분, 효모, 왁스, 벌의 타액 등이 섞인 진한 갈색의 끈적끈적한 복합물로 벌은 이 물질을 자기 집을 보호하는 2가지 기능으로 사용합니다. 하나는 집의 틈새를 발라 시멘트와 같은 역할을 하고 나머지 하나는 세균과 바이러스, 곰팡이에 의한 감염으로부터 집을 보호하는 것입니다. 그 외 알과 애벌레를 보호하는 데에도 프로폴리스를 사용하는데, 애벌레가 성장하는 동안 먹이가 상하지 않도록 해주는 역할까지 합니다. 이렇게 만들어진 벌집 성분은 플라보노이드가 다량 함유되어 있으며 그 밖에 지방, 아미노산, 유기산, 미네랄, 비타민 등 90여 종의 영양소가 들어 있습니다.

일반적인 작용

독특한 냄새가 나는 프로폴리스는 항산화물질인 플라보노이드에 의한 것으로 이것은 식물을 산화로부터 보호하는 작용을 합니다. 프로폴리스에는 플로보노이드가 응축되어 있기 때문에 강한 항산화력을 갖고 있습니다. 또 살균효과 또한 빼놓을 수 없는데, 화상에 바르면 과산화수소만큼 살균력이 있습니다. 이는 프로폴리스가 예전에 화농을 방지하는 천연의 약으로 많이 사용되었고 또 미라를 만드는 재료로 사용되었다는 점에서도 잘 나타난다고 할 수 있습니다.

프로폴리스를 복용할 때에는 1주일간 복용 후 이상 반응 유무를 지켜보고 계속 복용할지 결정해야 합니다. 보통 하루에 10방울을 먹는데 발열, 구내염, 습진, 손톱의 변화 등이 초래되면 양을 절반으로 줄이고 상황에 따라 복용 여부를 판단하는 것이 필요합니다.

26) 콩

최근 미국을 중심으로 한 서구 선진국들이 콩에 관심을 가지게 된 데에는 서구인에게 발생률이 높은 심장병, 동맥경화, 암, 골다공증과 같은 성인병이, 콩을 많이 섭취하는 아시아권의 나라들에서는 상대적으로 발병률이 낮다는 사실에서부터 출발해 각별한 관심과 연구가 진행되고 있습니다. 그럼 콩의 어떤 성분이 건강에 도움을 주는지 자세히 살펴보겠습니다.

① 아미노산

리신이라는 아미노산은 혈중 콜레스테롤 수치를 올려주는 데 반해 콩에 많이 있는 아미노산 아르기닌은 콜레스테롤 수치를 떨어뜨려주는 효과가 있습니다. 더 재미있는 것은 아르기닌만 줄 때보다 콩 전체를 섭취할 때 동물실험에서 콜레스테롤 수치가 더 떨어짐을 발견하게 됐는데 이는 아마도 콩의 다른 성분(플라보노이드, 섬유질 등)들의 역할로 추측되고 있습니다.

② 프로테아제 저해제

프로테아제란 소화기계에서 단백질을 분해하는 역할을 하는 효소로, 저해제란 이런 프로테아제의 작용을 말 그대로 방해하는 물질이라는 뜻입니다. 보통 콩을 삶지 않고 먹게 되면 설사를 하는 경우가 있는데 이것은 단백질을 분해하는 트립신의 작용을 억제하는 성분이 날콩에 있기 때문입니다. 하지만 이 트립신 저해제 역시 일종의 단백질이기 때문에 가열처리하면 활성이 없어지고 삶은 콩은 설사를 유발하지 않게 되는 것입니다. 콩단백질이야말로 동물성 단백질에 버금가거나 오히려 더 좋은 효능을 많이 가지고 있는 것으로 판명되고 있습니다.

프로테아제 저해제는 열을 가한다 해도 그 작용이 다 소멸되는 것은 아닌데, 이런 성분들이 항암작용을 하는 것으로 밝혀져 의약품으로의 개발이 시도되고 있습니다. 이 프로테아제 저해제의 항암효과가 구강, 식도, 간, 대장 등 소화기계통의 암을 억제하거나 예방하는 것으로 알려져 있습니다.

③ 피테이츠(phytates)

주로 시리얼이나 콩, 땅콩 등에서 발견되는 인복합체로 무기질과 결합하는 물질입니다. 중금속 등의 유해성분을 흡착, 배설시키는 효능이 있지만 철분이나 칼슘, 마그네슘, 아연 등 필요한 물질과도 결합해서 이들 물질의 흡수를 방해하기 때문에, 콩을 주식으로 하는 경우에는 무기질을 따로 섭취하도록 해야 합니다. 또 콜레스테롤 수치를 낮춰 심혈관계에 좋은 영향을 주고 대장암 예방에도 좋습니다.

④ 사포닌

사포닌이라고 하면 으레 인삼을 떠올리시는 분이 많을 텐데, 콩에도 성분의 차이는 있지만 이러한 사포닌이 풍부하게 함유되어 있습니다. 주요작용으로는 콜레스테롤 저하작용, 면역증강작용 및 항암작용이 보고되고 있습니다.

⑤ 콩 스테롤

일종의 '스테로이드'로서 콜레스테롤과 구조적으로 유사한 특성이 있는데 일반적인 콜레스테롤은 동물성 식품에서만 발견되는 반면 식물성 스테롤은 사포닌처럼 식물성 식품에서만 발견되는 성분입니다. 혈중 콜레스테롤 수치를 저하시켜 심장병을 예방하고, 일반적으로 결장암 발생률이 낮은 나라를 보면 식물성 스테롤 섭취가 높은 것을 알 수 있으며 피부암의 억제효과 또한 높은 것으로 보고되고 있습니다.

⑥ 식이섬유

콩 속의 식이섬유가 갖는 중요 효과 중 하나가 콜레스테롤의 저하작용인데 실험에 의하면 혈중 콜레스테롤이 평균 8.3% 감소되었으며 중성

지방도 7.7% 감소시킨 것으로 나타나 혈액 속의 기름 성분을 제거하는 효과가 입증되었습니다.[24] 하루 25g의 대두 식이섬유를 섭취했을 때 비만과 당뇨환자에게도 효과적입니다. 또한 배변량과 수분함유량을 증가시키는 효과도 있어 장을 깨끗하고 튼튼하게 한다고 합니다.

27) 발효식품

발효라는 것은 미생물이 각종 효소를 분비하여 유기물을 분해하거나 변화를 일으켜 목표하는 특유의 최종산물을 만들어내는 과정을 일컫는 말입니다.

한국인의 가장 기본적인 발효식품은 김치와 장류라고 할 수 있는데, 요즘 서구문화가 들어오면서 천박한 음식으로 취급당하는 수모를 겪기도 합니다. 하지만 최근에는 다시 본래의 위상을 찾아 건강식품으로 각광받고 있습니다. 이 외에도 세계적인 발효식품으로 포도주를 비롯해서 식초, 치즈, 요구르트 등이 있죠.

우리가 잘 먹고 잘 살기 위해 기본이 되는 것이 바로 먹는 것입니다. 잘 먹는데 어떤 원인으로든 장이 나빠서 흡수가 제대로 되지 않는다면 무슨 소용이 있을까요? 그래서 건강의 요소 중 가장 기본이 되는 것이 바로 장(腸)의 건강이라고 할 수 있고 당뇨병의 치료에서도 역시 벗어날 수 없는 중요한 문제로 인식되고 있습니다. 다만 주의할 것은 우리의 전통발효식품인 간장, 된장, 고추장 등에는 염분이 들어 있기 때문에 이들을 과량 섭취하는 것은 문제가 있으며 당뇨환자의 경우 장류로는 염분 조절이 가능한 청국장이 가장 권할 만합니다.

① 김치

우리의 김치는 고추, 생강, 마늘, 파, 청각, 젓갈 따위의 많은 양념을 바탕으로 발효시켰기 때문에 '종합영양식품 세트'라고 불러도 조금의 어색함이 없습니다.

김치는 야채를 소금에 절여 발효시킨 식품으로 발효를 통해 야채의 결합구조가 적당히 이완되어 소화가 쉬워지고 인체에 유용한 각종 효소의 생성으로 신진대사 촉진과 노폐물 제거에 탁월한 효과를 가집니다. 또한 채소 자체에 함유되어 있는 식이섬유는 장의 연동운동을 도와 장을 건강하게 하는 효과가 있으며 콜레스테롤 등의 분해산물을 흡착, 배설시킴으로써 장내를 깨끗하게 해줍니다.

그리고 비타민 A, B가 들어 있으며 특히 비타민 C의 경우 공기 중에서 쉽게 손실되지만 김치가 발효되면 산이 증가하여 손실이 줄어들게 됩니다. 앞서 설명한 마늘과 파의 알리신, 고추의 캡사이신, 생강의 진저롤 등 함께 섭취할 수 있는 영양소들도 많고요.

최근 들어 김치에 대한 관심이 높아지면서 연구가 활발히 진행되고 있는데 간, 신장, 소장 등 장기에서 암 발생억제 및 중금속 해독효과가 있음이 밝혀졌고 이 외에도 항체생성량을 크게 늘려 면역세포의 활성을 증진시킨다는 보고와 피부노화를 억제하는 항산화물질이 다량 함유돼 있다는 연구결과도 함께 발표되고 있습니다.

② 장

장은 원료인 콩 그 자체만으로도 우수한 영양식품인데 발효과정에서 콩에는 없었던 새로운 기능성분이 생기니 더 훌륭한 식품이라고 할 수 있습니다. 한국식 장류의 발효균인 고초균(枯草菌)의 배설물질이 암세포를 파괴하며, 장에 들어 있는 단백질 관련 성분인 메티오닌은 양은 많지 않지만 체내의 독소를 제거하는 데 중요한 역할을 합니다. 이 외에 체내 정장작용, 콜레스테롤 제거작용, 당뇨병 예방과 치료작용을 하는 많은 물질들을 함유하고 있습니다.

된장

된장의 영양소를 살펴보면 100g 당 열량이 128cal, 단백질 12g, 지방 4.1g, 탄수화물 14.5g, 회분 17.9g, 칼슘 122mg, 인 141mg, 철분 5.1mg 이 함유되어 있고, 비타민 B_1과 B_2도 0.04mg, 0.2mg씩 함유되어 있습니다. 영양이 풍부한 된장은 식품으로 애용되었을 뿐 아니라 약으로도 이용되어 『동의보감』에서는 감기 때 메주와 다른 약재를 먹고서 땀을 흘리게 하여 감기를 치료하는 약으로도 기술되고 있습니다.

된장은 콩의 발효과정을 거쳐 인체에 유용한 비타민 B_1, B_2, B_3, B_5 등을 풍부하게 생성하는데, 연구에 의하면 메주된장에서 나오는 한 특수효소가 혈액순환을 방해하는 혈전을 녹여주는 효과가 큰 것으로 밝혀졌습니다. 이는 일본식 청국장인 낫토보다 3~4배 크며 심지어 인체에서 생성되는 단백질 분해효소인 플라스민보다 4~5배 뛰어나다고 합니다. 된장의 항암효과는 콩이 가지고 있는 그것을 그대로 물려받았을 뿐 아니라 오히려 그 효과가 더 증진된 상태입니다. 특히 노화방지 효과는 항암효과나 간기능 증진효과보다 더 많이 알려져 있는데 이는 콩에 함유된 다이드제인 또는 다이진을 비롯한 이소플라빈류 등의 항산화작용에 의한 것으로 역시 당뇨병을 포함한 여러 가지 만성질환을 다스리는 데 도움이 됩니다.

된장에는 혈액응고를 방지하는 효과도 있는데, 바실러스균이 혈전 덩어리를 부수는 역할을 하기 때문입니다. 하지만 바실러스균은 열을 가하면 파괴되기 때문에 날로 먹는 것도 좋고, 된장찌개를 끓일 때에도 마지막에 된장을 넣고 불을 끄는 요리법이 좋습니다. 이뿐 아닙니다. 된장의 갈색색소인 멜라노이딘은 우리 몸의 당대사를 개선해서 특히 당뇨환자에게 도움이 됩니다.

청국장

지금도 각 가정에서 가을부터 봄까지 만들어 먹는 식품으로 독특한 냄새가 나는 된장의 일종인데 6개월 이상 걸려야 먹게 되는 된장과는 달리 청국장은 3~4일의 시간을 발효시킨 후 바로 먹을 수 있는 영양덩어리입니다. 양질의 단백질이 듬뿍 들어 있는데 트립신, 아밀라아제 등의 효소와 청국균(고초균)에 의해 합성되는 비타민 B_2가 많이 들어 있답니다.

청국장은 발효과정 중에 고초균이 생산하는 효소에 의해서 그 특유의 맛과 냄새를 내는 동시에 원료 대두의 당질과 단백질에서 유래된 끈적끈적한 실과 같은 것들이 만들어집니다.

청국장에는 식이섬유가 풍부합니다. 이런 섬유질은 독소와 해로운 중금속 등을 제거하는 역할을 하고 장에서 담즙산과 결합하여 체외로 배출시키기도 하는데, 담즙산은 콜레스테롤의 재료가 되기 때문에 결과적으로 섬유질은 혈액 속의 콜레스테롤 수치를 떨어뜨리는 역할을 합니다. 고초균은 장내 부패균의 활동을 약화시키고 병원균에 대한 항균작용이 있습니다. 많은 균수를 지니고 있으며 생존률이 높다는 것은 그만큼 효과가 크다고 할 수 있습니다. 인체에 이로운 이 균이 부패균의 활동을 억제함으로써 부패균이 만드는 발암물질이나 암모니아, 인돌, 아민 등의 발암촉진물질을 비롯한 유해물질을 흡착, 배설시키는 작용을 합니다. 이런 유해물질은 장을 통해서 혈액으로 퍼져 몸의 여러 곳을 유린하기도 하며 또 간에서 해독작용을 거치면서 간을 손상시키는데, 청국장에 의해 유해물질의 생성이 줄어들면 간의 부담이 가벼워져 피로회복이나 피부의 거칠어짐을 막는 효과가 있을 뿐만 아니라 이런 효과는 당뇨병 치료의 원동력으로 작용됩니다.

청국장은 과민성 대장질환을 가진 사람에게 너무도 좋은 음식이라고 할 수 있습니다. 왜냐하면 청국장에는, 섬유질이 많은 다른 식품보다 섬유질이 5배 이상 많고 청국장의 바실러스균에 의한 정장효과가 뛰어나 설사가 있는 사람에게는 설사를 방지해주고, 변비가 있는 사람에게는 변비를 개선시켜주기 때문이지요.

이 균이 증식하면 콩단백질 분해효소도 만들어지는데 이 효소는 혈전을 녹이는 작용이 있어 심근경색, 뇌혈전 등을 예방하여 당뇨병 합병증에 유리하게 작용하여줍니다. 청국장도 된장과 마찬가지로 원료 콩과 비교해 필수아미노산, 비타민 B_1, B_2, 니아신, 판토텐산 등이 더 풍부하며 각종 효소 역시 더 많이 생성된 상태입니다. 청국장에 있는 레시틴은 혈관에 달라붙은 콜레스테롤을 씻어내어 혈액순환이 부드럽게 되고 필요한 영양소가 신속히 몸의 구석구석까지 운반되도록 합니다.

콩 속에는 이소플라본(isoflavone, 콩에 천연적으로 존재하는 생리활성물질) 종류인 제니스틴(genistin), 다이제인(daizein), 글라이시틴

(glycitin) 등이 있는데 이들은 당과 결합되어 있어 흡수율이 떨어지지만 청국장으로 발효되면 청국장 속에 들어 있는 당을 제거하는 효소에 의해 제니스틴이 제니스테인으로 바뀌며 흡수율이 높아집니다. 제니스테인은 콩에 비해 2배 가량 탁월한 항산화물질로 몸을 보호해주고 항암작용까지 한다고 합니다.

우리의 몸에는 혈압을 조절하는 '안지오텐신(angiotensin)'이라는 것이 있는데 혈압이 올라가는 이유는 안지오텐신 변환효소(ACE)라는 물질이 작용하기 때문입니다. 그런데 청국장에 있는 단백질을 분해하는 효소는 안지오텐신 변환효소의 작용을 강력하게 저지하여 혈압을 떨어뜨려줍니다. 또 청국장에는 100g 당 790mg의 칼륨이 들어 있어 혈압을 올리는 나트륨의 배설을 도와서 혈압을 떨어뜨려줄 수 있으며 특히 짠 음식으로 인해 나트륨 섭취가 많은 경우에 도움이 될 수 있답니다(나트륨은 이 외에도 라면 등의 가공음식에 많이 들어 있기 때문에 피치 못하게 라면 등의 가공식품을 먹을 경우 라면을 다 끓이고서 청국장을 한 숟가락 같이 풀어서 먹는 것도 좋은 방법이라고 할 수 있습니다).

청국장의 바실러스균은 단백질 분해효소뿐 아니라 당 분해효소도 분비하는데, 대두는 이런 분해효소에 의해 분해되어 아미노산과 당 산물이 생기게 되며 이 아미노산과 당이 반응하여 '멜라노이딘(melano-idin)'이란 갈변물질을 만들게 됩니다. 청국장은 발효되면서 이 갈변물질이 늘어나 콩에 비해 무려 8배 이상이나 됩니다. 또한 청국장에는 고분자 핵산이 함유되어 있는데 이는 항암효과, 면역증강효과 등 다양한 기능을 하는 것으로 알려져 있습니다.

청국장과 당뇨병

장과 간을 좋게 만드는 것이 바로 당뇨병을 치료하는 것이며 청국장은 우리 간과 장을 깨끗하게 해주는 지킴이와 같은 역할뿐 아니라 장내 조건을 개선하여 장을 튼튼하게 해주는 너무도 소중한 존재입니다.

당뇨환자들은 비타민 B_2의 흡수율이 저하되기 때문에 비타민 B_2의 보급은 당뇨병이나 그 합병증의 예방과 치료에 도움을 줍니다. 비타민 B_2는 콩에도 100g 당 0.3mg으로 많이 함유되어 있지만 청국장에서는 이보다 훨씬 많은 0.56mg이 있습니다. 이 외에 콩이 가지는 식이섬유는 당질대사를 안정시켜줍니다.

이런 청국장의 여러 효능 중 장을 튼튼하게 하는 작용을 잘 살리려면 역시 청국장을 찌개로 끓여 먹는 것보다는 생으로 먹는 편이 훨씬 효과적이라고 할 수 있습니다. 끓이면 미생물과 효소가 파괴되기 때문입니다.

비타민 B_{12}는 채식으로는 섭취하기 힘든 영양소인데 청국장으로 섭취할 수 있기 때문에 고기를 먹지 않을 경우 비타민 B_{12}(0.32mg/청국장 100g)를 섭취할 수 있는 좋은 방법이 됩니다. 또 청국장 100g에는 칼슘이 217mg이나 들어 있어 고칼슘 식품이며 비타민 D가 100g 당 무려 870mg이나 들어 있어 뼈로 가는 칼슘의 흡수율을 매우 높여줍니다.

그러나 우리의 대표적인 발효식품은 염도가 지나치게 높다는 단점이 있습니다. 염도를 낮추면 오랜 시간 저장할 수 없기 때문인데 이런 점에서 볼 때 청국장은 염도 조절이 가능한 인스턴트 발효식품이면서 어떤 발효식품보다 뛰어난 영양소를 지닌 우리 음식의 대표주자라고 할 수 있습니다. 당뇨를 앓고 계신 분들을 비롯한 모든 분들에게 강력

추천합니다.

③ 간장

주로 메주 내부 세균의 단백질 분해효소로 분해되어 수용성 질소물로 전환된 아미노산과 그 밖의 분해산물이 녹아서 균, 효모 등에 의해 숙성된 것입니다. 간장의 메티오닌은 간장(肝臟)의 해독작용을 도와서 유해물질을 제거해주고 또 혈관을 부드럽게 하여 혈액을 맑게 해주며 비타민의 체내 합성을 촉진합니다.

　한때 미국 의학계는 간장 속의 아민이란 물질이 채소 등에 있는 질산염과 결합하여 위암을 일으킬 것이라고 추측했지만 1991년 미국의 '암연구'라는 의학잡지에 실린 한 논문에서는 실험결과 간장이 오히려 암의 발생을 억제한다는 결과가 나왔습니다.

④ 고추장

고추장의 가장 큰 특징은 역시 고추로부터 나오는 것과 또 발효되어 생성되는 성분입니다. 그래서 고추장의 효능 역시 고추가 가지는 여러 효능에 추가되는 것으로 고추장이 암 예방과 항암, 다이어트에 효과가 뛰어나다는 결과가 나왔습니다.

　고추장은 간장이나 된장 못지않은 많은 영양분을 갖고 있는 것이 과학적으로 입증되고 있는데, 단백질, 지방, 비타민 B_2, 카로틴 등과 같이 우리 몸에 유익한 영양성분을 많이 담고 있습니다. 고추장은 발효 저장식품으로서 조미, 향신 2가지 용도로 사용됩니다.

　고추의 비타민은 고추장으로 전환될 때 없어지므로 고추장을 이용한 음식을 만들 때는 고춧가루를 첨가하는 것이 좋습니다. 한편 고추장이 비만 방지에 효과가 큰 것으로 나타났는데 연구발표에 따르면 고추의 매운맛인 캡사이신 성분이 체지방을 감소시킬 뿐 아니라 고춧가루 외에 고추장 재료인 메주나 메주의 숙성 때 생기는 성분이 체지방을 태운다고 하는군요.

⑤ 요구르트

장에는 100여 종에 달하는 100조 마리 이상의 세균이 살고 있는데 무게로는 1.5kg 정도나 된다고 합니다. 유산균은 장에 자리를 잡고서 유해균들이 장벽에 터를 닦지 못하게 하고 빨리 배출되도록 유도하기 때문에 장을 나쁜 세균으로부터 지켜주는 지킴이 역할을 합니다.

발효유의 경우 우유와 마찬가지로 양질의 단백질과 칼슘, 비타민이 풍부하다는 장점 외에 우유나 포도당이 분해되어 생성된 유산과 초산은 소화를 촉진하고 장내 비정상적인 발효를 억제하는 기능도 갖고 있습니다. 특히 유산균 발효유는 유산균에 의해 유당이 30% 이상 분해된 상태이기 때문에 유당 분해효소가 없거나 이 효소의 기능이 떨어져 우유를 소화시키지 못하고 설사를 하는 '유당불내증'을 가진 사람에게 좋습니다.

또 다른 유산균의 기능은 웰치균, 대장균 등 식중독을 일으키고 단백질을 분해해서 발암물질 등의 유해물질을 생성하는 유해균을 무찔러 식중독이나 소화불량을 개선해주고 설사를 멈추게 합니다. 이런 작용은 대장을 건강하게 만든다는 것으로 대장의 건강문제는 우리 몸 전체의 건강, 특히 독소를 제거함으로 간장에 많은 부담을 덜어줄 수 있다는 점에서 큰 의미를 가집니다.

⑥ 식초

식초의 주성분으로는 초산, 구연산, 주석산, 각종 아미노산 등 60가지 이상의 유기산이 들어 있어 신진대사를 활발하게 하고 몸속 찌꺼기를 없애주며 소화를 촉진하고 변비를 예방하는 효과도 뛰어납니다. 체내 영양분이 빨리 소모되도록 촉진하는 작용이 있어 과잉 당분이나 글리코겐을 연소시켜 당뇨병과 비만 해소에도 도움이 됩니다. 한편 야채와 식초가 만나면 파괴되기 쉽고 다루기 까다로운 비타민 C가 오래 보존되며 야채뿐 아니라 콩, 계란, 땅콩, 미역, 다시마 등에도 훌륭한 상승 효과를 발휘하는데, 날계란을 식초에 담가 만드는 초란이나 식초에 불린 초콩을 이용하는 것도 바로 그 때문입니다.

정리해보면, 피로물질 제거에 의한 피로회복 효과, 활성산소 제거에 의한 항산화효과, 고혈압 및 동맥경화 예방효과, 간장보호효과, 정장 및 변비 예방효과 등이 있습니다.

식초와 당뇨병

식초나 레몬즙은 기본적으로 당지수를 낮추는 효과가 있습니다. 평소 식사할 때 음식에 식초를 4작은술 더 넣는 방법은 혈당을 30%나 낮출 수 있다는 연구결과가 나왔는데, 특히 적포도주 식초가 가장 효능이 있다고 합니다.[25]

효모빵이 다른 빵에 비해 당지수가 낮으며, 효모빵의 효모배양균은 젖산을 내놓습니다. 유산균 발효유도 젖산을 가지고 있기 때문에 혈당을 낮추는 데 도움이 될 수 있으며 포도주스와 오렌지주스를 마시는 것도 고혈당 식품의 영향을 줄이는 데 도움이 되기는 하지만 식초에 비할 바는 못 됩니다. 그 이유는 식초에 들어 있는 아세트산이나 효모빵과 유산균 그리고 발효유에 들어 있는 젖산과 같이 분자의 무게가 가벼운 산이, 감귤류에 들어 있는 구연산과 사과산과 같이 분자의 무게가 무거운 산보다 소화를 천천히 시키기 때문입니다.

식초는 천연 양조식초로 섭취하도록 합니다. 양조식초란 자연적으로 초산 발효되어진 식초를 말하는 것입니다. 현재 판매되고 있는 식초는 속성 알코올 양조식초로, 천연식초에 있는 비타민과 유기산이 충분히 들어 있지 못합니다. 몇 가지 식초에 대한 설명을 드리도록 하겠습니다. 참고로 생수 100cc에 식초 10cc를 섞어 공복에 복용하면 훌륭한 건강식이 됩니다.

- 초콩(초절임콩) _ 날콩을 씻은 후 물기를 없애고 입구가 넓은 병에 콩을 넣고 양조식초를 부은 뒤 덮개를 덮어 햇빛이 닿지 않는 어둡고 찬 곳에 놓아두거나 냉장고에 7~10일을 보관한다. 이때 콩보다 식초를 2배 이상 되게 부어야 하며 또 콩이 부풀어도 될 정도로 여유 있는 병을 선택하도록 한다. 완성된 식초콩은 꺼내서 식초를 없앤 후 냉장고에 보관하면 된다.

- 포도식초 _ 포도알 2kg과 설탕 200g을 준비. 먼저 포도를 깨끗이 씻어 껍질과 씨를 같이 넣고서 잘 부숴 통에 설탕과 담아 20~25℃에서 2~3개월간 발효시킨다. 알코올 발효가 끝나면 알맹이를 건져내고 9개월 초산발효를 한다. 초산발효한 것을 다시 여과하여 깨끗한 유리병에 넣고 50~65℃로 30분 또는 80℃에서 5분간 중탕 살균 뒤 서늘한 곳에 보관하여 사용한다.

• 감식초 _ 감식초는 푸른 감이나 연시로도 만드는데 잘 익은 감을 따서 무공

해 항아리에 담아 식초 원액을 약산에 첨가하면 숙성이 잘 된다. 5개월간 발

효시킨 뒤 찌꺼기를 짜내 체로 거른 것을 깨끗한 항아리에 넣어 7개월간 숙

성시킨다. 월동기간에도 18~22℃의 온도를 유지해야 하고 항아리를 봉할

때에는 무명베나 천으로 봉하여 공기가 통하도록 해야 한다. 그래야 초균이

살 수 있다.

28) 카르니틴

카르니틴은 어떤 의미에서는 아미노산이라고 할 수 없고 다만 화학구

조가 아미노산과 유사하여 비필수아미노산의 범주로 분류합니다. 그

래서 비타민 B_4로 불리기도 합니다. 철, 비타민 B_1, B_6, 리신, 메티오닌

을 원료로 사람의 간과 신장에서 만들어지며 육류 등의 음식으로부터

섭취될 수 있는 필수 유사비타민입니다.

미토콘드리아 내에서 지방이 에너지원으로 사용될 수 있게 도와주

는 역할을 하는데 에너지 공급의 2/3가 카르니틴으로 연소할 수 있는

지방이므로 심장, 간, 골격근에 지방 축적을 방지하여 비만치료에도

많이 사용됩니다. 간과 혈액에서도 지질대사를 촉진해 지질농도를 감

소시키므로 지방간에도 이롭다고 할 수 있습니다.

포도당을 당원으로 전환시키는 인슐린과 같은 작용의 기전으로 인

해 당뇨를 개선시킨다는 학설도 있습니다. 이 외에 비타민 E나 비타민

C 같은 항산화제의 작용을 증대시키며, 섭취할 수 있는 음식은 붉은 살

코기로 채소나 과일에는 포함되어 있지 않기 때문에 채식주의자는 보

충이 필요하다고 하겠습니다.

29) 야채수프

채소는 날것으로 먹어야 영양소가 파괴되지 않는다는 개념이 대부분 사람들의 머리에 자리하고 있습니다. 물론 어떤 비타민의 경우(대표적으로 비타민 C)는 쉽게 물에 녹으며 열을 가하면 파괴되어 원래 가지고 있는 영양소의 일부가 수프로 만들어 먹으면 사라지는 경우가 있습니다. 그렇다고 채소를 꼭 날것으로만 먹어야 하는 것일까요? 그렇지는 않습니다. 오히려 끓이거나 볶아서 먹어야 더 좋은 영양소도 있답니다. 물에는 안 녹으며 기름에만 녹는 지용성인 비타민 A, D, E, F와 같은 것은 날것으로 먹으면 흡수되지 않고 대부분 배설되기 때문에 기름에 가볍게 볶아서 먹거나 나물로 먹으면 좋습니다. 그리고 이런 지용성 비타민은 열에 강해서 수프를 만들어 먹어도 좋습니다.

또 녹황색 채소에는 활성산소의 산화작용을 막아주는 항산화성분인 플라보노이드 등이 많이 있습니다. 특히 야채 국물에는 이 활성산소를 제거하는 물질이 날야채보다 훨씬 많습니다. 예를 들면 생토마토보다는 토마토케첩(집에서 만든 것)에 리코펜이라는 항산화성분이 훨씬 더 많이 들어 있습니다. 그래서 그런 성분들이 녹아 있는 국물까지 먹는 방법인 야채수프는 좋은 영양소 섭취방법 중의 하나라는 것 잊지 마시기 바랍니다.

30) 올리고당

비피더스균은 장내 존재하는 유익한 장내세균으로 유아 때는 비피더스균이 우세하지만 건강한 성인에게서는 극히 적은 유해균이 노년기에는 많아지게 되어 장내 부패균이 늘어나게 됩니다. 그러므로 장내균의 비피더스균 구성을 높이고 유해균의 구성을 낮추는 것이 중요한데, 올리고당류는 비피더스균 등을 잘 이용하여 단점을 보완해줍니다. 하지만 비피더스균 외의 부패균들은 거의 이용하지 못하므로 선택적으로 비피더스균을 늘리는 게 필요합니다.

이 외 올리고당의 당도는 설탕의 10~30%선에 불과하여 설탕을 대

골고루 섭취하기

사실 우리가 흔히 알고 있는 음식 상식에는 잘못되거나 편파적인 면이 많이 있습니다. 예를 들면 고기나 유제품, 계란 등이 산성식품이라 몸에 좋지 못하다는 것도 그 중 하나입니다. 하지만 우리가 먹는 쌀, 콩도 다 산성식품인데, 그렇다면 야채만 먹고 살라는 것일까요? 멸치는 칼슘이 많으니 많이 먹으라고 하는데 멸치에는 몸에 나쁜 과산화지질 성분도 많이 들어 있답니다. 육식이 나쁘니 채식만 하는 것이 좋다고 하는 경우도 있는데 채식으로 부족한 단백질은 콩으로 보충한다고 하더라도 채식만으로는 어떤 종류의 지방과 비타민은 섭취할 방법이 없습니다. 계란을 먹는 사람은 계란의 단백질을 보고 먹고 계란을 먹지 않는 사람은 계란의 콜레스테롤을 보고서 먹지 않는다는 식이지요. 이렇듯 우리가 알고 있는 지식에는 한 면만을 보는 경우가 많고 또 뭔가 하나가 좋다고 하면 목숨 걸고 그것만 먹으려고 하는 성향이 있습니다. 우리는 고기도 먹고 생선도 먹어야 합니다. 물론 몸에 맞는 비율이라는 것이 있어서 이 정도만 조절해주면 큰 문제는 없습니다. 왜냐하면 대충 골고루 먹어도 건강하게 살게끔 만들어진 몸이지 모든 영양소를 저울로 재듯 정량을 먹어야 건강을 유지할 수 있게 만들어지지는 않았기 때문이지요. 그리고 아무리 좋다고 하는 것이라도 편향되게 섭취하면 반드시 문제를 일으킨다는 점 잊지 마시기 바랍니다.

신할 경우 열량을 그만큼 줄일 수 있고 비만과 충치 예방 효과도 얻을 수 있습니다. 설탕과 물리적 특성이 비슷하고 감미도도 같지만 생리적 특성이 다르고 특히 인체에 유익한 점이 증명되었기 때문에 당뇨환자의 설탕대용품으로 안성맞춤입니다.

31) 메밀

12~15%의 단백질을 함유하고 있는데 이는 다른 곡류에 비해 뛰어난 단백질 함유량이며 특히 다른 화곡류 식량작물에서 부족한 필수아미노산인 리신을 많이 함유(5~7%)하고 있어서 단백가가 74%에 이릅니다. 이 외 칼륨, 마그네슘, 철, 인, 동, 아연 등의 무기질이 들어 있으며 비타민 B_1은 쌀의 3배 그리고 비타민 D, 인산 등이 많이 들어 있습니다. 특히 메밀은 비타민 P라고 불리는 루틴(rutin)을 함유하고 있는 것이 특징입니다.

루틴은 황색 또는 담황색의 폴리페놀 화합물인 플라보노이드의 일종입니다. 콜라겐은 모세혈관의 구성성분으로 콜라겐을 만드는 것을 루틴이 돕고 또 이런 기전을 통해서 혈관의 투과성을 조절해주기 때문에 혈관을 튼튼하게 해주고 혈액순환에 중요한 역할을 한다고 할 수 있습니다. 또한 혈압을 높이는 작용을 하는 안지오텐신-2의 활동을 저해함으로써 혈압상승을 억제해줍니다. 이 외 혈액의 응고시간을 단축하며 이뇨작용을 도와주고 지질대사를 조절하며 또 플라보노이드가 가지는 항산화효과를 나타냅니다.

메밀은 비교적 높은 칼로리(메밀 100g 당 340kcal)에도 체중을 저하시킨다는 사실이 입증됐는데, 이는 메밀에 들어 있는 각종 효소와 섬유소 때문으로 짐작합니다. 즉 지방 흡수작용을 하는 리파제, 단백질 흡수를 돕는 트립신의 작용을 방해하는 효소와 섬유소가 많아 비만을 막아주는 것으로 나타났습니다.

메밀 100g에는 루틴이 6mg이나 들어 있는데 이를 극대화할 수 있는 것이 바로 메밀싹입니다. 메밀을 발아시키면 루틴의 함량이 30~50배 증대되기 때문에 루틴을 적극적으로 섭취하려면 메밀싹을 먹으면 됩니다.

메밀가루에는 전분 분해효소 등이 많아 가루상태로 오랫동안 저장해두면 이들 효소가 발효해 메밀가루 고유의 특성이 없어지므로 신선한 것을 사용해야 합니다.

루틴은 하루에 약 30mg 정도 필요한데, 메밀 100g에는 약 100mg의 루틴이 포함되어 있습니다. 그런데 날마다 메밀국수만 먹고 살 수는 없기 때문에 필요한 경우라면 다음과 같은 방법을 이용할 수 있습니다. 첫째는 메밀가루에 물을 조금 부어 질척하게 갠 다음 꿀을 섞고 끓는 물을 천천히 부어 만든 메밀주스를 복용하는 것이고 또 다른 하나는 위에서 말한 것처럼 메밀을 발아시킨 것을 샐러드로 만들어 식초와 들깨기름 등을 뿌려 먹는 것입니다.

메밀과 당뇨병

캐나다 매니토바대학의 칼라 테일러 박사는 '농업-식품화학 저널' 최신호에서, 메밀이 혈당을 최고 19%까지 떨어뜨리는 효과가 있음을 쥐 실험에서 밝혔다고 말했습니다. 메밀의 주성분으로 알려진 치로-이노시톨은 메밀에만 다량 함유되어 있고 다른 식품에는 거의 없으며 이 물질은 동물실험과 임상시험에서 포도당 대사와 세포의 신호전달에 중요한 역할을 하는 것으로 밝혀진 바 있습니다.[26]

　중국 하얼빈(哈爾濱)의과대학의 장 홍웨이 교수는 중국에서 메밀이 많이 생산되는 지역 중 하나인 내몽고 주민 1천 명을 대상으로 실시한 조사결과, 메밀을 주식으로 하는 사람들의 평균 혈당치가 30mg/dl 낮았으며 당뇨병 발병률도 2% 낮다고 밝혔고 한국식품개발연구원에서는 메밀이 당뇨병 합병증 예방에 가장 효과가 있음을 발표하기도 했습니다.[27] 메밀 추출물은 또한 당뇨병 합병증을 일으키는 생체 내 단백질의 당화(糖化, glycation)를 억제하는 능력이 기존 화학물질 치료제인 아미노구아니딘(aminoguanidine)보다 2배 이상 뛰어나다고 합니다.

32) 곤약(崑蒻): 글루코만난(glucomannan)

곤약은 수분 92%, 탄수화물 6.5%, 단백질 1%, 지방 0.1%와 기타 물질을 함유하고 있는데, 식용 곤약의 2%를 차지하는 글루코만난은 식이섬유로 유해독소와 나쁜 균들을 배출시키며 콜레스테롤의 흡수도 줄여서 장을 깨끗하게 하고 튼튼하게 하는 정장작용을 합니다. 변비를 없애주고 당질의 흡수속도를 늦추어 당뇨병에 있어 혈당조절을 용이하게 해줍니다. 한마디로 대표적인 식이섬유식품이죠. 곤약을 주원료로 하고 해조류나 채소를 부원료로 하는 간식을 준비한다면 포만감도 느낄 수 있고 충분한 비타민과 미네랄도 섭취할 수 있는 훌륭한 식탁이 됩니다.

33) 실크펩타이드(Silkpeptide)

누에고치를 가수분해해서 얻은 천연 아미노산으로, 수용성이며 복용 후 빠른 속도로 체내에 흡수됩니다. 누에고치에는 단백질의 주성분인 18종의 천연 아미노산이 들어 있는데 그것은 글리신, 알라닌, 세린, 티로신 등입니다. 이 4가지 아미노산의 공통점은 해독작용을 증강시켜 간을 보호하고 그 외 당대사를 촉진하여 당뇨병을 개선합니다.

34) 구기자(拘杞子)

동맥경화와 고혈압 예방, 간기능을 보호하는 대표적 성분인 베타인이 인진쑥과 돌미나리보다 12배가 많은 10.52mg/g 함유되어 있고, 특히 임산부와 피부미용에 효과가 있는 비타민 C 함량도 브로콜리와 콩나물보다 6배 많은 639mg/g에 이르는 식품입니다. 구기자의 주성분인 베타인은 메티오닌을 합성하여 간 해독작용을 촉진하며 또 염산을 방출하여 위산저하증 환자들의 소화를 촉진합니다. 구기자의 지질과산화 억제효과를 나타내는 과산화물가(POV)를 측정한 결과 억제율이 최고 53%까지 나타나 강한 항산화효과가 인정되었습니다.

구기자와 당뇨병

알록산(alloxan)으로 유발된 토끼의 고혈당에 대한 실험을 통해 구기자가 뛰어난 혈당저하 효과를 나타냈으며 또 구기자의 메탄올 추출물은 인위적으로 손상시킨 간의 회복을 상당히 촉진한다는 것이 밝혀졌습니다.[28] 또 스트렙토조토신(streptozotocin)으로 유발한 고혈당 흰쥐에 대한 실험에서는 고혈당 쥐의 혈당치가 상당히 감소했음이 결과적으로 증명됐습니다.[29] 이로 볼 때 당뇨에 대해서 구기자는 일정한 혈당 강하 효과와 항산화효능을 나타낸다는 것을 알 수 있습니다.

35) 알로에

알로에 중 가장 널리 알려진 종류는 알로에베라로 잎의 수질에서 나오는 물질들이 흔히 치료 목적으로 사용됩니다. 거기에는 화학적 구성과 성질이 다른 안스론(anthrone) 계열과 크로몬(chromone) 계열이 있는데, 안스론은 변비를 개선해주고 소화기에 항균작용을 합니다. 크로몬은 자외선을 차단하여 피부에 미백효과를 가져오며 피부의 진균을 제압해줍니다. 여기에 대한 연구는 학술적으로 이미 인정된 내용이지만 이 외 암이나 백혈병, 당뇨병, 중풍에 효과가 있다는 내용에 대해서는 아직까지 신빙성이 떨어지는 게 사실입니다.

알로에와 당뇨병

한의학에서는 알로에의 차가운 성질을 이용하여 간화(肝火)를 다스립니다. 간기능이 항진되어 혈당수치가 올라갈 수 있는데, 이때 알로에는 간의 항진기능을 바로잡아 혈당을 떨어뜨려줍니다. 하지만 모든 당뇨병에서 그러는 것은 아니고 몸에 열이 많고 목이 마르고 소변색이 짙은 등의 열증이 있을 경우에 좋은 효과를 기대할 수 있습니다.

36) 베타글루칸(β-Glucan)

당은 단당류와 소당류 그리고 다당류로 나뉘는데 이런 다당류 중 당이 베타-1, 3 화학결합을 중심으로 중합된 다당류를 일컫는 말입니다. 버섯, 효모 등 미생물의 세포벽이나 세포 외 다당류에서 분리함으로써 생산되는 미생물 유래의 베타글루칸과, 보리·귀리와 같은 곡물의 식이섬유에서 추출, 생산되는 식물성 베타글루칸이 있습니다. 버섯의 효능에서 중심이 되는 면역활성이 바로 베타글루칸의 면역기능 향상효과에 기인한 것으로, 인간의 정상적인 세포조직의 면역기능을 활성화시켜 암세포의 증식, 재발을 억제하고 면역세포의 기능을 활발하게 하는 인터루킨(interleukin), 인터페론(interferon)의 생성을 촉진합니다.

37) 여주(bitter melon)

한의학에서는 고과(苦瓜)라 하는데 열대성 과일로 신선한 과즙이나 과실 건조체를 사용합니다. 한 연구보고서에 의하면 당뇨환자에게 3주간 과즙형태로 복용시켰을 때 혈당조절에 54%의 효과가 있었다는 보고가 있습니다.[30] 당뇨환자의 경우 1일 100mg의 과즙을 사용합니다.

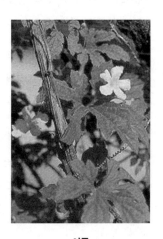

여주

*임산부가 사용했을 때 유산할 가능성이 있고 설사약과 겸용할 경우 칼륨 결핍증이 일어날 수 있습니다.

38) 견과류

불포화지방산, 마그네슘, 인, 칼슘, 철분, 비타민 E, 비타민 B_1, B_2 등 몸에 좋은 영양성분들이 풍부하게 함유되어 있어 영양소로뿐만 아니라 항산화제 역할도 해줍니다.

　그런데 이런 견과류가 심장과 당뇨병에 효과가 뛰어나다는 연구가 계속해서 발표되고 있습니다. 조앤 E. 맨슨 미국 하버드보건대 교수팀은 지난 1982년부터 17년간 미국 전역의 40~84세 건강한 남성의사 2만1천 명을 대상으로 식단, 건강, 운동에 대한 설문조사를 실시해, 매주 2회 이상 견과류를 먹은 사람은 그 이하로 먹은 사람에 비해 심박정지로 인한 돌연사 위험이 47% 가량 낮았다고 밝혔습니다. 이런 심장, 혈관에 대한 견과류의 '뛰어난 효과'는 놀라운 것이어서 미국심장학회에서도 적극 추천하고 있습니다.

　견과류가 혈중 콜레스테롤을 떨어뜨리는 효과에 대해서도 발표가 있었는데 호두를 제외하면 견과류에 있는 불포화지방은, 올리브유나 아보카도에 들어 있는 것과 같은 단일 불포화지방으로 동맥에서 청소작용을 하는 유용한 고농도 지단백(HDL) 콜레스테롤에는 영향을 미치지 않으면서 유해 콜레스테롤의 수치만을 낮춘다고 합니다.

　또 견과류의 단백질에는 아미노산의 일종인 아르기닌이 풍부하여 신체의 질소산화물 합성을 도와 혈관을 이완시키므로 혈압을 낮추고 콜레스테롤로 막힌 동맥의 경화현상을 막아줍니다.

견과류와 당뇨병

2002년 11월 27일, 미국의학협회 학회지(Journal of American Medical Association)는, 견과류가 인슐린 비의존형 당뇨병(제2형) 발병률을 낮춘다고 발표했습니다. 이번 연구는 미국 내 34~59세의 건강한(연구를 시작할 당시 당뇨병, 심장병 및 암 등의 질환이 없는) 84,000명의 여성 간호사들을 대상으로 식생활에 대한 설문조사를 16년 동안 몇 차례 실시한 조사로, 발표에 의하면 매주 5온스(ounces) 정도의 견과류(nuts)를 섭취한 여성의 경우 전혀 견과류를 섭취하지 않은 여성들에 비해서 당뇨병 발병률이 27%나 낮았으며, 1~4온스 정도를 섭취한 경우는 발병률이 16% 정도 낮아졌다고 합니다.

이렇게 좋은 효과를 나타내는 견과류지만 역시 과식은 금물입니다. 과식할 경우 넘치는 칼로리로 인해 오히려 성인병을 부채질할 수 있습니다. 땅콩 한 주먹이면 쌀밥 한 공기와 칼로리가 비슷하답니다.

39) 녹즙

녹즙은 식물이 태양에너지를 받아 광합성작용으로 만들어내는 녹색채소를 갈아 마시는 것이기 때문에 어떤 점에서는 식물의 혈액을 섭취하는 것이라 해도 틀리지 않습니다. 즙을 내어 채소를 섭취하게 되면, 우선 야채를 신선한 그대로 섭취할 수 있어 비타민 섭취면에서 아주 좋습니다. 많은 양을 섭취할 수 있고 빠르게 소화흡수 될 수 있죠. 물론 이렇게 먹는 것이 가장 좋다는 것은 아닙니다. 수프로 만들어 먹기도 하고 주서기로 갈아서 먹을 수도 있습니다. 녹즙으로 섭취할 경우에는 식이섬유를 섭취하지 못한다는 단점도 있습니다. 각각 장단점이 있기 때문에 이것이 가장 좋다고 할 수는 없습니다.

4~6가지의 야채와 과일을 선택해서 흐르는 물에 여러 번 헹궈 물기를 뺀 후 각 100~200g을 1일 녹즙분량으로 사용합니다. 야채의 잎과 뿌리를 1:1 혹은 2:1 비율로 혼합해서 사용하는 것이 가장 이상적입니다. 야채를 선택했으면 이를 다같이 절구에 넣고 빻은 후 삼베에 넣어

서 짜주는 것이 가장 이상적인 방법이 되겠지만, 절구의 원리를 이용한 녹즙기를 이용하여 즙을 낸 후 이를 30분 이내에 빨리 마시도록 합니다. 그렇지 못할 경우에는 녹즙을 짜서 차광된 유리병에 넣어 냉장보관하면 24시간까지는 보관이 가능합니다. 한번에 100~200ml 정도씩 하루 1~3번까지 공복에 마시도록 합니다. 마실 때에는 물이나 설탕을 넣지 말고 그냥 즙 자체만을 마시고 녹즙을 마시기 전후로 녹차나 감 등 타닌 성분이 함유된 것은 피하도록 합니다.

40) 주스

주스 또한 녹즙과 같이 야채나 과일을 섭취하는 좋은 방법 중 하나입니다. 특히 주스를 이용한 단식을 통해 우리 몸에 쌓인 독소를 배출할 수 있습니다. 단식은 우리 몸에 있는 약한 세포와 병든 세포 등을 스스로 녹여 없애주는 하나의 과정입니다. 독소를 빼내지 못했을 때는 아토피와 같은 알레르기질환, 피부질환, 과민성 대장, 변비 등이 찾아오며 경우에 따라서 당뇨병도 생길 수 있습니다. 당뇨병의 경우에도 단식을 통해 우리 몸을 한번 깨끗하게 씻어내는 과정이 필요하지만, 환자에게 단식은 그만큼 부담이 큽니다. 일정 정도 치료과정을 거쳐 병적 상태를 벗어나면 이런 주스해독법 등을 통해 건강한 상태로 한발 더 갈 수 있도록 도와주도록 합니다.

유기농법으로 재배된 과일과 채소를 재료로 만든 주스를 1시간 30분에서 2시간 간격으로 마시면서 처음에는 하루 정도 단식하다가 이런 것을 일주일이나 보름에 1번씩 반복 섭취합니다. 이 방법은 반드시 주치의와 상담하여 진행하고 혈당 체크를 철저히 해서 병을 만드는 일은 삼가야 할 것입니다.

41) 기타 참고사항

① 칼로리를 낮추는 조리법

당뇨병이라고 날마다 굶기를 밥 먹듯 하고 살 수는 없지만 섭취 열량이 높으면 그만큼 혈당이 높아지기 때문에 불리하게 작용하므로, 필요 열량보다 조금 모자라게 섭취하는 것이 이상적입니다. 필요한 것보다 조금 덜 먹고 조금 더 운동합니다. 또, 음식 조리방법에 따라 열량을 꽤 많이 줄일 수도 있답니다. 조리에서 가장 기본적인 것은 조리 전 식품 무게를 달아보는 습관을 길러 1교환단위의 양에 익숙해지도록 하는 것입니다.

- **기름은 적게 _** 가능하면 기름으로 볶거나 튀기는 요리는 하지 말고 꼭 필요할 경우에는 최소량만 사용한다. 또 기름 대신 물로 볶을 수 있는 음식은 바닥이 코팅된 프라이팬을 뜨겁게 달군 후 물을 2큰술 정도 두르고 재료를 넣은 다음 센불로 살짝 볶는다.
- **튀김 요리는 _** 그래도 튀김을 하게 될 때에는 튀김옷은 가능한 얇게 입히도록 한다. 튀김옷에 기름이 많이 흡수되므로 튀김옷이 두꺼울수록 좋지 않은 기름(높은 온도에서 산화된 기름)을 많이 섭취하게 된다. 건조 빵가루보다 생빵가루가 기름을 훨씬 적게 빨아들이고 튀김옷을 입혀서 튀기는 것보다 원재료를 그대로 튀기는 것이 기름량을 줄일 수 있다.
- **고기류는 기름을 떼어내고 _** 기름기를 제거하고 나서 끓는 물에 살짝 데쳐 기름기를 빼고 조리한다. 닭고기는 껍질에 기름기가 많으므로 벗겨낸다.

(*음식은 굽거나 튀기거나 전자레인지를 사용하는 고온방식보다는 삶거나 찌는 저온방식으로 조리하는 것이 체내 질병 유발물질 형성을 막는 데 도움이 된다는 연구결과가 나왔습니다. 단백질, 지방, 당분은 서로 상호작용에 의해 당화종말생성물질(AGE)이라는 독성물질을 형성하며 이 물질은 특히 음식이 고온에서 장시간 조리될 때 급속히 형성된다고 합니다. AGE가 체내에 많이 축적되면 바로 당뇨병 합병증과 똑같은 상황들이 일어납니다. 그래서 음식을 굽거나 튀기는 고온 조리방식은 특히 당뇨환자들에게 좋지 못하다는 것이지요.[31])

- **싱겁고 담백하게** _ 반찬이 짜고 매우면 밥을 많이 먹을 수밖에 없으므로 섭취 열량이 늘어나게 된다. 또 자극적인 향신료를 너무 많이 사용하게 되면 이들이 식욕을 자극하게 되므로 주의한다.

- **설탕을 사용하지 않도록** _ 설탕은 혈당을 빠르게 올리므로 당뇨환자들은 음식을 만들 때 설탕을 사용하지 않는 것만으로도 혈당을 낮출 수 있다. 설탕 대신 식초, 겨자, 계피, 후추, 생강 등의 향신료나 양념류를 적당히 이용하고, 단맛을 낼 때에는 설탕과 같은 단맛을 내면서도 열량은 훨씬 적은 감미료를 사용하도록 한다. 감미료를 사용할 때에는 높은 온도에서는 단맛이 감소하므로 식은 후에 넣는 것이 좋다.

- **천연양조식초나 레몬즙을** _ 음식에 식초나 레몬즙을 넣으면 포도당지수가 낮아진다. 평소 식사를 할 때 샐러드드레싱으로 식초를 4작은술만 먹으면 혈당을 30%나 낮출 수 있기 때문에 열량을 조절하는 것과 비슷한 효과가 있다. 이때 천연양조식초가 좋으며 화학식초보다는 레몬즙이 좋다.

칼로리를 낮추는 식사법의 중요성

제17차 국제당뇨병학회에서 핀란드 국립보건원 당뇨역학과 큉 퀴아오 박사 연구팀은 총 1만9,980명의 성인을 대상으로 혈당지표가 환자의 사망률에 미치는 영향을 8년간 추적 조사한 결과, 식후 2시간 혈당치가 환자의 사망률에 가장 크게 영향을 주었음을 보고하였습니다. 이는 식사 형태를 어떻게 가져가야 할지 말해주는 지표라고 하겠습니다. 즉 식후 2시간 혈당이 높은 환자들은 식사량을 더 줄이고 식사횟수를 늘려야 하며 씹는 횟수를 늘려 식사시간을 더 길게 가지도록 합니다. 소화기관에 대한 부담도 훨씬 줄일 수 있으며 또 혈당이 안정되면 식사횟수를 정상적으로 돌릴 수 있습니다.

② 외식에서 주의할 점

- 인스턴트 가공식품은 먹지 않습니다.
- 동물성지방(포화지방)이 많은 음식은 피하도록 합니다.
- 적당한 열량을 생각해서 선택하며 혹은 열량이 초과되면 그릇을 비우지 말고 남기도록 합니다.
- 여러 가지 영양소를 골고루 섭취할 수 있는 음식을 선택하도록 노력합니다.
- 자극이 너무 강한 음식은 되도록 피합니다.
- 음료수 선택시, 가장 좋은 것은 녹차나 생수 등이며 콜라 같은 음료수를 꼭 먹어야겠다면 다이어트 콜라, 다이어트 사이다 등을 마시도록 합니다.

③ 인공감미료

한의학에서는 맛을 5가지로 나누었습니다. 신맛(酸味), 쓴맛(苦味), 단맛(甘味), 매운맛(辛味) 그리고 짠맛(鹹味)이 바로 그것인데 이런 5가지 맛의 배합과 향취를 통해서 각 음식 고유의 맛이 결정됩니다. 그런데 당뇨환자의 경우 단맛을 내는 음식들이 혈당을 높이므로 제한합니다. 이로 인해 여러 가지 음식을 먹지 못하고 또 1가지 음식이라 하더라고 원래의 맛을 제대로 볼 수 없는 경우가 생기게 됩니다. 그래서 단맛을 내면서도 열량이 없거나 아주 낮은 대체 설탕이 개발되었으며 이를 인공감미료라 합니다. 인공감미료는 혀에 단맛을 낼 뿐 몸 안에 들어가서는 거의 열량을 내지 않고 대사작용에도 관여하지 않으므로 당뇨환자에는 적당합니다.

열량이 없거나 아주 낮은 감미료

• 사카린 _ 동물에게 많이 먹였을 경우 방광암이 발생한다는 사실이 발견되어 발암물질이 아닌가 하는 의혹 때문에 미국 FDA의 승인이 나지 않았었다. 그렇지만 사람에서 사용하는 소량으로는 암을 일으킨다는 증거가 없어서 미국당뇨병학회에서는 설탕 대용으로 당뇨환자가 사용할 수 있다고 발표한 바 있다. 안정성이 뛰어나 고온에서도 그 맛이 잘 지속된다. 다만 사카린은 태반을 건너기 때문에 임산부가 사용하는 것은 위험하므로 조심할 것.

• 아스파탐 _ 설탕보다 200배 가량 단맛이 강하기 때문에 반대로 설탕보다 200배 적은 양을 사용할 수 있고, 혈당에 영향을 주지 않으며 체중 증가효과도 거의 없다. 보통 열에 약해서 가열시 단맛을 잃기 때문에 음식 조리가 완료된 후 첨가하는 것이 바람직하다. 아주 드물게 발생하는 두통과 같은 신

경계 부작용 때문에 미국에서 한때 논란이 있었지만 현재 미국 FDA에서는 일반사람이나 당뇨환자에서 적당량의 사용은 안전하다고 발표하였고 미국 당뇨병학회에서도 그 안정성을 인준했기 때문에 현재까지는 당뇨환자들이 안심하고 사용할 수 있다.

- 아세설팜, 아세설팜칼륨(acesulfame potassium, 상표명 Sunett) _ 아세설팜칼륨은 열량을 내지 않으며 설탕보다 단맛이 200배 정도 된다. 가열시에도 사용이 가능하며 몸에서 대사되지 않고 배설이 되므로 인체에 안전하다.

- 수크랄로스(sucralose, 상표명 Splenda) _ 수크랄로스는 칼로리가 없고 설탕보다 600배 정도의 단맛을 내므로 극소량을 사용한다. 인체 내에서 대사되지 않고 배설되는 특징이 있다. 20년이 넘는 동안 100여 회의 과학적 실험 결과와 연구보고서를 통해 안전성이 확인되어, 1998년 4월 미국식품의약국은 수크랄로스를 식품첨가물로 허가했다.

앞에서 소개한 4가지 감미료 중 국내에서 쉽게 구입할 수 있는 감미료는 사카린과 아스파탐 2가지로 당뇨환자들에게 이용이 권장되는 인공감미료들입니다. 일반적으로 자유롭게 먹을 수 있는 식품 중 다이어트 콜라, 다이어트 사이다 등은 바로 이러한 감미료를 이용한 제품들입니다.

열량을 내는 감미료(영양성 감미료)

과거 수십 년 동안 설탕을 제외하고 식품첨가물로 사용되어 온 감미료는 당알코올 혹은 설탕알코올(sugar alcohol)로, 저열량과 무가당으로 표시하는 식료품에 사용됐지만 감미료로는 지금까지 사용되지 않고 있습니다. 설탕알코올이라는 이름의 유래는 설탕알코올의 화학구조 일부가 설탕구조식을 닮았고 다른 일부는 알코올 구조식과 비슷하므로 화학자들이 후에 설탕알코올 혹은 당알코올이라 부른 데서 비롯되었습니다.

당알코올의 감미도는 설탕에 비해 약간 차이가 있지만, 장내에서 난소화성을 나타내어 2.0~2.4kcal/g 정도의 열량을 나타내는 저칼로리 물질입니다. 설탕에 비해 소장 내 흡수속도가 상당히 낮아 당알코올 섭취 후 혈당치의 상승은 미미하여 인슐린 분비를 자극하지 않기 때문에, 특정보건용 식품 소재로서 당뇨환자나 비만환자용 설탕 대체 감미료 등으로 적합합니다. 음식에 열을 가하여 조리해도 단맛을 잃지 않고 일반 약물과도 특별반응을 보이지 않습니다. 또한 솔비톨, 자일리톨 등의 용해도는 설탕에 비해 대단히 낮아 입안에 청량감을 주며 당알코올은 구강 내 우식을 유발한다고 알려진 세균 스트렙토코크스(strepto-coccus) 충치예방에 활용될 수 있습니다. 하지만 설탕알코올을 하루에 대량(20~50g) 섭취하면 가스(방귀)가 잘 생기고 설사를 하게 될 가능

당알코올의 종류

리비톨(ribitol)	5탄당 리보스(ribose)가 환원된 것으로 비타민 B2(riboflavine)의 구성성분.
소르비톨(sorbitol)	포도당이 환원된 것으로 과실에 존재.
만니톨(mannitol)	만노스가 환원된 것으로 버섯, 균류, 해조류에 존재하며 건미역의 백색분말, 고구마에 생기는 흰 가루 성분으로 만나나무에서 나오는 만나꿀의 주성분이다.
둘시톨(dulcitol)	D-갈락토스가 환원된 것으로 약간의 단맛을 가진다.
이노시톨(inositol)	콩 종류와 과일, 동물의 근육, 뇌, 내장 등에 존재하므로 근육당이라고도 하며 비타민 B 복합체의 1가지이다.

출처: 조신호 외 저, 『식품학』, 교문사, 2004.

성도 높다는 단점도 있습니다. 뿐만 아니라 당뇨환자의 경우 하루에 당알코올이 10g 이하 함유된 음식을 섭취하는 것은 상관없지만 이 이상은 제한해야 합니다.

과당

과당은 포도당과 비슷한 구조로 설탕과 동일한 열량과 2배 정도의 단맛을 갖고 있습니다. 과당은 쉽게 포도당으로 전환되고 혈당조절이 잘 안 되는 당뇨환자의 경우 권장하지 않습니다. 과당이 우리 몸 안에 들어오면 간에서 포도당으로 바뀌어 혈액 안으로 들어갑니다. 결국 과당도 설탕과 마찬가지로 에너지 원천이 되는 물질인 것입니다. 따라서 신선한 과일이라고 해서 많이 섭취하는 것은 위험합니다. 물론 허용된 범위 내라면 설탕 대신 동일한 양의 과당을 쓰는 것이 좋은데 이는 설탕이나 다른 당분을 함유한 음식처럼 급격히 혈당을 올리지는 않기 때문입니다.

과일을 섭취할 때도 가능한 과일주스보다는 과일을 통째로 먹는 것이 좋습니다. 과일에 함유된 섬유질이 위장에 도착하면 장관으로의 음식 이동속도가 느려집니다. 이로 인해 포도당의 흡수는 느려지게 되고 따라서 급격한 혈당상승도 없어집니다.

당뇨환자는 이상과 같은 감미료를 잘 이해하고 제품 구입시에는 원료명에 기입된 감미료명을 반드시 확인하고 선택하는 지혜가 필요합니다. 인공감미료의 특징을 잘 알고 조리시 적절히 사용한다면 보다 즐거운 식사시간을 만들 수 있을 것입니다.

④ 기타 당질식품

벌꿀

꿀은 설탕과 마찬가지로 자당성분이고 분해되면 포도당과 과당으로 흡수됩니다. 그래서 당뇨환자에게 꿀은 설탕과 마찬가지로 혈당을 높일 수 있습니다. 다만 설탕과의 다른 점은 과당 비율이 높은 편이므로 설탕보다는 인슐린 필요량이 많지 않아 당뇨환자에게 설탕보다는 덜 해로운 정도이지요.

우유

우유의 당질은 유당성분이므로 몸속에서 포도당과 갈락토오스로 분해되어 흡수됩니다. 포도당보다는 주로 갈락토오스로 분해되기 때문에 우유를 마셨다고 혈당치가 갑자기 상승하는 일은 없지만 200cc 당 125칼로리를 내는 고열량식품이므로 당뇨병인은 하루 섭취열량의 범위 내에서 적당하게 섭취해야 합니다.

코카콜라 라이트

코카콜라 라이트는 아스파탐과 함께 과당이 1캔(250ml) 당 대략 7.5g 정도 들어 있습니다. 그러므로 대략 30칼로리 정도의 열량을 지니고 있다는 결론이 나오는데 문제는 열량은 30칼로리밖에 되지 않지만 과당이 들어 있어 혈당조절이 잘 안 되는 사람에서는 혈당을 올릴 수 있다는 것입니다. 원칙적으로 당뇨환자는 콜라를 먹지 않도록 하는 것이 좋습니다.

⑤ 주의사항

당뇨환자들에게 필요한 음식을 다시 한번 정리해보면,

- **주식은 현미 잡곡밥으로** _ 현미, 조, 수수, 기장, 통보리, 콩, 팥 등 여러 가지 곡식을 사용하되 씨눈과 껍질이 있는 정제하지 않은 통곡식을 섭취하도록 한다. 주식과 부식의 비율은 3(밥):7(부식) 정도로 섭취하며, 밥을 할 때는 현미가 30~50%로 차지하게 하고 나머지는 여러 가지 잡곡을 섞도록 한다.
- **제철의 신선한 것으로** _ 잎이 푸르다는 것은 햇빛을 충분히 받아 엽록소라는 영양소를 풍부하게 지니고 있다는 것이며 고유의 향취는 그 야채나 과일에서 비타민 등의 합성이 충분히 이루어졌음을 표현하는 것이다. 채소와 과일 그리고 견과류 역시 제철의 신선한 것을 적당량 섭취하도록 한다.
- **통으로 함께** _ 채소를 선택할 때 질깃한 줄기와 지저분한 뿌리를 모두 버리는데 여기에 오히려 영양소가 농축되어 있는 경우가 많다. 생선과 어패류는 싱싱한 생물로 먹도록 하고 가능하면 머리를 포함하여 뼈까지 먹을 수 있으면 더 좋다. 모든 씨앗류와 종자류는 껍질째 구입하고 오래 보관하지 않은 상태에서 먹도록 하고 과일도 씨까지 먹을 수 있는 것이면 모두 먹는 것이 바람직하다.
- **매일매일 섭취** _ 콩, 두부, 콩즙, 청국장, 콩나물과 같은 콩과 콩 조리식품은 여러 가지 영양소를 골고루 가지고 있으면서 특히 풍부한 단백질을 함유하고 있어 당뇨환자의 단백질 공급원이 된다. 양파, 초마늘, 미역, 다시마, 버섯, 식초, 견과류, 등푸른 생선, 신선한 야채와 과일, 녹즙, 효모식품 등도 가능한 매일 섭취해야 한다.
- **천연조미료로** _ 기존의 조미료(MSG, 맛소금, 흰 소금, 흰 설탕 등)를 없애고

새로운 천연조미료를 만들어 먹도록 한다. 다시마가루, 표고버섯가루, 새우가루, 멸치가루 등을 만들어놓고 또 꿀과 조청도 준비하여 언제든지 사용할 수 있도록 한다. 간장도 합성간장이 아닌 양조간장으로, 식초도 양조식초로, 된장과 고추장도 직접 담기 곤란하다면 믿을 만한 유기농업체와 생활협동조합을 이용하여 첨가제가 들어가지 않은 자연적인 양념으로 준비해놓도록 한다.

- **기름 사용은 되도록 _** 판매되는 식용유의 사용은 가능한 줄이고 특히 열을 가하는 요리에는 기름 사용을 가능한 절제하도록 한다. 대신 나물이나 샐러드에 참기름이나 들기름을 조금 뿌리고 식초와 천연조미료를 뿌려 먹는 방식으로 바꾼다.

- **발효식품을 먹는다 _** 생청국장, 된장, 김치, 요구르트(집에서 만든 것) 등 발효식품을 매일 먹도록 하고 가능하면 발효가 잘된 질 좋은 것을 사용하며 염분은 가능한 줄이도록 한다.

바람직한 식단의 예

주식(主食)은 현미와 차조, 차수수, 검은콩, 보리, 완두콩 등을 적절히 섞어 밥을 짓고 반찬은 신선한 어패류, 해조류, 야채 및 콩제품(두부, 콩비지, 콩나물 등), 멸치, 고등어, 참치 등, 간식은 귤, 땅콩, 호도, 잣 등으로 마련해봅니다. 그리고 야채에 들기름과 참깨를 뿌리거나 식초를 섞은 샐러드를 만들어 먹어도 좋습니다. 맥주효모를 따로 먹어도 좋겠습니다. 또 일정한 칼로리의 범위에서 식사를 하는 경우에도 가급적 여러 번 나누어 먹는 것도 좋습니다. 특히 혈당이 높은 환자의 경우에는 1일 4~5식을 하는 것도 좋습니다.

- **육류 섭취는 _** 육류는 섭취하도록 한다. 다만 그 양은 총 음식섭취량의 1/7 ~1/8 정도가 적당하고 고기에서 나오는 기름(포화지방산)은 가능한 제거하고 먹어야 한다.
- **먹지도 말고 만들지도 말자 _** 흰 쌀, 흰 소금, 흰 밀가루, 흰 설탕, 특히 과자류, 청량음료, 단 빵, 사탕과 같이 설탕 함류량이 많은 음식과 인스턴트 음식과 기름에 튀긴 음식은 독(毒)과 같다. 그리고 우리가 알게 모르게 섭취하는 소금량도 가급적 많이 줄이도록 한다(과자 등의 인스턴트 음식에도 소금이 많이 들어 있다).
- **식사는 천천히, 그리고 꼭꼭 _** 식사는 천천히, 그리고 꼭꼭 씹어서 먹는 습관을 키우자. 씹는 것은 그냥 단순히 음식을 잘게 부수는 작용만 하는 것이 아니라 잇몸을 튼튼하게 하거나 뇌의 혈액 흐름을 좋게 하는 등 상당한 효과가 있다.

⑥ 음용수

물은 공기와 마찬가지로 너무 소중한 존재면서도 또한 그 소중함을 잊기 쉬운 존재입니다. 물은 인체를 구성하고 있는 약 60조 개의 각 세포에 산소와 각종 영양소를 운반해주고 체내 각종 노폐물과 독소를 걸러내어 땀이나 소변으로 배설시키고 체온을 유지시키며 몸의 유연성과 피부를 탄력 있게 해주는 등 대단히 중요한 역할을 하고 있습니다. 그렇기 때문에 평소 우리가 어떤 물을 마시느냐에 따라 우리의 건강이 달라질 수 있습니다.

우리 국민 대다수는 상수원으로부터 취수한 물을 정수장에서 정수해서 공급하는 수돗물을 사용하는데, 현재의 수돗물은 47가지 각종 수

질검사를 엄격하게 거친 양질의 물입니다. 그래서 어떤 면에서는 가장 값싸고 좋은 물이라 할 수 있는데 이런 수돗물도 몇 가지 문제점을 가지고 있습니다.

수돗물의 문제점

- 뉴스에 자주 등장하는 각종 공장폐수, 축산폐수, 생활하수 등으로 상수원이 심각하게 오염되고 있으며 이로 인한 소독약품의 투입이 증가하고 있습니다.

- 오래되고 균열이 있는 수도관을 통해서 녹, 찌꺼기 및 오염된 지하수의 혼입 등으로 수돗물을 보내는 곳과 받는 곳의 수질이 다릅니다.

- 아파트, 연립, 빌라 등의 공공주택의 지하수조 및 고가수조의 관리 소홀로 인해 수돗물이 오염되고 있습니다.

- 수돗물의 세균을 살균하기 위해 사용하는 염소 화학약품이 물 속의 각종 유기물과 반응할 때 생기는 각종 돌연변이 물질이 있는데 이 물질의 약 70%가 발암물질로, 염소화합물의 대표적인 물질 중에는 트리할로메탄(THM), 유기염소화합물(MX), 총 유기할로겐(TOX) 등이 있습니다.

2003년 9월 환경부 조사에 의하면 수돗물을 그대로 마시는 시민은 전국적으로 1%에 이르며, 같은 해 10월 한 대학교 의과대학에서 조사한 것에 의하면 서울시민의 0.4%만이 수돗물을 그대로 마신다고 합니다. 우리 국민이 수돗물을 얼마나 신뢰하는지 단적으로 보여주는 예라 하겠습니다. 그래서 우리 대부분은 어떤 방식으로든지 수돗물을 다시 한번 정수하거나 시판되는 생수를 먹고 있습니다. 그렇게 우리가 정수된 물을 먹지 않을 수 없다면 어떤 물이 우리 건강에 좋고 또 당뇨병 치료에 도움이 되는지 살펴보겠습니다.

먼저 세계보건기구(WHO) 음용수 수질기준 가이드라인이 권고한 수치는 사람의 일생을 통해서 건강에 영향을 주지 않는 기준을 설정하고 있습니다. 이 수치는 세계 각국이 환경, 사회, 경제조건 등을 감안하여 먹는 물의 수질기준치를 설정하기 위한 수치여서 유연성이 있을 수 있습습니다. 지금까지 건강에 이로운 물에 관해서는 역학적인 조사가 종종 있었고, 음료수의 수질과 뇌졸중, 고혈압, 심장병 등 성인병과의 상관관계가 있는 부분에 관해서는 많은 학자들에 의해 연구되어왔습니다.

건강에 이로운 물의 지수분석

수돗물과 음료수에 대하여 무기물 종류별 함량비교를 통한 수질 평가 방법에 의하면, 칼슘이 많을수록, 나트륨이 적을수록 건강에 좋다든지, 또 뇌졸중 사망률은 물의 무기질 밸런스에 관계하여 나트륨, 칼륨, 마그네슘에 비해 칼슘이 적은 지역의 사망률이 높고, 칼슘, 나트륨, 마그네슘의 밸런스가 적절한 지역의 사망률은 낮은 등, 물이 인체에 영향을 미치는 인자 등을 고려하여 정립한 건강에 좋은 물지수(K Index)가 있습니다.

* K Index (KI) = Ca - 0.87Na(단위 : mg/l)

이 지수에 의해 계산하여 KI≥5.2이면 건강에 좋은 물로 평가됩니다.

정수기

국내 정수기 시장이 세계 최고수준이라고 합니다. 아마 이는 정수기 소비율과 가격면에서 최고가 아닐까 합니다. 사실 아래에서 말한 좋은 물의 조건을 다 갖춘 정수기는 아마 없을 것입니다. 아래의 "좋은 물의 조건"에서 첫 번째와 두 번째는 필수조건이라고 할 수 있습니다. 그리고 대부분 시판되는 정수기는 여기에 초점이 맞춰져 있습니다. 나머지는 기능적인 조건이라고 할 수 있지요. 물통 속에 물을 전기분해하는 장치를 설치하여 물을 처리하게 되면 물에 전자가 주입되는데 이런 물은 전자수라고 불리며 알칼리성을 띠게 됩니다. 또 강력한 자기를 물에 통하면 물분자의 집단(클러스터)을 생체수와 같이 안전하게 배열하여

좋은 물의 조건

- 각종 병원균이 없어야 한다.
- 유해 중금속과 녹, 찌꺼기 등의 불순물이 없어야 한다.
- 인체에 필요한 미네랄로 주로 물 속에 녹아 있는 양이온의 무기물질이 미네랄 총량으로 100mg/l 정도(30~200mg/l)로 용해되어 있는 약알칼리수(pH7.5~8.5)로 경도(硬度)가 리터당 50mg(10~100mg/l) 정도면 좋다.
- 물분자의 클러스터(Cluster)가 50~70Hz(보통 물은 120~160Hz) 정도 되는 작은 수치의 물이 좋다.
- 물분자가 6각 고리형태로 구조화되어 있는 비율이 높은 물(일명 육각수)이면 좋다.
- 효능이 있는 파동을 전사한 파동수가 좋다.

육각수로 구조화시켜 결과적으로 클러스터가 작은 육각수가 만들어집니다. 또 물의 기억력을 이용해서 좋은 파동을 물에게 입력하여 이를 우리 몸에 흡수하게 하는 파동수라는 것도 있습니다.

4. 해독요법

호흡기 및 피부 시스템 | 소화기 시스템 | 비뇨기 시스템 | 면역계 시스템 | 치료방법

이번에는 독(毒)이라는 개념을 통해서 우리 몸을 조절하는 방법에 대해서 살펴보겠습니다. 독소란 우리 몸의 건강상태를 나쁘게 만들어 정상적인 기능을 떨어뜨리는 해로운 물질을 말합니다. 대개 축적된 독성이 문제가 되는데, 앞에서 말한 좋지 못한 음식들과 공해, 스트레스 등이 바로 그런 것들입니다. 어떠한 독소든지 건강한 몸에서는 이러한 독소가 지나치지 않다면 잘 처리할 수 있습니다. 하지만 몸이 다룰 수 있는 양 이상으로 독소가 증가하면 배출되지 않고 몸에 쌓이게 됩니다.

이뿐 아니라 정상적인 생명활동을 위해 우리 몸은 에너지를 얻는 작용과 에너지를 소모하는 작용을 거치게 됩니다. 이런 과정 중에서도 자연스럽게 노폐물이 생기는데, 우리 몸이 정상적인 생명활동을 잘 유지하기 위해서는 노폐물을 체외로 빨리 배출해야 합니다. 이산화탄소, 요소, 요산 등을 세포 내에서 밖으로 유출시키고 세포에서 물질교환이

끝난 후 노폐물을 실은 혈액은 다시 순환계로 들어가 폐, 피부, 신장, 장관을 경유하여 체외로 배출됩니다. 그런데 원형질막은 순환계 내에 존재하는 독성물질의 농도를 감지하는 능력이 있어 혈중 농도가 어느 수준 이하로 떨어지기까지는 세포 내에서 생성된 노폐물을 혈중으로 내보내지 않습니다. 결국 우리 몸은 영양소를 얻기 위해서 일정한 정도의 가벼운 중독상태에 계속 노출된다는 것이지요.

이런 의미에서 한의학적 치료가 바로 해독요법이라고 할 수 있습니다. 한의학에서는 이런 독소를 사기(邪氣)라 하여 그 치료방법을 아주 오래 전부터 연구해왔습니다. 땀이나 소변, 대변을 통해 중화하는 방법도 사용하였고 열을 가하는 방법, 심지어 토하는 방법도 사용하였습니다. 최근에는 활혈화어법(活血化瘀法)이라고 하여 낡고 병든 혈액을 없애서 새로운 혈액이 빨리 만들어지게 하고, 그 외에 담음(痰飮)이라고 하는 비생리적인 체액, 즉 노폐물을 제거하는 척담법(滌痰法)들이 바로 이런 부류에 속하는 것이라고 할 수 있습니다. 그 시스템을 자세히 설명해보도록 하겠습니다.

1) 호흡기 및 피부 시스템

외부의 독소, 즉 풍사(風邪)는 호흡기를 통해 우리 몸으로 바로 침입합니다. 입과 코의 점막, 코와 귓속의 털 등이 인체 내로 병원균이 들어오는 것을 막으며 기관지에서도 가래의 형태로 내보냅니다. 피부로 직접 공격하는 독소는 땀을 통해 배출하기도 합니다.

해독치료: 적당한 운동을 통해서 땀을 일정하게 배출시켜주는 것이 필요하며 피부를 단련하는 것(냉·온욕 등)도 도움이 됩니다. 호흡기의 해

독요법은 호흡기의 순환을 촉진하는 약재(도라지, 살구씨, 지각) 등을 사용할 수 있습니다.

2) 소화기 시스템

공기로 호흡하는 것 다음으로 우리는 먹는 음식을 통해서 독소와 만나게 됩니다. 그래서 우리의 장은 매일 많은 양의 독소와 만나고 간장의 도움을 받아서 이를 해결하기도 하며 충실히 해독업무를 수행해 나갑니다.

<u>해독치료</u>: 나이가 들면서 소화효소와 소화액이 줄어들고 노폐물이 많이 누적되기 때문에 소화액 분비를 촉진하는 약물(산사, 육두구 등)을 사용할 수 있으며 간장과 대장의 독소를 제거할 수 있는 관장, 간장해독법 등을 사용할 수 있습니다.

3) 비뇨기 시스템

혈액을 통해 간장과 같은 해독처리 공장을 거친 후 다시 신장을 통해서 독소를 몸 밖으로 내보내게 됩니다.

<u>해독치료</u>: 신장이나 요관에 쌓여 있는 작은 돌을 제거하는 약재(해금사, 택사 등)를 사용한 처방과 평소에 일정한 양 이상의 물을 마시도록 하며 녹차 등과 같은 이뇨작용이 있는 차를 마시는 것도 좋습니다.

4) 면역계 시스템

임파 등을 통해서 직접 독소들과 전투를 치르는 전투요원들입니다.

<u>해독치료</u>: 단식을 통해서 병약한 전투요원들을 새로운 전투요원들로

물갈이하는 작업을 실시할 수 있습니다.

5) 치료방법
이 가운데 집에서 일반적으로 할 수 있는 관장과 가벼운 단식 및 간 청소는 당뇨병에 직접적인 도움을 줄 수 있습니다.

① 단식
인체라는 생명체를 이루는 가장 기본적 단위는 세포입니다. 손상되었거나 노화된 세포가 많을수록(병적 상태에 있을수록) 신체의 생명활동 능력은 저하되고 이로 인해 노폐물의 배출능력도 떨어져 악순환이 반복됩니다. 치료에 있어서 손상원인을 제거하는 것이 물론 선행돼야 하지만 이미 손상되어 곧 소멸할 운명을 맞이한 세포들은 될 수 있는 한 신속하고 효율성 있게 분해하여, 조직으로부터 빨리 소멸시키고 새로운 싱싱한 세포로 대체하는 것도 중요합니다. 이것은 세포의 자기갱신을 의미하는 것으로 단식은 이러한 늙고 병든 세포의 자가융해를 자극하여 세포의 세대교체를 촉진시킴으로써 세포의 영양흡수 및 산소결합능력, 노폐물의 배출 등 생명대사활동을 극대화시키는 것입니다. 단식을 하면 몸에서 어떤 일이 일어나는지 알아볼까요?

사람은 체내에 수십 일에서 100여 일 이상을 지탱할 수 있는 영양분을 저장하고 있기 때문에 단식을 하는 동안 체내에 축적되어 있는 영양물질로 살아가게 됩니다. 필요한 영양이 공급되지 않으면 신체는 자신의 조직기관이나 조직세포의 일부를 자가융해시켜 거기서 얻어지는 영양물질로 생명을 유지하고 또 새로운 세포를 만듭니다. 그래서 자가

융해과정에서 신체의 중요한 조직기관들은 보호를 받게 되며 낡고 병든 조직과 쓰레기들이 빠른 시간 안에 처리됩니다. 단식기간 중에는 배설기관에서의 배설능력이나 정화능력은 오히려 증대되고 축적된 노폐물과 독성물질이 신속하게 제거된다고 합니다.

유럽 등 자연요법이 발달한 나라에서는 대부분 야채나 과일즙을 마시는 주스단식법을 채택합니다. 또 수십 종의 야채와 과일을 재료로 해서 만든 액상효소즙을 사용하는 경우가 많은데 대단히 효과적이라고 합니다. 이런 액상효소에는 당분이 들어 있어 지방 연소로 생기는 케톤산증을 예방하고 효소와 비타민, 미네랄 등이 풍부하여 신체 내부의 찌꺼기 청소가 더 잘 되어 자가융해과정을 최대한으로 촉진시키는 데 필요한 조건을 고루 갖추고 있습니다. 주의할 점은 심한 당뇨환자의 경우 단식이 저혈당증을 유발하여 사망할 수 있기 때문에 과식은 1단계의 치료과정을 통해 약물의 투여 없이 혈당조절이 가능한 조건에서 할 수 있습니다.

② 장 청소

커피관장법

커피관장법은 막스 거슨 박사에 의해서 개발된 것으로 시초는 1차 세계대전 중 독일의 간호사들이 진통제가 부족한 상태에서 부상병들에게 직장에 커피를 부어 넣었더니 환자의 고통이 멈춰지고 담관이 열리고 담즙의 분비가 증가되는 것에서부터였다고 합니다.

거슨 박사는 대부분의 성인병이 영양의 과부족으로 생긴다는 관점을 가지고 있는데 부족한 경우에는 유기농 녹즙으로 해결할 수 있다고 했습니다. 그런데 문제는 녹즙을 마시면 우리 몸 조직에 쌓여 있던 독소들이 혈액으로 나오게 되어 간이 이들을 해독해야 하기 때문에 간이 부담을 받을 수 있습니다. 그런데 커피의 카페인은 담관을 팽창시키고 간에 쌓여 있는 독을 배설하도록 자극하게 되므로, 커피관장법을 통해 많은 난치병 환자를 치료했으며 또 좋은 결과들을 거두었다고 합니다.

커피관장법은 원두커피 3숟갈을 1,200cc의 물에 타서 3분간 강한 불로 끓인 다음 그 후 15분간을 약한 불로 끓여 관장액을 만들어, 1회 600cc 정도의 커피물로 관장합니다.

준비된 관장기에 체온 정도의 커피관장액을 넣고 환자를 왼쪽으로 비스듬히 눕히고 입을 벌리게 한 다음, 소독한 관장기 호스와 환자의 항문에 바세린이나 올리브유를 바르고 관장기 호스를 항문으로 삽입한 후 서서히 눌러 커피액을 주입하게 합니다. 주입이 완료되면 오른쪽으로 돌아 눕혀 약 5~8분 정도 참게 한 뒤 대변을 보게 합니다.

모든 준비가 끝나면 오른쪽을 아래로 하고 바닥에 눕습니다. 그리고 관장기의 삽입관을 윤활제로 매끄럽게 한 후 직장에 삽입합니다. 처음엔 1번에 1/2컵의 관장액만 삽입합니다. 그리고는 무릎을 가슴에 끌어올린 자세로 엎드리되 두 무릎과 한 손으로 체중을 지탱하고 나머지 한 손은 하복부(왼쪽 아랫부분)를 몇 분 동안 마사지합니다. 그런 다음 다시 오른쪽을 대고 누워서 커피를 조금 더 넣습니다. 매번 조금씩만 삽입해야 합니다. 커피를 얼마나 몸속에 오래 간직하느냐가 매우 중요합니다. 오랫동안 커피를 간직할수록 결과는 더 좋습니다.

관장액을 넣자마자 화장실에 달려가면 관장액만 빠져나옵니다. 조급한 마음에 다량의 관장액을 짧은 시간에 삽입하거나 마사지를 충분히 하지 않으면 이런 일이 일어납니다. 제대로 하려면 적어도 1시간 이상은 하셔야 합니다. 1/2컵의 관장액만 넣고 하행결장을 마사지하십시오. 그리고 오른쪽으로 횡행결장을 가로질러 마사지하고 다음에는 하행결장을 지나 충수에 이르기까지 마사지합니다. 필요에 따라 커피는 다른 약재로 바꾸어 쓸 수 있습니다.

청장환(淸腸丸)

청장환은 미역, 다시마, 지실, 산사, 어성초 등의 약재로 만들어진 처방으로 식이섬유와 무기질이 풍부하여 장을 깨끗이 해줄 뿐 아니라 청소에 직접 필요한 영양소도 공급합니다. 이 외 혈액순환을 촉진하여 장의 독소배출을 도와주고 배변을 촉진하는 역할을 해줍니다. 청장환은 장을 직접 청소하고 혈액순환을 촉진하여 장에 쌓인 독소를 배출시켜 해독을 촉진하는 전문적인 처방이지만, 집에서도 채소를 많이 먹고 요구르트와 청국장을 섭취함으로써 장해독을 도울 수 있습니다.

③ 간 청소

담관 청소

간 청소는 간에서 생산되는 담즙을 가둬놓았다가 한꺼번에 흘러나오게 함으로써 막힌 담관을 뚫어 담즙 분비를 촉진하는 방법으로, 담즙이 쏟아져 나올 때 담관 안에 기생하고 있는 각종 박테리아 기생충들도 같이 씻겨 나옴으로써 간의 부담을 줄여줍니다. 사실 이 프로그램은 미국의 홀다 레게 클락 박사가 정립한 프로그램으로 클락 박사에 의하면 70~80대 노인을 포함한 5백 명 이상의 임상에서 아무도 이것 때문에 병원에 간 적이 없다고 보고하였으며, 간 청소 프로그램을 하기 위해서는 이틀이 소요되는데 그 중 두 끼만 단식하면 되므로 비교적 한가한 토요일과 일요일 이틀을 택해 실시할 수 있다는 장점이 있습니다.

간의 기를 풀어주는 방법

간이 활동하는 힘, 에너지를 간기(肝氣)라고 하며 어떤 경우에는 이 에너지 활동이 너무 항진되어 문제가 생기고 어떤 경우에는 에너지 소통이 안 되어 문제가 생기기도 합니다. 당뇨병의 경우 2가지 문제를 다가지고 있는데 직접 항진된 경우에는 간의 화(火)를 내려줄 수 있는 하고초(夏枯草), 목단피(牧丹皮), 청호(菁蒿)와 같은 약으로 만들어진 청간탕(淸肝湯)이나 사화해간탕(瀉火解肝湯)을 사용하여 항진된 간의 기능(이화작용: 글루카곤의 작용)을 내려줄 수 있습니다. 또 어떤 경우에는 기의 소통이 잘 되지 않아서 막히게 되고 이런 것이 원인이 되어 화(火)가 발생하기도 하는데 이때도 역시 화를 내려주는 치료를 하면 됩니다.

5. 스트레스 관리요법

기본적인 마음가짐 ┃ 다른 사람과 얽힌 문제에 대한 방법 ┃ 혼자 할 수 있는 방법 ┃
다함께 웃음을

같은 조건에서 스트레스를 받아도 어떤 사람은 멀쩡하고 어떤 사람은 병이 생기는 것을 우리는 잘 알고 있습니다. 이것은 그 개인이 가지고 있는 스트레스에 대항하는 능력 차이라고 할 수 있습니다. 평소에 얼마나 건강을 잘 관리해왔는지, 혹은 스트레스에 대한 면역력을 잘 길러 놓았는지, 또 받은 스트레스를 몸 안에 쌓아놓지 않고 그때그때 풀어 주는지 아닌지가 관건입니다.

1) 기본적인 마음가짐

사람에게는 기본적인 마음가짐이라는 것이 있습니다. 어떤 사람은 스트레스를 즐기기도 하며 또 많은 스트레스를 받아도 그것을 극복할뿐더러 그로 인해 한층 성장하는 사람도 있습니다. 하지만 조그만 시련에도 견디지 못하고 쉽게 포기하고 또 그것으로 인해 병이 생기는 사람도 있죠. 이미 받은 스트레스를 푸는 것보다 더 중요한 것이 있으니 어떤 마음가짐을 가지고 생활할 것인가 하는 문제입니다.

목표가 정해지고 마음자리가 정해지면 인생을 항해하는 동안 큰 풍랑이 와도 이겨낼 수 있는 밑거름이 되어주는 것입니다. "나는 무엇을 위해서 살겠다" 혹은 "내 삶의 목표는 이런 것이다" 하는 것은 개인마다 차이가 있을 수 있습니다. 하지만 이런 목표를 추구하며 나아가는 동안의 마음가짐은 크게 2가지라고 할 수 있습니다. 하나는 긍정적인

스트레스에 대한 관점

- 스트레스는 치료해서 완전히 뿌리를 뽑을 수 있는 질병이 아닙니다. 필요한 좋은 스트레스도 있고 또 병을 만드는 나쁜 스트레스도 있습니다. 좋고 나쁜 정도도 그 선이 애매모호한 경우가 많으며 스트레스가 없는 세상을 만들 수도 또 만들어서도 안 됩니다.

  그래서 스트레스에 대해서는 '관리'라는 말을 사용하게 됩니다. 어차피 한 배를 탄 식구라면 보기 싫더라도 문제를 일으키지 않게 돌봐준다는 것이겠죠.

- 스트레스의 원인을 찾아서 없앱니다. 피하지 말고 정면 돌파하는 것을 말하는데 스트레스가 나오는 원인을 원천봉쇄하면 가장 확실한 방법이 될 것입니다.

- 포기는 필요합니다. 내가 극복할 수 없는 상황에 대한 스트레스에 대해서는 포기하도록 합니다. 포기하면 마음이 편해지지요.

- 가랑비에 옷 젖듯 조그만 스트레스에 몸과 마음이 젖을 수 있으므로 적당한 운동, 취미활동, 명상을 하도록 하며 스트레스로 받은 몸의 상처를 치료하는 데 필요한 항산화제 같은 음식들을 충분히 섭취하도록 합니다.

마음가짐이고 또 다른 하나는 부정적인 마음가짐입니다. 이를 결정하는 것은 노력입니다.

이런 말이 있습니다. "생각이 행동이 되고, 반복적 행동이 습관이 되며, 습관이 성격이 되고, 성격이 운명을 만든다." 긍정적인 마음가짐이 그 사람의 운명을 결정한다는 것이지요. 만일 부정적인 마음가짐을 가지고 있다면 그런 생각은 행동으로 옮겨지지 않을 것이고 역시 부정적인 쪽으로 운명을 이끌고 나갈 것입니다.

이러한 마음가짐이 많은 사람들이 정신적으로 건강하지 못하고 스트레스에 약해지는 근본적인 원인이 되는 것입니다. 극복할 수 있는 부분이라면 긍정적으로 사고하여 노력합니다. 이런 자세가 몸에 배이면 성격과 운명을 만들어내게 되는 것입니다.

즉, 똑같은 스트레스도 긍정적인 사고를 하면 좋은 스트레스(eustress)가 되고 부정적인 사고를 하면 나쁜 스트레스(distress)가 되는 것입니다. 이것은 성경의 비유가 아주 적당하겠습니다. 풀이라는 스트레스가 있는데 젖소가 먹으면 우유가 되고 독사가 먹으면 독이 된다는 것이지요.

물론 이런 긍정적인 마음은 포기하는 마음을 포괄할 수도 있어야 합니다. 내가 적극적으로 노력한다고 해도 해결할 수 없는 문제가 있습니다. 내가 할 수 없는 것은 빨리 체념할 줄도 알아야 합니다. 모든 것이 다 내 맘 같지는 않습니다. 또 그런 마음은 상대방도 마찬가지입니다. 자신이 할 수 없는 일에 대해서는 과감하게 포기하고 체념하고 그것을 받아들이는 긍정적인 마음도 중요합니다.

① 긍정적 마음가짐

사람이 화를 낼 때나 심한 스트레스를 받으면 뇌에서 노어아드레날린(noradrenalin)이라는 호르몬을 분비하는데 그 독성이 뱀 다음으로 강하다고 합니다. 하지만 뇌에서는 β-엔돌핀(β-endorphin)이라는 호르몬도 분비하는데 이 호르몬은 뇌에서 분비하는 호르몬 가운데 가장 긍정적인 효력을 나타내는 물질입니다. 노어아드레날린과 β-엔돌핀은 서로가 서로를 견제하는 관계입니다.

같은 상황이라도 기분 나쁘게 생각하면 독성을 나타내는 노어아드레날린이 나오고 기분 좋게 긍정적으로 받아들이면 β-엔돌핀이 분비됩니다. 즉, 힘들고 불쾌한 일을 겪더라도 긍정적으로 받아들이면 우리의 뇌는 몸에 좋은 호르몬을 분비한다는 것입니다.

혈액순환에 장애가 생기는 2가지 이유는, 혈액 중에 지방성분이 많아서 혈관에 찌꺼기를 많이 만들거나, 혹은 스트레스로 인한 것입니다. 스트레스를 받으면 노어아드레날린이 분비되어 혈관이 수축되고 혈액의 흐름을 막으며 이로 인해 활성산소가 대량 발생되어 혈관을 공격하게 되고 이로 인해 다시 혈액순환에 장애를 받게 됩니다. 사람의 몸은 피가 잘 도는지 그렇지 못한지로 건강 여부를 판단할 수 있을 정도로 혈액순환은 건강의 척도입니다. 이런 면에서 역시 스트레스가 만병의 근원이라는 말을 실감할 수 있습니다.

뇌에서 분비되는 엔돌핀과 같은 호르몬은 뇌파와 많은 연관을 가집니다. 엔돌핀이 분비될 때 반드시 뇌에서 α파가 동시에 방출되며 뇌파가 β파 상태가 되면 β-엔돌핀은 사라집니다. 그런데 외부의 자극을 받아들이는 방식에 따라 뇌파 역시 α파나 β파로 다르게 방출됩니다. 아인슈타인 박사가 연구에 몰두하고 있을 때 뇌파를 측정하여 다음과 같은 결과를 얻었습니다. 계산이 잘 되고 있을 때에는 뇌파가 α파 상태였는데 계산이 잘못된 순간 바로 β파로 바뀌었다는 것입니다. 또 바둑의 명인들이 대국할 때도 뇌파가 α파 상태를 유지한다는 사실이 나타났습니다. 이것은 우리에게 시사하는 바가 큽니다. 다시 말해 뇌파를 α파 상태로 유지하는 것은 스트레스를 물리쳐주는 소극적인 방어작용뿐 아니라 상상을 초월하는 뛰어난 능력도 발휘하게 해줄 수 있다는 것을 의미합니다.

심리학자인 매슬로 박사는 인간의 욕구를 크게 5가지로 구분했습니다. 즉 생리욕구, 안전욕구, 소속감에 대한 욕구, 인정받으려는 욕구, 자기실현의 욕구가 바로 그것으로 이 5가지 욕구는 계단처럼 낮은 차원의 욕구가 충족되면서 점점 높은 차원의 욕구를 충족시키려 합니다.

욕구수준이 높아질수록 뇌에서 나오는 엔돌핀은 늘어나고 그만큼 쾌감도 커지는 것이며 이러한 단계를 거쳐 높은 수준의 욕구에 도달하면 인간은 좀처럼 병에 걸리지도 않고 행복한 마음으로 오래 살 수 있다고 합니다. 타인을 도와주면서 느끼는 희열, 남에게 도움을 줄 수 있는 정치를 마련하는 것, 여러 가지 봉사활동이 여기에 속하는 것입니다. 성욕이나 식욕에서는 그런 현상이 없습니다. 식욕이 충족되지 않으면 배고픔을 채우려는 욕구가 강하게 나타나지만 일단 배가 부르면 조금 전의 마음과는 판이하게 달라집니다. 만사가 귀찮고 음식을 쳐다보기도 싫어지며 성욕 역시 충족되면 그것으로 끝입니다. 하지만 매슬로 박사가 말한 고차원적인 자기실현 욕구를 달성한 사람들이 느끼는 최고의 정신적 상태인 지고경험(至高經驗)은 계속적인 고차원의 희열을 우리에게 줄 수 있습니다. 그리고 이런 긍정적인 사고의 정수는 그렇게 할 수 없는 상황에서 긍정적으로 받아들이고 노력한다는 데 있다고 합니다. 스트레스에 대해서 방어적인 대처도 중요하지만 이런 마음가짐으로 적극적으로 스트레스를 관리하는 방법은 공격적이라고 할 수 있으며 예방효과도 있습니다.[32]

② 스트레스 극복

스트레스를 받고 있으면서도 자신이 그런 상황에 처한 것을 인식하지 못할 경우가 있습니다. 스트레스를 극복하기 위해서는 자신의 상황을 정확하게 점검하는 것이 필요합니다. 물론 사람에 따라 개인차가 있어서 큰 스트레스도 별로 작용을 하지 않는 사람이 있는가 하면 작은 스트레스에도 큰 손상을 받는 사람이 있습니다. 하지만 자신이 스트레스로 인해 문제를 가지고 있다는 정확한 인식이 없다면 해결책도 없습니다. 작은 스트레스는 많이 쌓여서 병을 만들 때까지 알지 못하는 경향이 있으므로 스트레스의 정도를 평가하는 것은 아주 중요한 것입니다.

미국의 홈즈(Holmes) 박사는 우리가 일상생활에서 부딪치는 대표적인 스트레스 상황들을 생활변화량으로 정의하여 계산하는 척도를 개발했습니다. 이러한 척도는 지난 1년 동안 경험한 각 항목의 횟수에 점수를 곱하여 전체점수를 합산해내는 방법으로, 총점 200점 이상이면 질병을 일으킬 확률이 아주 높은 것으로 평가합니다. 물론 이러한 평가척도는 절대적인 것은 아니며 각 개인의 특징에 따라 달라질 수 있습니다.

홈즈 박사의 스트레스 순위

순위	생활 속의 사건	평균치	순위	생활 속의 사건	평균치
1	배우자의 사망	100	23	아들이나 딸의 가출	29
2	이혼	73	24	인척들과의 불화	29
3	별거	65	25	두드러진 개인적 성공	28
4	감옥에 갇힘	63	26	부인이 직장에 나가거나 그만둠	26
5	가까운 가족의 사망	63	27	학교를 다니기 시작하거나 그만둠	26
6	개인적인 부상이나 질병	53	28	생활조건상의 변동	25
7	결혼	50	29	개인적 습관의 변화	24
8	직장에서의 해고	47	30	상급자와의 불화	23
9	부부간의 화해	45	31	근무시간이나 조건의 변동	20
10	퇴직	45	32	주거지의 변동	20
11	가족의 건강상태 변동	44	33	전학	20
12	임신	40	34	취미생활의 변화	19
13	성적 곤란	39	35	종교활동의 변화	19
14	출산	39	36	사교활동의 변화	18
15	사업상의 변동	39	37	작은 액수의 저당	17
16	재정상태의 변동	38	38	수면습관의 변화	16
17	가까운 친구의 사망	37	39	동거 가족수의 변화	15
18	직종의 변동	36	40	식사습관의 변동	15
19	부부간의 언쟁 횟수의 변동	35	41	방학	13
20	저당 잡힘	31	42	크리스마스	12
21	저당권 상실	30	43	경범죄 위반	11
22	직장에서 책임범위의 변동	29			

또 상황과 무관하게 자신의 반응을 측정하여 스트레스의 심각도를 측정하는 방법이 있는데 다음 각 분야별로 항목 중 4개 이상이 해당된다면 스트레스 수준이 심각하다고 할 수 있습니다.

스트레스의 심각도 측정

신체 증상	-숨이 막힌다.	( )
	-목이나 입이 마른다.	( )
	-불면증이 있다.	( )
	-편두통이 있다.	( )
	-눈이 쉽게 피로해진다.	( )
	-목이나 어깨가 자주 결린다.	( )
	-가슴이 답답해 토할 기분이다.	( )
	-식욕이 떨어진다.	( )
	-변비나 설사가 있다.	( )
	-신체가 나른하고 쉽게 피로를 느낀다.	( )
행동 증상	-반론이나 불평, 말대답이 많아진다.	( )
	-일의 실수가 증가한다.	( )
	-술 먹는 양이 늘어난다.	( )
	-필요 이상으로 일에 몰두한다.	( )
	-말수가 적어지고 생각에 깊이 잠긴다.	( )
	-말수가 많으나 논리가 없다.	( )
	-사소한 일에도 화를 잘 낸다.	( )
	-화장이나 복장에 관심이 없어진다.	( )
	-사무실에서 개인적인 전화를 하거나 화장실에 가는 횟수가 증가한다.	( )
	-결근, 지각, 조퇴가 증가한다.	( )
심리·감정적 증상	-언제나 초조해하는 편이다.	( )
	-쉽게 흥분하거나 화를 잘 낸다.	( )
	-집중력이 저하되고 인내력이 없어진다.	( )
	-건망증이 심하다.	( )
	-우울하고 쉽게 침울해진다.	( )
	-뭔가를 하는 것이 귀찮다.	( )
	-매사에 의심이 많고 망설이는 편이다.	( )
	-하는 일에 자신이 없고 쉽게 포기하곤 한다.	( )
	-무언가 하지 않으면 진정할 수가 없다.	( )
	-성급한 판단을 내리는 경우가 많다.	( )

4개 이상 해당되면 스트레스 수준이 심각하다

이런 스트레스는 혼자서 해결할 수 있는 부분과 그렇지 못한 부분이 있습니다. 즉, 나만 잘하면 될 수 있는 부분이 있는가 하면 다른 사람과 얽힌 문제 등은 나 혼자서 해결하지 못하는 부분이기도 합니다.

2) 다른 사람과 얽힌 문제에 대한 방법

① 자신의 상황을 정확하게 표현한다

자신의 감정을 솔직하고 예의 있게, 그리고 정확히 이해할 수 있도록 상대에게 알리는 것입니다. 다만 전제조건은 상대방과 협조해 해결하려는 긍정적인 마음가짐입니다. "나는 네가 싫으니 네가 내 앞에서 없어져주면 만사가 해결되는 거야!"라는 마음이 아니라 "나는 너의 이런 점이 싫으니 혹은 네가 이런 점은 이렇게 해주었으면 하는데 이것을 너와 함께 해결했으면 해!" 하는 마음가짐을 말합니다. 자신이 원하는 것이나 자신에게 필요한 것을 요구하는 법을 배워서 실천하는 것입니다.

② Yes와 No를 정확하게 표현한다

다른 사람에 대한 배려가 깊은 사람들이 있으며 이런 사람들은 그로 인해서 자신의 감정을 제대로 표현하지 못하는 경향으로 스트레스가 생기기도 합니다. 상대를 배려하지 말라는 말이 아니라 상황에 따라서 나의 경계선을 그어서 그것을 정확하게 상대에게 알리는 것이 어떤 점에서 상대에 대한 배려이기도 합니다.

③ 순서를 정한다

간혹 일의 중요성보다 일을 맡은 순서에 따라서 하게 되는 경우도 있습니다. 그렇게 되면 손실이 발생하게 되는데 그 손실의 크기만큼 스트레스를 느끼게 됩니다. 이 사람의 요구에도 응해야 하고 저 사람의 요구도 만족시켜야 하는 상황이 생기면 먼저 처리해야 할 일의 중요도에 따라서 순서를 정하고 다 해결하지 못할 경우에 대비해서 그런 상황을 상대에게 미리 알리도록 합니다. 이런 상황은 오히려 상대에게 믿음을 줄 수 있기 때문에 전혀 두려워할 필요가 없습니다. 상대도 당신이 만사를 능수능란하게 처리하는 슈퍼 머신이 아니라는 것쯤은 이미 알고 있으니까요.

④ 여유 있는 계획을 세운다

계획을 세우는 것은 중요합니다. 스트레스를 받는 일 중에는 계획에 들어 있지 않은 일이 발생하는 것도 포함되기 때문에 조그만 여유를 담은 계획은 스트레스를 미리 막아줄 수 있습니다.

⑤ 도움을 청한다

나 혼자서 해결할 수 없는 부분은 도움을 청합시다. 도움을 받는 것은 부끄러운 일이 아닙니다. 또 내가 가진 문제가 나 혼자 해결할 수 있는지 없는지에 대해 확신이 서지 않는 경우에도 상의를 합시다. 인생에는 도움을 줄 수 있는 선배, 동료가 있습니다. 인간은 사회적인 동물이라는 것은 수백만 년 동안의 축적된 경험으로 머리 안에 저장되어 있습니다. 상대도 사회적인 동물이고 또 상대는 나를 도와줌으로써 인생의 희열을 느낄 수도 있습니다. 남을 도와주는 것은 고차원의 욕구라고 했습니다. 내가 도움을 받음으로 그 사람에게 고차원의 욕구를 해결할 수 있는 기회를 주는 것입니다. 물론 나는 아무것도 하지 않으면서 도움을 받으려고 하면 안 되겠지요!

3) 혼자 할 수 있는 방법

먼저 기본적인 것을 충족시켜야 합니다. 사람의 건강을 측정할 때 크게 3가지가 정상이면 대충은 문제가 없다고 봅니다. 잘 먹고, 잘 자고, 잘 보면(대변) 됩니다.

① 잘 먹는다

잘 먹는다는 것은 먹지 말아야 할 것을 먹지 않고, 먹어야 할 것은 챙겨 먹고, 균형있게 먹는 3가지로 정의할 수 있습니다. 먹거리의 기본적인 문제에 대해서는 앞에서 이야기했으니 생략하고 언급되지 않은 것 중 카페인 함유 음식과 오메가-3 지방산에 대해서만 말씀드리겠습니다.

카페인 함유 음식

커피, 콜라, 초콜릿 등에는 카페인이 들어 있는데, 이런 음식이 몸에 들어가면 스트레스 때 나타나는 반응(호흡이 빨라지고, 심장이 빨리 뛰는)을 일으킵니다. 한 조사에 의하면 실제 환자의 75~80%는 카페인이 없어도 아무 이상 없이 잘 지낸다는 결과가 나왔습니다. 신경이 덜 과민해지며 덜 불안하고 수면을 잘 취할 수 있어 좀더 활력적이 되었으며 속이 덜 쓰리고 근육통이 줄었다고 합니다.[33] 다만 카페인이 든 모든 음식이 나쁘다고 할 수는 없고 필요에 따라서 녹차와 같은 차는 마실 수 있습니다. 하지만 콜라나 커피같이 몸에 도움이 되지 않는 것은 과감하게 끊어버리도록 합시다.

오메가-3 함유 음식

인간의 뇌는 적절한 지방이 필요한데 특히 오메가-3 지방산(들깨, 아마, 달맞이꽃 종자, 등푸른 생선 등이 공급원이 됩니다)이 결핍되면 우울증, 자폐증, 독서장애, 그리고 주의력 부족과 과민증 등을 유발한다고 합니다. 급변하는 사회에 적응하기 위해서는 높은 수준의 스트레스, 알코올, 니코틴, 카페인의 섭취가 이루어지는 것이 다반사인데, 스트레스를 받으면 다량의 아드레날린을 생성하며 이 아드레날린이 지방대사를 촉진하는 기능을 가지고 있다는 것이 악순환의 원인이 됩니다. 즉, 스트레스는 오메가-3 지방산 중 하나인 혈중 DHA를 집중적으로 분해하고 그 결과 DHA 결핍상태를 유발합니다. DHA 결핍은 정신상태를 악화시키고 그로 인해 인체가 받는 스트레스의 정도는 더 심화됩니다. 일본의 한 실험결과는 DHA를 충분히 보충함으로써 시험스트레스의 정도를 낮출 수 있음을 보여주기도 했습니다.[30] 네덜란드에서는 오메가-3 지방산이 풍부한 생선을 자주 섭취하면 노인성 치매의 발병률이 낮아진다는 연구결과를 발표했습니다. 이 연구는 2년간에 걸쳐 노인들을 대상으로 진행되었는데 노인성 치매 외에 알츠하이머의 발병률도 함께 감소하는 것이 확인되었습니다.

② 잘 쉰다(충분한 수면)

잠을 잔다는 것은 하루의 피로를 푼다는 것으로 잠의 몇 가지 조건을 만족시켜줘야 합니다. 즉, 일정한 시간(8시간) 동안 시간을 정해서 자는 것입니다. 11시에 누워서 7시에 일어나도록 하는데 잠을 잘 잤든 혹은 못 잤든 자는 시간에 눕고 일어나는 시간에 일어나도록 하는 것이 원칙입니다. 수면시간은 개인에 따라 차이가 있을 수 있는데 만일 피로하다거나 스트레스가 쌓여 있다고 판단되면 보통 때보다 30~60분 먼저 자도록 하며 수일이나 수주 경과를 보고 그래도 피곤하면 그보다 30분 더 빨리 자도록 합니다. 잠을 너무 많이 자는 것도 피로를 불러올 수 있으며 낮잠은 필요에 따라 30분 정도 가볍게 자도록 하며 불면증이 있으면 낮잠은 피하도록 합니다.

숙면을 위한 부대조건으로 다음과 같은 환경을 만들면 도움이 됩니다. 불을 끄면 완전히 어둡도록 외부로부터 빛과 소음을 차단할 수 있는 두꺼운 천으로 커튼을 마련합니다. 18℃의 온도와 60~70%의 습도를 유지하도록 하며 화초와 같은 것을 놓아두어서 공기 중의 오염물질을 없애도록 합니다. 가능하면 전자파를 발생하는 물건을 두지 말고 내가 누운 쪽 건넌방의 벽으로도 놓지 않도록 합니다. 전자파는 벽을 뚫고 나오니까요.

침대 매트리스는 너무 딱딱해서 누웠을 때 허리에 손이 들어간다든지 너무 부드러워서 허리부분이 아래로 쑥 꺼지는 것은 좋지 않으며, 누웠을 때 몸의 곡선(S자 곡선)을 살려줄 수 있는 정도가 적당합니다. 요도 마찬가지입니다. 국내에서 연구된 베개의 이상적인 높이는 6~8cm로 성인남자의 경우 바로 누운 자세에서는 7.9cm, 옆으로 누웠을 때는 9.5cm가 적당하다고 합니다. 여자의 경우 각각 6.3cm, 7.3cm로 이 높이는 한국인의 평균체형을 기준으로 한 것이기 때문에 이 평균보다 크거나 작은 사람들은 몸에 맞게 그 높이를 조절해야 합니다. 베개의 길이는 개인에 따라 다르지만 사용할 사람의 어깨폭보다는 커서 머리뿐 아니라 어깨까지 받쳐줄 수 있는 50cm 이상이면 적당합니다.

잠들기 힘든 사람은 잠자리에 눕기 1시간 전부터 몸과 마음을 이완시키도록 합니다. 정신을 집중하는 일이나 육체활동을 하지 말고, 편안하게 이완된 상태에서 잠자리에 들 준비를 합니다. 필요하다면 전신 근육을 충분히 풀어줄 수 있는 스트레칭을 하는 것이 도움이 되며 특히 어깨와 목 근육을 집중적으로 풀어줍니다. 잠들기 1시간 전쯤 따뜻한 물에 발을 담그는 각탕(脚湯)을 30분 정도 하는 것도 도움이 됩니다. 각탕은 예민한 사람이나 스트레스를 많이 받아서 머리로 피가 몰려 있는 경우 발쪽으로 혈액순환을 촉진하여 숙면을 취하는 데 도움을 줍니다. 기본적인 이완과 순환을 통해서도 개선되지 않는 불면은 전문가와의 상담이 필요합니다.

그 외 만성적 수면부족이 당뇨병을 만드는 요인이 될 수 있다는 연구결과도 있습니다. 시카고대학의 브라이스 A. 맨더 박사가 미국당뇨병협회에 보고한 바에 따르면, 규칙적으로 충분한 수면을 취하지 않는 사람들이 인슐린에 대한 민감도가 떨어지면서 당뇨병, 비만, 고혈압 등의 위험을 높이는 것으로 나타났습니다. 시카고대학 연구진은 8일 밤 연속으로 하루 평균 316분(약 5.2시간)을 잔 건강한 성인들이 밤에 평균 477분(약 8시간)을 잔 성인들보다 50% 많은 인슐린을 분비했고 그 결과 잠을 더 적게 잔 사람들이 인슐린에 40% 덜 민감하게 반응했다고 밝히고 있습니다.[35] 즉 잠을 잘 자지 못하면 인슐린 저항성이 생긴다는 말이겠죠.

③ 근육을 이완시킨다

근육이 굳어 있으면 역시 순환장애를 가져올 수 있으며 굳어진 근육으로 인해 통증이나 불쾌감을 가질 수 있습니다. 이런 근육은 스트레스로 인해서 많이 굳어지는데 특히 목과 어깨에 위치한 근육들이 스트레스에 더 민감합니다.

근육이완 방법으로는 따뜻하게 찜질하기, 마사지, 가벼운 두드림, 스트레칭, 물리치료 등이 있는데, 이 중 스트레칭은 혼자서 편하게 할 수 있습니다. 스트레칭은 근육을 늘려주는 방법인데, 늘리려고 하는 근육이 붙은 관절을 근육이 있는 반대방향으로 열어주면 그 근육이 늘어나게 됩니다. 이때 주의할 것은 굳어진 근육만을 늘리려고 하지 말고 그 주위를 다 늘려야지 효과적으로 근육을 풀어줄 수 있습니다. 예를 들면 허리 근육의 경우, 물론 허리에서 시작해서 허리에서 끝나는 근육도 있지만 어깨나 목에서 혹은 허벅지에서 또는 배와 가슴으로부터 와서 허리를 통과하는 근육들도 포함되어 있기 때문에, 허리 근육을 풀기 위해서는 등과 허벅지 혹은 배와 가슴 근육까지 풀어줘야 제대로 풀 수 있다는 것입니다. 시간은 1번에 10~15분 정도로 하고 하루에 2회 정도면 좋습니다.

④ 규칙적으로 운동한다

운동은 스트레스를 풀어주고 또한 몸을 건강하게 해주는 가장 기본적인 요소입니다.

운동을 하면 스트레스로 나타난 해로운 호르몬들을 상쇄시켜주며 부교감신경이 활성화되어 교감신경의 흥분을 가라앉혀 항스트레스 효과를 나타냅니다. 그 외 심폐기능이 향상되고 근육은 튼튼해져서 스트레스를 받아도 잘 견딜 수 있게 해줍니다. 하루에 30분 이상 일주일에 3번 이상은 해야 효과가 있습니다. 에어로빅, 수영, 등산, 달리기와 같은 전신을 사용하는 유산소운동이 효과적이며 태극권과 같은 기공도 아주 좋습니다.

⑤ 깊게 호흡한다

호흡을 조절하는 방법은 몸과 마음의 긴장상태를 이완시키는 데 큰 도움을 줄 수 있습니다. 호흡을 가능한 천천히 그리고 길게 합니다. 특히 주의할 점은 들이마시는 호흡보다는 내쉬는 호흡을 더 길게 하는 것이 이완을 가져오는 데 효과적이라는 것입니다. 공기를 충분히 들이키면 횡경막이 확장되어 긴장을 야기하지만 숨을 내쉬면 이완되기 때문에 내쉬는 호흡을 길게 하는 것이 충분한 이완을 가져옵니다. 긴장감을 느낄 때는 호흡이 빨라지고 불규칙하게 되며, 가슴 부위가 중심이 되는 얕은 호흡을 하게 됩니다. 느리며, 규칙적이고 깊어지는 심호흡 방식으로 바꾸어지도록 훈련하는 것을 호흡훈련이라 하며 이렇게 길게 그리고 배까지 호흡을 이끄는 것을 복식호흡이라고 합니다. 호흡이 느려지면 몸속에 이산화탄소가 10% 상승하는 효과가 있는데, 이런 상태가 되면 심박동수가 느려지고 수축된 혈관이 늘어나며 또 소화기관 내 소화액 분비가 자극되는 등 전신이 이완됩니다. 복식호흡 요령은 편안한 자세(초보자는 무릎을 약간 굽히고 누운 자세)를 취한 뒤 눈을 감고 코로 숨을 들이쉬고 입으로 내쉽니다. 숨을 들이쉴 때는 배를 앞으로 내밀도록 합니다(익숙해지기 위해 손을 배 위에 놓고 들이쉴 때 배를 한껏 부풀게 합니다). 그리고 숨을 참습니다. 마지막으로 천천히 숨을 내쉬며 여덟까지 헤아리는데 이 같은 동작을 몇 분 동안 계속해서 반복합니다. 호흡법을 잘 실천하기 위해서는 하루에도 몇 차례씩 실시해야 하며 매 시간 자신을 일깨워 1~2분씩 서서히 이런 심호흡을 실천하면 큰 도움을 받을 수 있습니다. 이 호흡법은 시간이 많이 필요하지도 않고 다른 일상활동에도 지장을 주지 않으며 별다른 준비가 필요하지 않기 때문에 마음만 먹으면 실천하기 쉬운 편입니다.

⑥ 지금은 명상시간

명상이란 도대체 무엇일까요? 명상하면 왠지 정신적으로 수양되고 단련된 사람만이 누릴 수 있는 특별한 것이라는 느낌이 듭니다. 하지만 기분이 좋다고 느끼는 그 자체도 하나의 명상입니다. 즉, 할아버지 할머니가 손자의 귀여운 모습을 그리거나 젊은 연인이 서로를 사모하는 마음으로 상대를 생각하는 것도 하나의 명상이 될 수 있습니다. 아름답고 마음이 기쁜 일들을 떠올리거나 생각하는 것이 하나의 명상으로, 이런 생각들을 하면 뇌에서는 α파가 발생하고 이런 상황에서 β-엔돌핀이 분비되어 항스트레스 작용을 해줍니다. 명상은 마음을 닦는 수련으로 이를 습관화하면 뇌에서 모르핀(β-엔돌핀)을 분비하게 됩니다. 이런 상황은 혈당치도 떨어뜨리며 지방도 잘 연소시킬 뿐 아니라 성장호르몬이 많이 분비되어 근육을 강화시킬 수도 있습니다. 즐거운 생각을 하는 명상은 뇌파를 α파로 유지하여 몸이 이완되게 하며 이런 상태에서 수면에 들어가면 체내에서 성장호르몬이 잘 분비됩니다. 물론 성인의 경우, 성장호르몬이 많이 분비된다 해도 키가 크는 효과를 기대할 수는 없지만 분비된 성장호르몬은 근육을 튼튼하게 만들어 지방을 연소시키는 효과를 나타내게 됩니다. 물론 성장호르몬은 깨어 있을 때도 분비되지만 이는 매우 적고 대부분은 수면중에 나오고 또 명상중에도 많이 분비됩니다.

하루에 몇 번씩, 점심 때 식사를 하고 잠깐 기분 좋은 일들을 생각하며 가볍게 낮잠을 자보면 어떨까요! 물론 쓸데없는 공상보다는 내가 원하는 것을 성취하는 꿈들을 그리면서 기뻐하는 내 모습을 머릿속에 각인시켜보세요.

4) 다함께 웃음을

당뇨환자에게 웃음이 어떤 효과를 나타내는지에 대한 연구결과가 일본에서 발표되었습니다. 국제과학진흥재단의 '심(心)과 유전자연구회'는 당뇨환자에게 만담 등을 보여줘 웃게 하는 실험을 한 결과 식후 혈당치가 크게 낮아지는 것을 확인했습니다.[36] 또한 우울증과 당뇨병에 대한 연구결과가 '정신신체의학(Psychosomatic Medicine)'지에 발표되었습니다. 미국 워싱턴의과대학의 메리 박사팀은 그간 발표된 우울증과 당뇨합병증의 상관관계에 관한 연구결과를 새롭게 분석하였는데, 분석결과 우울증이 심해질수록 당뇨합병증의 발생건수가 늘어나고 그 정도가 악화되는 것으로 나타났습니다.[37] 스트레스가 만병의 근원이듯 웃음은 만병의 치료제라고 할 수 있습니다. 웃음에 대해 길게 설명하는 것보다 위의 두 연구결과를 비교해보면 답이 저절로 나올 것입니다.

6. 운동요법

운동요법과 당뇨병 | 일상생활의 운동화 | 운동의 종류와 효과 | 운동의 순서 | 운동할 때 주의할 점 | 운동은 언제 하는 것이 적당한가? | 짧은 시간 운동 | 운동의 강도와 목표기준 | 겨울철 운동의 주의점 | 여름철 운동의 주의점 | 운동과 항산화제 | 말초혈액순환촉진법(모관운동과 각탕요법)

제2형 당뇨환자에게 운동은 그 자체만으로 중요한 치료수단이 될 수 있다는 연구결과가 2002년 3월 미국 뉴올리언스 튤란대학교의 해리 피그먼 박사팀에 의해 발표되었습니다. 이들은 뉴올리언스 재향군인병원에서 진료받고 있는 제2형 당뇨환자 300명을 무작위로 선정하여 진료기록을 분석하였는데, 연구진들은 혈당관리가 잘 되고 있는(당화혈색소 평균치 8.0% 미만) 176명의 환자와 혈당관리가 잘 안 되고 있는(당화혈색소 평균치 8.0% 이상) 환자 92명의 평소 운동습관을 비교했습니다. 결과 스스로 규칙적으로 운동을 하고 있다고 답한 환자는 현저하게 혈당관리가 잘 되고(2.7배) 있는 것으로 밝혀졌는데 이는 투약내용과 상관없이 운동이 혈당조절에 미치는 영향에 대한 조사라는 점에서 많은 의미가 있습니다.

1) 운동요법과 당뇨병

운동은 2가지 방법으로 혈당을 감소시켜줍니다. 우선 제2형 당뇨병을 만드는 인슐린 저항성을 개선하여 혈당조절을 도와주는 것이며 다른 하나는 운동이 혈당의 소모를 직접 촉진합니다. 운동은 간접적으로 근육량을 늘려 혈당 소모를 늘리고 또 인슐린 저항성을 개선하는 2차적 효과를 가져오기도 하며, 혈당을 만드는 탄수화물의 소비를 증가시킬 뿐 아니라 지방의 소비도 늘려서 체중감소를 통해 인슐린 저항성을 개선할 수 있는 3차적인 효과까지 얻을 수 있습니다.

직접적인 효과는 역시 혈당강하 효과인데 운동을 하게 되면 근육은 혈액 속에 꽉 차서 포화상태가 되어 있는 포도당을 끌어들여 연료로 소모하기 때문에 혈당수치가 떨어지게 됩니다.

또 운동을 하면 심장기능을 튼튼하게 해주고 작은 혈관을 확장시켜 혈액순환을 좋게 해줍니다. 순환개선은 직접적으로 혈당을 떨어뜨려주며 당뇨합병증을 억제해주고 넓은 의미에서 건강을 개선하므로 당뇨 치료의 기반이 되는 것입니다.

운동요법에 들어가기 전에 운동요법을 시작하는 데 문제는 없는지 반드시 확인해야 합니다. 신체검사를 통해 혈압, 혈중 지질, 당화혈색소, 혈당, 심장기능, 체형, 눈과 발을 점검해야 하는데 특히 혈압이 높거나 혈당이 300mg/dl 이상인 경우, 혈압과 혈당을 조절한 후 시작해야 합니다. 그리고 허혈성 심질환으로 심장이 과도한 운동을 할 때 감당할 능력이 없다면 심장전문의와 상의한 뒤 적절한 운동량을 정해야 하며, 망막증으로 초자체 출혈의 위험이 있거나 당뇨병성 족부병변으로 발에 문제가 있으면 운동은 금기사항입니다.

- 혈당수치를 내려준다.
- 인슐린 감수성을 높여주고 인슐린 저항성을 개선시켜준다. 근육세포에 있는 인슐린 수용체를 통해 포도당의 흡수가 잘 되고 또 포도당을 소모하여 이루어지는 에너지 대사가 개선되므로 혈당치 조절을 용이하게 해준다. 운동으로 좋아진 인슐린 감수성은 보통 2~3일간 지속된다.
- 당화혈색소(HBA1c) 수치를 내려준다. 혈당이 조절되면 당연히 당화혈색소(정상치 7% 미만) 수치도 개선되어 10~20% 정도 내려간다.
- 중성지방(triglyceride)이 줄어들어 체중이 감소된다(정상치 150mg/dl 이하).
- 좋은 콜레스테롤(고밀도 지단백)이 증가한다(정상치 35mg/dl 이상).
- 지질감소로 순환장애를 개선하므로 심혈관계의 부담을 덜어주며 이로 당뇨병 합병증 관리에 도움을 준다.
- 운동으로 인한 말초조직에서의 인슐린 작용의 증가효과로 고혈당이 개선될 뿐 아니라 인슐린 요구량이나 경구 혈당강하제 용량을 감소시킬 수 있어, 약의 사용을 줄이거나 끊을 수 있게 도와주며 더불어 동맥경화증의 예방에 효과가 크다.

2) 일상생활의 운동화

거창하게 운동을 하는 것도 필요하지만 우리가 늘 하는 생활(사회생활, 가정생활, 학교생활 등)에서도 운동효과를 얻을 수 있습니다. 예를 들면 계단을 이용하는 습관, TV 리모콘을 없애고 대신 두 다리를 사용하는 습관, TV에서 광고가 나오면 얼른 몸을 일으켜 윗몸일으키기나 팔굽혀 펴기를 하는 습관, TV 뉴스시간에는 운동기구 위에서 운동하며 보는 습관, 웬만한 거리는 차를 이용하지 않는 습관과 같은 것들입니다. 이런 자투리시간을 잘 이용하면 그만큼 혈당조절도 잘 되고 또 운동시간을 줄일 수 있기 때문에 하고 싶은 일을 더 많이 할 수 있는 일석삼조(一石三鳥)의 효과를 거둘 수 있습니다.

3) 운동의 종류와 효과

운동은 크게 유산소운동과 근육운동으로 나눌 수 있습니다. 또 유연성운동이라는 것이 있는데 이것은 당뇨병과는 직접 상관은 없지만 앞의 2가지 운동을 하기 위해 필수적으로 따라야 하는 운동입니다. 또한 운동은 재미있는 운동과 재미없어도 해야 하는 운동으로 나눌 수 있습니다. 가능하면 자신이 좋아하는 운동을 규칙적으로 하는 것이 좋습니다. 자신이 좋아하지 않는 운동은 결코 오래 할 수 없는 법이니까요.

① 유산소운동(에어로빅 운동)

큰 근육조직을 사용하는 보통 강도의 신체적 활동을 유산소운동이라 하는데 많은 양의 산소공급을 필요로 하며 규칙적인 동작을 반복합니다. 당뇨병 운동요법에서 혈당을 소모하는 직접적 운동이기 때문에 당뇨병에 가장 적합합니다. 되도록 큰 근육을 사용하면 좋은데 큰 근육이 많이 분포되어 있는 곳은 역시 몸의 하체입니다. 하체를 많이 사용하는 운동에는 조깅, 속보, 자전거 타기 등이 있습니다. 그런데 이런 운동들은 참 재미없는 운동입니다. 하지만 이런 운동 중 늘 할 수 있는 운동으로 하나쯤은 선택해서 러닝머신이나 실내자전거 등을 집에 마련해두는 것도 좋습니다. 그 외에 골프필드에 나가서 많이 걷는 것, 동호회에서 같이 등산하는 것 등은 재미는 있지만 늘 할 수 있는 것이 아니기 때문에, 앞에서 말한 재미는 없지만 늘 할 수 있는 운동과 적당하게 섞어서 할 수 있도록 합니다. 만일 이것도 저것도 여의치 않으면 밖으로 나가서 걸으세요. 하루 3km만 걸어도 200kcal가 소모됩니다.

② 근육운동(무산소운동)

순간적인 힘을 사용하는 운동으로 역기를 든다든지 윗몸일으키기를 한다든지 하는 것으로 근육의 양을 늘리는 데 적합한 운동입니다. 우리가 앞에서 당뇨병의 원인에서 설명한 것 중에 인슐린 저항성 증후군이라는 것이 있었습니다. 이 증후군의 기본이 바로 복부비만이라고 말씀드렸는데 이때 복부비만이 몸에서 나쁘게 작용할 때는 근육의 양과 연관됩니다. 복부비만은 많고 근육량은 적다면 최악이고 복부비만이 있지만 근육량이 많거나 근육량은 없지만 복부비만이 없다면 그래도 최악은 면하는 셈입니다. 항상 복부비만은 근육의 양과 연관되어 몸에 나쁜 영향을 미치므로 근육의 양을 늘리면 인슐린 저항성이 개선되는 것입니다.

유산소운동은 혈당의 직접적인 소모를 촉진하여 당뇨를 개선시키는 한 방법이며 근육운동은 2차적인 효과를 얻을 수 있는 방법입니다. 근육이 발달하여야 유산소운동의 효율도 증대될 수 있습니다. 근육량의 증가는 또한 인슐린 감수성을 증가시키며 혈관이나 신경조직의 발달을 유발하여 근육이나 혈관에 에너지원의 저장량과 수송능력을 향상시킵니다. 또 부차적으로 체지방량을 줄이기 때문에 당뇨병에 직·간접적 효과를 나타냅니다.

4) 운동의 순서

먼저 유연성운동(스트레칭)을 통해 유산소운동와 근력운동을 할 수 있는 여건을 마련하고(5~10분), 다음은 본 운동인 유산소운동과 근력운동을 하도록 합니다. 유산소운동과 근력운동은 2:1의 시간 비율로 합니다. 즉, 유산소운동을 30분 했으면 근력운동은 15분 가량 합니다. 그러고 다시 유연성운동(5~10분)으로 몸을 풀어주고 마치면 됩니다.

운동시간 및 강도

당뇨환자는 운동할 때, 혈당 소모가 너무 많아서 갑자기 저혈당이 되지 않도록 신경을 써야 합니다. 운동을 처음 시작할 때에는 운동 전후로 혈당을 체크하여 자신의 상태를 잘 파악하는 것이 필요합니다. 유산소운동 20분, 근력운동 10분 정도 하고 전후로 10분 정도 마무리운동을 하면 좋겠습니다. 이후 서서히 시간을 늘려서 유산소운동은 30~40분, 근력운동은 10~15분 정도로 늘리면 적합합니다. 중요한 것은 날마다 지속적으로 운동을 하지 않으면 효과가 줄어든다는 점입니다. 하루에 최소한 30분 이상 그리고 일주일에 5번 이상 운동을 하도록 하십시오.

5) 운동할 때 주의할 점

운동을 할 때 가장 주의해야 할 점 중의 하나는 저혈당입니다. 운동을 하다보면 근육에서 많은 양의 당을 사용하게 되고 이것은 저혈당의 증상으로 이어질 수 있습니다. 이런 상태를 막기 위해 처음에는 운동하기 전에 혈당을 재보는 것이 좋습니다. 만일 100mg/dl 이하로 측정되면 가볍게 간식을 먹고 혈당을 좀 높이고 나서 운동을 해야 합니다. 또 장시간 운동(1시간 이상)을 하게 될 경우에도 중간에 가벼운 간식을 먹는 것이 저혈당을 예방할 수 있습니다. 또 운동을 하다가 저혈당 증상을 느끼면 곧바로 운동을 중단하고 당분을 섭취하도록 합니다.

또 하나 주의할 점은 운동을 하다가 갑자기 멈추면 몸에 부담이 많아진다는 것입니다(순간적으로 활성산소가 많이 생겨 우리 몸을 공격합니다). 그래서 항상 본 운동 마무리에 정리운동을 해야 합니다. 즉 속보를 하였다면 속도를 천천히 줄여서 멈추라는 말입니다.

짧은 시간에 과격한 운동을 하게 되면 우리 몸이 그 운동을 스트레스로 인식하게 되어 부신수질에서 아드레날린(항스트레스 호르몬으로서 혈당을 올리는 작용을 함)이 분비되어 혈당을 상승시키므로, 당뇨환자의 경우 적당하지 못한 운동방법입니다. 또 운동 후에 식욕이 늘어나서 평상시보다 더 먹게 되면 차라리 운동을 안 한 것만 못한 결과를 낳기 때문에 주의해야 합니다. 운동 후 공복감을 느낄 때에는 양이 많으면서 칼로리가 낮은 식품이나 채소류, 해조류 등을 섭취하도록 합니다.

6) 운동은 언제 하는 것이 적당한가?

운동을 하게 되면 우리 몸에서는 에너지원으로 가장 먼저 혈액 속의 포도당을 이용하게 되므로 즉시 혈당이 낮아지기 시작합니다. 그래서 10~15분이 지나 땀이 날 정도가 되면 혈액 속의 포도당이 많이 소비되므로 상당한 혈당강하가 이루어집니다(이후에 이루어지는 운동은 몸에 저장된 당원을 분해해서 생기는 연료를 소모하는 것입니다). 그런데 음식을 먹고 1시간 정도 경과하면 우리 몸에서 혈당이 최고치에 이르게 됨니다. 그러므로 1시간이 되기 전인 식후 45분쯤에 운동을 시작하는 것이 혈당조절에 가장 적당합니다.

활동의 종류별 시간당 소비열량(kcal)

자전거타기(10km/시)	240	달리기(16km/시)	1,280
자전거타기(20km/시)	410	수영(23m/분)	275
스키	700	수영(46m/분)	500
조깅(8.8km/시)	740	단식테니스	400
조깅(11.2km/시)	920	걷기(3.2km/시)	240
줄넘기	750	걷기(4.8km/시)	320
제자리뛰기	650	걷기(7.2km/시)	440

7) 짧은 시간 운동

칼로리를 소모시키는 데 짧은 시간에 집중적으로 운동을 하는 것도 오랜 시간 운동하는 것만큼 효과적이라는 연구결과가 미국영양학회지에 보고되었습니다.[38] 이는 당뇨병에도 해당되는 것인데 혈당을 조절하기 위한 경우라면 한번에 10~15분의 유산소운동을 하루 2~3회 함으로써 하루 30~45분을 한꺼번에 하는 것과 같은 효과를 얻을 수 있습니다. 혈당조절이라는 면에서만 보면 오히려 짧게 자주하는 것이 길게 1번 하는 것보다 더 효과적이라고 할 수 있습니다. 하지만 몸속 지방을 제거할 목적이라면 한 번에 적어도 30분 이상의 유산소운동이 필요합니다. 짧은 운동과 긴 운동을 병행하면 가장 효과적입니다.

8) 운동의 강도와 목표기준

운동을 하면 근육세포는 산소를 더 필요로 하므로 심장박동이 빨라집니다. 보통 1분 동안 맥박수는 50~100 사이인데 이는 손목 안쪽에서 느낄 수 있습니다. 운동의 강도는 운동 시작 전, 운동 중, 운동 마감 후 1분간 맥박수로 측정할 수 있으며 총산소소비량의 50~70%가 유산소 운동의 목표기준이 됩니다. 조금은 복잡하지만 내가 할 수 있는 운동의 한계치를 한번 알아두면 두고두고 유용하게 써먹을 수 있습니다.

맥박수 측정공식

최대맥박수(1분간)	220-나이
예비맥박수(1분간)	최대맥박수-휴식맥박수
하단맥박수(1분간)	예비맥박수×0.5(50%)
상단맥박수(1분간)	예비맥박수×0.7(70%)
하단목표맥박수(1분간)	하단맥박수+휴식맥박수
상단목표맥박수(1분간)	상단맥박수+휴식맥박수

운동을 처음 시작할 경우에는 하단목표맥박수(1분간)를 기준으로 삼고, 시일이 경과한 후에는 상단목표맥박수(1분간)를 기준으로 삼도록 합니다.

※ 예) 55세인 당뇨환자의 경우로 휴식맥박수가 84회/분이라면:
   최대맥박수는: 220-55 = 165이기 때문에
   운동을 처음으로 시작할 때는 1분 맥박수가 125(하단목표맥박수)를 넘지 않도록 하고 운동을 안정적으로 하더라도 1분 맥박수가 141을 넘지 않도록 유지합니다.

① 당뇨환자의 일반적 운동지침

1. 혈당치가 300mg/dl 이상이면 운동을 하지 말며 혈당치가 100mg/dl 이하이면 간식을 섭취하고 30분 후에 혈당치가 100mg/dl 이상으로 올라가면 시작한다.

2. 실외운동을 할 경우 날씨가 너무 춥거나 더우면 하지 않는다.

3. 저혈당에 대비해서 사탕, 초콜릿을 휴대한다. 실외운동을 할 경우 휴대전화를 가지고 다니도록 하며 당뇨환자임을 알릴 수 있는 인식표를 착용한다.

4. 발에 잘 맞는 양말과 운동화를 신는다.

5. 운동을 한 후에는 항상 발을 깨끗이 씻고 발에 상처가 있는지 확인하며 발톱을 잘 깎아준다.

6. 30분 이상 운동할 경우 1~2컵의 물로 수분을 보충하도록 한다.

7. 인슐린 주사를 맞는 당뇨환자가 보통 강도 이상이나 45분 이상 오랜 시간을 운동할 경우에는 인슐린의 양을 10% 정도 줄이며 인슐린 주사 후 인슐린의 혈중농도가 절정에 이르는 시간에는 운동을 피하도록 한다(단효형 인슐린의 경우 주사 후 첫 1~2시간 이내에는 운동을 하지 않도록 한다). 인슐린 주사 부위가 다리인 경우에는 다리를 사용하는 격렬한 운동 역시 피하도록 한다.

② 당뇨병 합병증 환자의 운동지침

1. 심혈관 합병증을 가진 환자

먼저 나이가 35세 이상으로 제1형 당뇨병을 15년 이상 앓고 있거나 제2형 당뇨병을 10년 이상 앓고 있는 경우와 관상동맥질환을 가지고 있는 경우에는 심전도검사와 운동스트레스 검사를 받도록 한다. 이런 문제를 가진 경우에는 낮은 강도의 운동(최대심박수의 60% 이하의 강도)이 적당하다.

2. 신장병증을 가진 환자

신장문제가 있다고 해서 이것이 운동에 영향을 주지는 않지만 미세단백뇨가 200mg/min 이상 나오고 고혈압을 겸하게 되면 높은 강도의 운동은 피하도록 한다.

3. 말초신경염

달리기나 조깅이 신경이 무뎌진 발에 손상을 주기 쉬우므로 운동을 제한하고 수시로 다리에 상처나 물집은 없는지 살피는 등의 주의를 요한다.

4. 망막 이상

몸을 과격하게 움직이는 운동을 삼가야 하고 최근에 망막출혈이 있던 환자는 운동 자체를 금하도록 한다.

9) 겨울철 운동의 주의점

먼저 겨울에는 새벽운동을 피하는 것이 좋고 꼭 해야 한다면 따뜻한 실내에서 하는 것이 좋겠습니다. 겨울철에는 낮은 기온 때문에 몸이 굳어 있는 상태에서 운동을 하게 되면 관절과 근육에 부상을 입을 위험성이 커지므로 운동 전에 준비운동을 확실히 해야 합니다. 처음부터 너무 높은 강도의 운동을 해서는 안 되고 단계별로 천천히 몸을 풀어준 다음 운동을 시작해야 하며 운동을 마친 후 마무리운동을 하는 것도 잊어서는 안 됩니다.

10) 여름철 운동의 주의점

여름철 운동에서 가장 주의해야 할 점은 역시 체내 수분 균형을 적절히 유지해야 한다는 것입니다. 여름에는 아무래도 습도와 온도가 높습니다. 이런 상황에서 운동을 하면 땀이 많이 나게 되며 이로 인해 체내 수분이나 전해질이 소실되게 되어 탈수증이나 열사병과 같은 문제가 발생될 수 있습니다. 여름철 운동에서 주의할 점은 흘린 땀만큼 수분을 섭취해야 한다는 것인데, 일반적으로 운동 중 땀은 시간당 0.7~1리터

가량 나오게 되기 때문에 운동 중에 매 20분마다 250ml의 수분을 보충해줍니다. 운동 중 갈증을 느낀다는 것은 이미 체내에 수분이 모자란다는 신호이기 때문에 갈증이 나타나지 않더라도 운동 시작 후 20분부터는 물을 마시는 것이 좋겠습니다.

여름철에는 더위를 피하기 위해 아침이나 저녁 시간대에 운동을 하는 것이 바람직하며 에어컨이 있는 실내에서 운동을 하는 것도 좋은 방법입니다. 또 땀을 많이 흘리면 운동이 더 많이 되어 체중이 더 많이 빠질 것이라 생각하여 여름철에 땀복을 입고 운동을 하거나 옷을 많이 입고 운동하는 경우가 있는데 그렇지 않습니다. 땀을 많이 흘린다고 해서 혈당이 많이 떨어지고 몸에 있는 지방이 많이 빠지는 것은 아니며 오히려 탈수의 위험성을 높이는 원인이 되기 때문에 여름철에 땀복을 입는 것은 기름을 지고 불로 뛰어드는 격이라 할 수 있습니다.

습도와 온도가 높은 날씨에 운동할 경우에는 운동강도를 평소보다 10~20% 정도 낮춰주는 것이 좋겠습니다. 여름철 좋은 운동으로 수영을 꼽을 수 있는데, 특히 하지에 부담을 적게 주는 효과적인 유산소운동이기 때문에 노인이나 말초신경합병증, 관절염이 있는 당뇨환자에게 매우 효과적인 운동입니다. 요즘 아쿠아로빅이라고 해서 물속에서 춤추는 동작을 하는 좋은 프로그램들이 있으니 이를 응용해도 좋을 것입니다.

11) 운동과 항산화제

당뇨에 필요한 운동으로 우리는 유산소운동에 대해서 많은 말들을 하였습니다. 유산소운동이란 산소를 필요로 하며 소모하여 에너지를 사용하는 운동이라는 뜻으로, 산소를 소모하는 곳에서는 필요악처럼 활성산소로 인한 폐해가 발생할 수 있습니다. 즉, 오늘 하루 열심히 달렸다고 해서 활성산소가 내 몸을 못 쓰게 만들지는 못하지만 평생 동안 매일매일 일정한 유산소운동을 한다면 그 중 일정한 산소는 활성산소로 내 몸의 건강을 해칠 수 있을 것입니다. 그러나 이러한 경우에도 이런 손상을 예방할 수 있는 방법이 몇 가지 있습니다. 예를 들어 만약 혈당을 소모하기 위하여 달리기를 한다면 1km를 달릴 때마다 2~3분씩 휴식을 가지는 것이 도움이 됩니다. 이는 달리기를 멈추라는 것이 아니고 달리는 속도를 늦추어 가벼운 속보를 하라는 것입니다. 20~30분 정도만 격렬히 운동해도 비타민 C와 E가 이미 고갈되기 시작합니다. 유산소운동에 의해 자극된 우리 인체는 비타민 C와 E를 충분히 공급하지 않으면 산화제 과적현상에 나타나기 쉽습니다. 비타민 C나 E, 베타카로틴을 야채나 과일의 형태로 충분히 섭취하는 것이 도움이 됩니다. 그리고 유산소운동을 하기 30분 전에 비타민 C를 500mg 섭취하게 되면 근육기능을 증가시키고 유산소운동으로 나타나는 근육 손상을 막는 데 효과적입니다.

12) 말초혈액순환촉진법(모관운동과 각탕요법)

지금 말하는 방법은 일본의 니시 가츠죠(西勝造, 1884~1959)가 창안한 니시건강법(西式健康法)에서 나온 것입니다. 모관운동(毛管運動)은 심장에서 가장 멀리 떨어져 있는 말초기관인 손발의 모세혈관을 자극함으로써 순환을 도와주는 운동법입니다. 방법은 바닥에 등을 대고 누워

손발을 위로 쭉 뻗는데, 두 손바닥은 마주 보게 하고 손끝은 모은 채 하늘을 향해 쭉 펴주고 발바닥은 직각으로 구부려줍니다. 그리고는 팔꿈치와 무릎을 구부리지 않고 가볍게 흔들면 됩니다. 모관운동을 하면 모세혈관에 일시적인 진공상태가 일어나며, 이후 다시 혈액이 돌아서 마치 둑을 쌓아 물을 막았다가 둑을 터뜨려서 물이 더 잘 내려가도록 하는 것과 같은 방법입니다. 하루 2~3차례 1~2분 정도 가볍게 해주시면 됩니다. 당뇨병의 경우 순환장애가 있으며 특히 말초순환장애가 많은 합병증을 만들기 때문에 모관운동이 많은 도움이 될 수 있습니다.

모관운동과 더불어 각탕은, 당뇨병으로 발관리가 필요한 사람에게는 특별한 도움이 될 수 있으니 필히 생활화하시기 바랍니다. 요령은 따뜻한 물에 30분 정도 발을 넣어놓는 것으로 물의 온도가 떨어지면 따뜻한 물을 다시 갈아주면 됩니다. 물의 온도는 발을 넣었을 때 따뜻해서 편안하다는 느낌을 가질 정도면 좋겠고 TV에서 뉴스를 보거나 좋

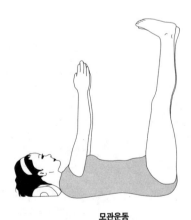

모관운동

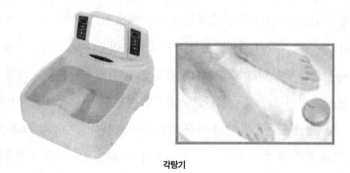

각탕기

아하는 프로그램을 보면서 한다면 쉽게 할 수 있을 것입니다. 또 요즘
은 각탕기라는 것이 많이 보급되고 있으니 이 같은 기계를 이용하면 더
편리하겠죠.

제7장 • 한방제제의 치료

원래 당뇨병이라는 말은 한의학에는 없던 말로 한의학에서는 "소갈(消渴)"이라고 합니다. 소갈이라는 말 외에 소단(消癉), 폐소(肺消), 격소(膈消), 소중(消中), 풍소(風消)라는 표현을 사용하기도 하였는데 어쨌든 당뇨병을 일컫는 말로 표현방식에만 차이가 있다고 말씀드렸었죠. 이런 소갈에 대한 치료는 몇 가지 학설에 따라서 진행이 되었는데 크게 신허학설(腎虛學說), 비허학설(脾虛學說)로 나뉘어집니다. 신허학설이나 비허학설은 신장만이 약하거나 비장만이 약하여 소갈이 생긴다는 것이 아니라 오장(五臟)이 다 문제가 있지만 그 중 특히 신장과 비장에 문제가 크다는 이론입니다. 이런 이론은 아주 오래 전부터 형성되었으며 그 맥이 현대에까지 뿌리를 연결해 지금도 한의학에서는 이런 이론을 기초로 치료를 하고 있습니다.

1. 기본 치료

간장 치료 | 신장 치료 | 비장 치료

앞에서도 말하였지만 당뇨병은 한의학적으로 분석할 때 크게 간장, 비장, 신장의 3가지 장부에 이상이 있어 당을 비롯한 에너지대사를 조절하는 기능에 문제가 생긴 것입니다. 여기서 말하는 장기는 양방적인 개념의 장기가 아니고 한방적인 기능의 장기를 말하는 것입니다.

이 3가지 장기는 어느 장기가 나빠져서 그 다음으로 어느 장기가 나빠지는 것이 아니라 일반적으로 동시에 병이 진행됩니다. 음식과 생활습관으로 인해 간장의 기능은 항진되고 신장의 저장기능(腎臟精)은 떨어지며 이와 더불어 비장도 계속되는 무리에 녹다운된 상태가 되는 것이지요. 물론 원인에 따라 한 곳이 특히 더 많이 그리고 더 빨리 나빠진 경우는 있지만 이 3곳에 동시에 문제가 생겨야 당뇨병으로 접어드는 것입니다. 만일 다른 장기가 먼저 나빠지거나 3곳 중 1가지 장기에 지나치게 문제가 생기면 당뇨병이 아니라 다른 병으로 가게 됩니다.

이런 상태가 당뇨병을 만들고 또 상황이 개선되지 않으면 병이 발전해 나갑니다. 췌장의 베타세포는 점차 더 파괴되고 노폐물들이 그 자리를 메우게 됩니다. 이런 노폐물들의 양이 늘어남에 따라 치료는 점차 어려워져 가는 것이지요. 그에 따라 우리 몸도 점차 더 약해져 손, 발 등의 말초쪽으로 순환이 안 되고 혈관과 신경쪽으로 병이 진행되어 합병증이 점차 늘어납니다.

그래서 당뇨병이라고 하면 기본적으로 이 3가지 장기에 대한 치료를 기본으로 하고 그 외 병의 발전정도와 병이 속한 병기에 맞게 치료를 해줘야 합니다.

1) 간장 치료

간장의 항진기능을 떨어뜨려 지나친 이화작용(당원을 분해하여 혈당의 수치를 올리는 작용)을 제어해주어야 합니다. 간장기능이 항진되어 있다는 것을 현대의학적으로 표현하면 글루카곤의 기능이 항진되어 있음을 의미합니다.

정상인에서 췌장 소도의 알파세포(글루카곤을 만들어 내는 세포) 대 베타세포(인슐린을 만들어 내는 세포)의 비율은 1:3이나 1:4이지만 당뇨환자의 경우 1:1로 세포비의 변화가 나타나는데, 이는 알파세포가 증식되는 반면 베타, 델타세포는 변화가 없음을 말하는 것입니다. 그래서 간장의 항진은 2가지 의미를 지닙니다. 하나는 인슐린의 작용 미달로 인한 상대적인 글루카곤 기능의 항진이고, 또 다른 하나는 인슐린의 기능저하와 상관이 있든 없든 결과적으로 알파세포에서 글루카곤을 만들어내는 기능의 항진이라는 것입니다. 한의학에서는 이런 상황을 간장의 기능항진으로 표현하였고 이는 간장이 열을 받았는데 이를 지탱할 수 있는 기질적인 능력이 모자라서 생기는 문제로 다음 4단계의 현상으로 나타납니다.

- 간기울결(肝氣鬱結) _ 스트레스를 받았더니 오른쪽 옆구리쪽이 뻐근하며 당기고 소화도 잘 안 되고 뭔가 가슴 안에서 꽉 뭉친 것 같은 상태를 한의학에서는 간기울결이라고 하며 위에서 말한 간의 에너지가 울체되어 있는 상태를 표시하는 것이다. 이런 경우에는 에너지 순환을 촉진시키는 치료를 하여 울체된 기를 풀어주는 치료를 해야 한다.

  이 치료는 주로 당뇨병이 병으로 이루어지기 전의 치료법으로 사용된다. 혈액검사를 하면 오히려 고인슐린혈증이 나타나거나 당뇨병은 아니지만 내당능장애로 진단받은 경우가 여기에 속한다. 목향(木香), 진피(陳皮), 청피(靑皮), 시호(柴胡)와 같은 약재를 사용한다.

- 간화상염(肝火上炎) _ 만일 간기울결과 같은 상태가 오래가면 옆구리도 더 결리고 가슴도 더 답답해지면서 얼굴로 열이 올라 늘 머리에서 열감이 있고 눈이 충혈되며 입이 마르고 머리가 아프기도 한데, 이런 상태를 간화상염이라 한다. 이런 경우는 간기울결이 오래되어도 생기며 또 한 번에 큰 스트레스를 많이 받는 것이 몇 차례 누적되어 생길 수도 있다. 이 치료는 혈당을 떨어뜨려주는 데 가장 많이 사용하는 치료법이다. 지골피(地骨皮), 목단피(牧丹皮), 청호(菁蒿)와 같은 약재들이 열을 내려주면서 혈당도 떨어뜨려준다.

- 간음부족(肝陰不足) _ 그 다음 단계는 이런 상황이 또 개선되지 못하고 진행하는 경우로 이렇게 되면 몸에서 열이 나는 것이 아니고 오히려 추위를 타기도 하는데 이 경우를 간음부족이라고 하고 열이 간장의 진액을 다 소모시

킨 상태를 말한다. 증상으로는 입이 늘 마르고 머리카락도 가늘어지고 잘 빠지며, 성관계를 가져도 충분히 윤활작용도 잘 안 되고 또 사정을 해도 양이 무척 줄어드는 것을 느낄 수 있다. 여성의 경우 월경의 양도 많이 줄게 된다. 피부도 거칠고 눈에 정기가 사라지게 되며 늘 피곤함을 호소하기도 한다.

대개 당뇨병이 일정 정도 진행된 상태에 대한 치료방법으로 사용되며 또 그래서 몸이 만들어질 때까지 꾸준히 진행해야 하는 치료법이다. 주로 구기자(枸杞子), 백작(白芍), 당귀(當歸)와 같은 약재들이 이런 기능을 보강하는 데 주로 사용된다.

• **음양양허(陰陽兩虛)** _ 이 경우는 간음 부족의 상태를 지나서 몸 전체의 기능도 소진된 상태를 말하는 것으로 흔히 당뇨병에서 나타나는 말기 증상까지 진행된 상태를 말한다. 이 경우에 대한 치료는 다른 상태의 당뇨환자에 비해 매우 힘들다고 할 수 있다.

2) 신장 치료

간장의 기능항진과 더불어 신장의 기능저하가 바로 당뇨병 치료의 관건입니다. 한의학에서 신장은 선천의 본(本)이라 하였으니 타고난 바 체질의 우열이라고 표현할 수 있습니다. 우리가 흔히 당뇨병을 말할 때 원인으로 꼽는 유전적인 요소가 바로 신장의 능력을 표현한 것으로, 약하게 타고난 사람을 유전적인 요인을 가지고 태어났다고 하는 것입니다. 즉, 선천적으로 이런 정(精)을 갈무리하는 능력이 부족한 사람이 어떤 원인으로 간을 계속해서 열받게 하여 정(精)을 분해하는 기능이 비정상적으로 항진되게 되면, 그 나름의 최대한 능력을 발휘하여 몸속에서 넘쳐나는 정을 갈무리하려고 노력합니다. 하지만 이 상태가 능력을 벗어나버리면 그때는 신장도 두 손을 다 들어버리게 되니 이 상태를 갈무리를 못하는 상태, 즉 장정하는 기능을 잃어버린 상태라고 하며 당뇨병으로 진입하는 상태라는 것이지요. 양방적 표현을 빌자면 에너지원인 포도당을 저장하는 작용(동화작용)을 하는 인슐린의 양적, 질적 저하상태를 말하는 것으로 이 상태를 한의학에서는 신장의 장정하는 기능의 저하라고 표현합니다.

이렇게 신장이 자신의 기능을 잃어버린 상태를 다시 몇 가지로 나눌 수 있습니다. 먼저 선천적으로 타고난 기능이 워낙 떨어지기 때문에 쉽게 당뇨병이 발생할 수 있는 상태와, 선천적으로 타고난 기능은 조금밖에 떨어지지 않지만 워낙 간장의 정을 분해하는 기능이 이상항진된 상태가 장기간 유지되어 신장이 견딜 수 있는 한계를 넘어서서 그 기능이 떨어진 2가지 경우로 크게 나눌 수 있습니다.

신장에 대한 치료는 당뇨병의 치료에 있어 보다 근본적인 치료에 해당된다고 할 수 있습니다. 처음부터 나중까지 계속해서 꾸준히 사용되는 치료법이므로 각별히 유념해야 합니다.

• 신기허(腎氣虛) _ 신장의 기능만 떨어진 상태를 가리키는 것으로, 피로하며 몸이 잘 붓고 소변의 양이 늘고 허리와 무릎이 쉽게 아픈 증상 등이 나타난다. 검사상으로 내당능장애나 혈당이 높아진 지 오래되지 않는 초기로 합병증이 진행되지 않은 상태가 대개 여기에 속하기 때문에 신장의 기능을 개선시켜주며 부담을 줄여주면 쉽게 회복될 수 있다.

• 신음허(腎陰虛) _ 신장기능 저하가 장시간 지속되어 신장 자체의 문제가 일정 정도 발생한 상태를 말하는데, 주 증상은 피로와 정력저하, 시력이 떨어

지고 신경병변이 진행하여 팔다리가 아픈 증상이 나타나는 것 등이다. 실지로 신음허는 간음부족과 동반되어 진행되는데 진행경로의 차이는 분명하지만 임상적 치료에서는 비슷한 맥락으로 진행된다.

치료는 신음을 보충해주는 처방으로 흔히 예로부터 당뇨병 치료에 가장 많이 사용되었던 육미지황탕(六味地黃湯), 신기환(腎氣丸), 대보음환(大補陰丸), 대보원전(大補元煎) 같은 처방들로 보신음(補腎陰)의 치법을 통해서 하게 된다. 이 시기까지는 치료를 하면 좋은 효과를 얻을 수 있지만 이 시기를 놓치면 치료가 힘들어지기 때문에 치료의 분수령이라 할 수 있다.

• 음양양허(陰陽兩虛) _ 소변의 양도 줄고 특히 부종이 심하며 몸의 전체적인 기능이 급격하게 떨어지게 되는 시기로 신장합병증이 나타나 치료가 까다로워지는 상태를 말한다.

3) 비장 치료

한의학에서 비장은 현대의학에서 말하는 췌장을 포함하는 장기이기 때문에 당뇨병은 비장과 직접적인 연관을 가지고 있다고 할 수 있습니다. 또 한의학적인 비장은 소화흡수를 주관할 뿐 아니라 오장의 기능이 한쪽으로 치우치지 않게 조절해주는 조절자의 역할도 합니다. 그래서 비장에 대한 치료는 신장과 간장에 대한 간접적인 조절을 해주는 치료의 의미도 가지고 있습니다. 비장이 자신의 직능을 충실히 수행해야 간장의 소설기능(疏泄機能)과 신장의 장정기능(臓精機能)도 제대로 이뤄집니다. 특히 간의 소설작용과는 에너지 대사에서 서로가 필수적이므로 서로에게 직접적인 영향을 미칠 수 있습니다.

비장의 주기능은 운화(運化 : 소화흡수와 운송)로 소화흡수된 에너지원을 필요로 하는 장소까지 잘 운반하는 것인데 당뇨병에 이르면 비장도 지칠 만큼 지친 상태가 됩니다. 특히 비장은 우리 몸의 나머지 4가지 장부를 주관하는 장부(한의학적 의미)이므로 비장이 흔들리면 다른 장부는 이에 직접적인 영향을 받게 됩니다. 비장의 치료는 소화흡수와 관련되는 음식의 양을 줄여주고 소화흡수가 잘 될 수 있게 오래 씹도록 하여서 비장의 부담을 덜어주어 기본적으로 쉴 수 있는 여건을 마련해주며 병의 진행에 따라서 약해진 기능을 보강하는 치료를 해야 합니다.

삼출건비탕(蔘朮健脾湯), 보중익기탕(補中益氣湯)과 같이 비를 튼튼하게 하는 치료처방을 통해 비장 본래의 기능을 강화시켜줌으로써 에너지원을 소화흡수하여 운송하는 체계를 재정비할 수 있으며 이런 치료법을 건비운화법(健脾運化法)이라고 합니다. 이와 더불어 간장의 항진된 기능과 신장의 저하된 저장기능을 조절 보강함으로써 비장의 치료를 마무리할 수 있습니다.

당뇨병 치료는 비장에 대한 총체적인 치료라고 할 수 있는데, 여기서 비장에 대한 총체적인 치료는 2가지 의미를 지닙니다. 하나는 비장 자체가 수행하는 소화흡수와 운화하는 기능에 대한 것이고 다른 하나는 간장과 신장의 기능을 총괄하는 비장의 기능에 대한 것입니다. 마음의 여유를 가지고(간장치료) 제대로 된 음식을 적당히 섭취하며(비장치료) 잘 자고 잘 쉬어주어야(신장치료) 기본적인 치료작용이 일어날 수 있습니다. 이 중 하나만 어긋나도 치료가 쉽지 못합니다. 중요한 것은 3가지 장부에 대한 치료가 동시에 진행되어야만 기본적 치료작용이 발휘될 수 있다는 것입니다.

2. 2차 치료 : 성신법(醒神法)

우리는 흔히 "정신 차려라!" "정기가 없어 보인다" "기가 막힌다" 등의 표현을 많이 사용합니다. 그럼 과연 여기서 말하는 정기신(精氣神)이 무엇인지 자세히 알아보도록 하겠습니다.

한의학에서는 인체를 정(精), 기(氣), 신(神)으로 나누고 이를 바탕으로 생명활동이 일어난다고 설명합니다. 정(精)은 앞에서 설명했듯 생명활동을 영위하는 데 필요한 가장 기초가 되는 물질로 정자, 난자, 포도당(glucose), 당원(glucogen) 같은 것들이고, 기(氣)는 정을 바탕으로 얻어지는 에너지와 이런 에너지를 이용해서 일어나는 생명활동을 말하는 것으로 ATP와 숨 쉬고 움직이고 생각하는 모든 활동을 가리키는 말입니다. 신(神)은 정을 이용하여 기가 활동하게 하는 데 필요한 정보라고 할 수 있습니다.

예를 들면 길을 걸어가는데 갑자기 강도가 나타났습니다. 그러면 우리 몸에서는 이런 상황에 대비할 수 있는 물질들이 분비되어 눈동자도 커지고 심장박동도 빨라지며 또 췌장에서 글루카곤을 분비시켜 포도당을 많이 만들어내게 합니다. 이때 분비되는 호르몬 등의 물질들이 바로 정보로 작용하고 한의학에서는 신(神)이라고 표현합니다. 즉, 신이란 정보이며 신의 작용은 정보를 전달하고 조절하는 것입니다.

당뇨병이란 인슐린이 분비되는 양이 적고 또 분비된 인슐린이 근육이나 지방세포에서 제대로 작용을 못하는 것이죠. 또 인슐린과 글루카곤의 상대적인 분비 비율이 조절되지 못하는 것으로, 즉 이런 작용을 지령하는 정보가 잘못되었다는 것입니다. 그래서 한의학에서는 이런 상황을 신의 작용이 제대로 이루어지지 못하는 것으로 인식합니다.

우리 몸은 세포단위로 형성되어 있기 때문에 정보 역시 세포 내로 전달하게끔 이루어져 있습니다. 이런 세포 내로의 정보전달은 세포막을 통하여 이루어지게 되므로 세포막에는 정보를 받아들이는 각종 수용체가 분포되어 있습니다. 단백질로 이루어진 수용체는 세포 안과 밖에 존재하며 많은 정보들을 받아들이는 기능을 합니다. 이런 정보 전달은 크게 2가지로 나뉘어집니다. 즉, 세포막 외부의 수용기와 결합하는 1차적인 정보전달물질로 신경과 호르몬입니다. 뜨거운 것을 느끼고 반응하는 것은 바로 신경이 해주는 일로 신경정보 전달물질로는 에피네프린, 도파민, 아세티콜린과 같은 물질들이 있습니다. 다음으로 세포막 내부에서 정보를 받아들이도록 도와주는 2차적인 정보전달물질들이 있는데 바로 cAMP와 Ca^{2+}입니다. 2차적인 정보전달물질인 cAMP를 통해 세포는 정보를 전달받아 세포 내 필요한 에너지를 합성하고 필요한 물질을 생성하는 것이지요.

당뇨병은 세포막 안과 밖의 정보전달에 다 문제가 있으며 특히 안쪽의 문제와 더 깊은 관련이 있는 것으로 알려지고 있습니다. cAMP라는 열쇠가 작용하여 세포막의 문이 열리면서 신(神)이 간직한 정보가 세포 안으로 전달되어 필요한 작용이 일어나는 것으로, 췌장 소도의 알파세포와 베타세포에서 글루카곤과 인슐린을 생성하게 하는 중요한 열쇠 중 하나입니다. 이는 건강하고 깨끗한 상태에서 힘없고 노폐물이 많이 축적된 상태로 변한다는 것이며, 이런 변화로 말미암아 다시 인슐린이 제대로 만들어지지 못하는 것이지요. 수적으로도 문제가 생기고 또 만들어진 인슐린 제품도 제 기능을 다하지 못하게 됩니다. 이런 제품들이 근육과 지방세포로 흘러들어가서 작용하게 됨에 따라 잘못된 정보를 흘려주고, 이런 악순환이 점차 전신에 걸쳐서 일어남에 따라 병은 점점 치료하기 힘들어지고 나빠지게 되는 것입니다.

이런 상황에 대한 치료는 크게 2가지로 나눌 수 있습니다. 하나는 1차적으로 발생하고 있는 에너지대사에서 일어난 잘못된 정보를 바로잡아주는 것이고 다른 하나는 병이 진행함에 따라서 2차적으로 일어나는 노폐물의 부산물들을 제거하여 정보가 더 왜곡되는 것을 막아주는 치료입니다.

당뇨의 시기적 진행에 따른 몸속 당대사의 변화

	인슐린 수준	cAMP	cGMP
초기(간화상염형)	정상 혹은 과다	정상	정상
중기(기음양허형)	분비 부족	저하	상승
말기(음양양허형)	분비 부족	과소	과소

건강하지 못한 세포와 혈액은 빨리 없애야 새롭고 건강한 세포와 혈액이 만들어지기 때문에 문제가 있는 세포들을 없애주는 치료를 통해서 만들어진 건강한 세포들에서는 제대로 된 정보전달이 일어납니다. 물론 늙고 병든 세포를 없애기만 한다고 새롭고 건강한 세포가 태어나는 것은 아니므로 없애는 것 외에 새롭고 건강한 세포를 만들어주는 치료도 더불어 이뤄져야 합니다. 이렇게 좋지 못한 세포를 죽이고 새롭고 건강한 세포의 생성을 촉진하는 치료법을 화어생신법(化瘀生新法)이라 하며, 우리 몸의 비생리적인 노폐물을 제거하는 치료법을 척담파적법(滌痰破積法)이라 합니다. 당뇨환자의 경우 정도에 따른 차이는 있지만 누구나 이런 노폐물이 췌장을 비롯한 온몸에 쌓여 있기 때문에 이를 제거해야 합니다.

1) 화어생신법(化瘀生新法)

● 활혈화어법(活血化瘀法) _ 예전에는 모자라서, 못 먹어서 약해져서 생긴 병이 많았지만, 요즘은 과식하고 좋지 못한 것을 많이 먹으며 게을러서 순환이 안 되어 혈액이나 세포가 병들어서 생기는 병이 많아짐에 따라, 치료법도 보충하는 치료법에서 순환을 촉진하고 잘못된 것을 없애주는 치료법으로 변화하고 있다. 활혈화어법은 현대의 병증에 맞게 고안된 최신치료법인데, 나쁜 것을 제거함으로써 새 것을 만들어내어 전신 세포수준에서 세대교체를 유도, 특히 혈액 상태를 개선시켜 병을 치료하는 방법이다.

당뇨병 초기에는 차가운 성질과 더불어 활혈화어하는 약리작용을 가진 약을 주로 사용하는 혈부축어탕(血府逐瘀湯), 중기에서는 도홍사물탕(桃紅四物湯)이나 보양환오탕(補陽還五湯)이 대표적인 처방이며, 말기에는 따뜻하게 하면서 활혈화어하는 처방인 소복축어탕(少腹逐瘀湯) 등을 많이 사용한다.

활혈화어의 대표적 약재로는 당귀(當歸), 적작(赤芍), 천궁(川芎), 단삼(丹蔘), 도인(桃仁), 홍화(紅花), 삼칠분(三七粉), 택란(澤蘭), 우슬(牛膝), 대황(大黃) 등이 있다.

• 보기혈법(補氣血法)_ 보기혈법은 말 그대로 부족한 기혈을 보충하는 치료법으로 우리 몸의 정기(精氣)를 늘려서 건강하게 만드는 방법을 말한다. 대개 기(氣), 혈(血), 음(陰), 양(陽)으로 나누어 보충한다. 대표적인 보기약(補氣藥)으로는 인삼(人蔘), 황기(黃芪), 백출(白朮), 복령(茯笭) 등이 있으며 보혈약(補血藥)으로는 당귀(當歸), 단삼(丹蔘), 계혈등(鷄血藤) 등이 있고 보음약(補陰藥)으로는 지황(地黃), 하수오(何首烏), 구기자(枸杞子) 등이 있으며 보양약(補陽藥)으로는 녹용(鹿茸), 부자(附子) 등이 있다. 일반적으로 당뇨병 중기에는 기와 음이 허하여 기음양허(氣陰兩虛), 말기에는 음양이 모두 허한 상태가 되어 음양을 다같이 보하는 치료를 하도록 한다.

2) 척담파적법(滌痰破積法)

척담파적법은 담음(痰飮 : 췌장조직에 지방이 침착되고 섬유화가 되는 병리적인 변화)를 치료하는 방법이다. 초기에는 청열화담법(淸熱化痰法)을 많이 사용하는데 대표처방으로는 해독화담탕(解毒化痰湯)이 있고, 중기 이후 당뇨병의 일정 정도 진행되어 있을 경우에는 연견화담법(軟堅化痰法)을 주로 사용하며 대표 처방으로는 소나환(消瘰丸) 등이 있다. 일반적으로 담음을 제거하는 치료를 하고 나면 혈당도 20mg/dl 정도 내려가는 것으로 보고되고 있다.

3. 대표적인 치료약물 소개

보기약(補氣藥) | 보음생진약(補陰生津藥) | 청열생진약(淸熱生津藥) | 보신보혈약(補腎補血藥) | 거습이뇨약(祛濕利尿藥) | 활혈화어약(活血化瘀藥)

1) 보기약(補氣藥)

① **인삼(人蔘)**: 인삼은 맛이 달지만 약간의 쓴맛을 지닙니다. 오장을 보하고 정신을 안정시키며 특히 비장과 폐장을 도와서 기를 보충하고 진액을 생기게 하여 인체의 원기를 크게 보하는 작용을 합니다. 또한 대뇌피질 흥분의 강도와 민첩성을 조절할 수 있고 복합자극의 분석능력을 높이고 조건반사능력을 증강시킬 수 있습니다. 강장작용이 있어 신체의 여러 종류 병인에 대한 항병능력을 증강시키고, 식욕과 수면을 개선하고 체중을 증가시키며 피로를 감소시킵니다. 관상동맥, 뇌동맥, 안저동맥의 확장작용이 있으며 더불어 남녀의 성선기능을 촉진합니다. 혈당을 떨어뜨리고 인슐린 생산에 협동작용을 하며 콜레스테롤 대사를 조절해줍니다. 인삼잎과 인삼줄기에도 혈당을 떨어뜨리는 현저한 작용이 있습니다.

② 황기(黃芪): 황기는 맛이 달고 따뜻한 성질을 가지고 있습니다. 관상동맥과 신장의 혈관을 확장시켜주는 작용이 있고 보간효과가 있어 간의 당원소모를 막아주며 혈당을 떨어뜨리는 효과가 있습니다.

③ 백출(白朮): 혈당을 떨어뜨리는 작용과 강장효과가 있고 백혈구의 수치를 늘려 면역력을 높이는 효과가 있습니다. 혈청 IgG의 수치를 증가시켜주고 위액 분비를 촉진합니다. 위장의 운동속도를 증가시키며 혈액순환을 빠르게 하며 이뇨작용이 있습니다.

④ 산약(山藥: 마): 혈당을 떨어뜨리며 비위를 보하고 폐의 기운을 북돋 위줍니다. 신장을 보충하며 대하를 치료합니다. 산약은 신장을 보하여 정을 생하게 하는 작용이 있어 당뇨병 치료에 많이 사용되며 그 외 요붕증과 갑상선기능항진 등에서 일정한 치료효과를 거둔 사례들이 많이 보고되고 있습니다.

⑤ 황정(黃精): 부신피질호르몬의 작용으로 일어나는 고혈당에 대해 현저한 억제작용이 있으며 관상동맥의 혈류량을 늘리고 콜레스테롤 수치를 저하시키는 효능이 있습니다. 보하는 약재인데 보하는 작용이 부드러워서 장기복용해야 효과가 있으며 그만큼 부작용이 없습니다.

⑥ 자오가(刺五茄: 가시오가): 가시오가의 뿌리와 줄기로 인삼과 비슷한 효능들이 많이 밝혀졌습니다. 혈압을 조절하고 혈당을 떨어뜨리며 성선과 부신피질을 자극하고 백혈구의 수치를 늘리는 작용이 있습니다.

2) 보음생진약(補陰生津藥)

① **사삼(沙蔘)**: 사삼은 오장의 음을 보한다고 하였습니다. 이는 몸의 진액성분을 전반적으로 보충하는 작용을 하는 것이며 특히 폐와 위의 진액을 잘 보충합니다. 더불어 열을 내리는 작용이 있는데 이때의 열은 체온계상의 열이 아니라 환자만이 느끼는 열로 허열이라 합니다.

② **맥문동(麥門冬)**: 위와 폐의 진액을 보충하는 역할을 하며 관상동맥을 확장하는 작용이 있어 심장질환에 생맥산(인삼, 맥문동, 오미자)의 한약재로 사용하기도 합니다. 실험을 통해서 혈당을 올리는 작용이 나타났는데, 당뇨를 치료하는 처방에 자주 사용되는 약재이기 때문에 실험결과와 치료효과가 부합되지 않는 면을 나타내는 약재입니다.

③ **현삼(玄蔘)**: 차가운 성질을 가지며 진액을 보충하는 작용을 합니다. 혈관을 확장하고 더불어 일정한 혈압강하작용을 합니다. 대뇌중추신경을 억제해 안정시키는 작용이 있으며 혈당을 떨어뜨립니다.

④ **석곡(石斛)**: 위와 신장의 진액을 보충하는 작용이 있습니다. 위액분비를 늘려주며 장의 연동운동을 촉진합니다. 포도상구균을 억제하고 급성담낭염의 고열을 신속히 내리는 해열작용이 있으며 진통효과도 있습니다.

⑤ **옥죽(玉竹)**: 폐와 위의 진액을 보충하며 심장 수축력을 증강시키는 강심작용이 있고 혈관을 확장하며 혈당을 떨어뜨리는 작용이 있습니다.

⑥ **구기자(枸杞子):** 간장과 신장의 진액을 보충하여주며 특이성 면역기능을 증강시키고 조혈기능을 촉진합니다. 백혈구 수치를 늘려주며 혈압을 떨어뜨리고 간세포 신생작업을 도와주어 간을 보호하는 효과가 큽니다. 혈중 지방을 낮추는 작용을 하며 지방간을 개선하는 효과가 있고 혈당을 현저히 낮춰주는 효과가 보고되었습니다.

⑦ **지황(地黃):** 신장의 진액을 보충하는 작용이 있어 오미자와 더불어 신장의 장정기능을 도와주는 대표적 약재입니다. 강심작용이 있어 관상동맥 혈류량을 늘려주고 혈액응고를 촉진하여 지혈작용이 있습니다. 이뇨효과와 더불어 혈당을 떨어뜨리며 간 당원의 분해를 막아주고 간을 보호하는 효과가 있습니다.

⑧ **천문동(天門冬):** 맥문동과 더불어 소갈(당뇨병), 특히 상소(입이 말라서 물을 많이 마시는 증상)에 특효가 있습니다.

⑨ **흑지마(黑芝麻):** 흑지마는 검은 깨로 근육과 간장에 당원저장을 도와주어 혈당을 떨어뜨리는 작용을 합니다. 변비에 효과가 있는데 특히 자율신경실조로 나타나는 변비에 효과가 있습니다.

3) 청열생진약(淸熱生津藥)

① **석고(石膏):** 석고는 차가운 성질을 가진 약으로 특히 위의 열을 내리는 작용이 강하여 당뇨병 치료에서 구갈증상을 개선시키는 데 많은 작용을 합니다. 체온중추의 과도한 흥분을 억제하며 혈당을 떨어뜨리고

근육의 흥분성을 떨어뜨려 경련을 진정시키는 작용을 합니다.

② **지모(知母)**: 지모는 신장의 열을 떨어뜨려주는 약물로 현저한 해열작용이 있으며 부신피질호르몬의 작용을 억제하고 혈당을 떨어뜨리며 혈압도 강하시켜줍니다. 일정한 항균작용이 있습니다.

③ **치자(梔子)**: 치자는 몸 전신에 걸쳐 해열작용을 하는 약물로 담낭수축작용이 있으며 진정작용과 혈압강하작용이 있고 항균작용도 있습니다. 가벼운 정도의 혈당강하작용도 가지고 있습니다.

④ **천화분(天花粉)**: 천화분은 당뇨병을 치료하는 대표적인 약물로 특히 폐와 위의 진액을 보충해주며 담음을 제거하여 줍니다. 조산방지작용이 있으며 일정한 항암작용이 있습니다.

⑤ **지골피(地骨皮)**: 구기자나무의 뿌리껍질로 허열을 없애는 탁월한 효과가 있어 당뇨병으로 인한 열증(입이 마르고 눈이 충혈되는 등의 증상)을 개선시키는 데 탁월한 효과가 있으며 혈당을 현저히 떨어뜨려주고 혈중지질의 농도를 낮춰주며 지방간을 치료하는 효과를 나타냅니다.

⑥ **황련(黃連)**: 차가운 성질을 가진 약으로 항염증작용과 항균작용이 뛰어납니다. 백혈구의 면역작용을 높여주고 혈압을 떨어뜨립니다. 소량을 사용하면 심장을 흥분시켜 관상동맥의 혈류량을 늘리고 대량을 사용하면 심장박동을 억제하는 작용을 합니다. 혈중지방을 낮춰주며 혈

당을 떨어뜨리고 진정진경작용을 합니다.

⑦ **황백(黃柏)**: 항균작용과 혈압강하작용이 있으며 중추신경계통을 억제하는 효과를 나타냅니다. 가벼운 정도의 혈당강하작용이 있습니다.

⑧ **황금(黃芩)**: 금황색포도상구균, 폐렴구균, 용혈성연쇄상구균, 뇌막염구균, 이질간균, 백후간균, 탄저간균, 대장간균, 녹농간균 등의 광범위한 세균에 대한 항균작용이 있으며 항알레르기작용과 항염증작용이 있습니다. 진정작용과 혈압을 떨어뜨리는 작용 및 이뇨작용이 있으며 가벼운 정도의 혈당저하작용이 있습니다.

⑨ **상엽(桑葉)**: 뽕나무잎으로 열감기에 주로 쓰는데 항균작용과 더불어 혈당을 떨어뜨리며 혈압을 강하시키고 혈중지방의 농도를 낮춥니다.

⑩ **상백피(桑白皮)**: 뽕나무 뿌리껍질로 혈당을 떨어뜨리는 효과가 뚜렷하며 특히 식사 후 혈당이 높아지는 것을 막아주는데 이는 장에서의 소화흡수를 늦춰주는 효과와 연관된 것으로 알려지고 있습니다. 이 외 이뇨작용과 해열작용, 항균작용이 있습니다.

4) 보신보혈약(補腎補血藥)

① **당귀(當歸)**: 대표적인 보혈약으로 자궁에 대해 수축과 이완의 양방향작용을 합니다. 관상동맥을 확장하여 혈류량을 늘려주며 혈압을 떨어뜨리는 작용이 있습니다. 빈혈을 막아주며 혈당을 떨어뜨려 줍니다.

② **백작(白芍)**: 간장의 음을 보하는 대표적인 약물로 해열작용, 혈압강하작용, 항균작용 및 근육이완작용이 있어서 근긴장으로 나타나는 통증을 완화해주며 더불어 가벼운 정도의 혈당강하작용도 있습니다.

③ **하수오(何首烏)**: 대표적인 보신약물로 작용이 부드러워 장복하기 적합한 약재입니다. 혈중 콜레스테롤과 중성지방의 수치를 내려주며 강심작용이 있습니다. 항노화작용을 하고 혈당을 낮추는 효과가 있습니다.

④ **산수유(山茱萸)**: 대표적인 보신약물로 보약에 널리 사용되는 약재입니다. 이뇨작용, 혈압강하작용, 혈당저하작용 등의 작용이 있습니다.

⑤ **음양곽(淫羊藿)**: 신장의 양기를 보강하는 약물로 남성의 약재로 많이 사용되고 있습니다. 성선자극을 촉진하고 정액분비를 증가시켜 성기능을 향상시킵니다. 관상동맥의 혈류량을 늘려주며 혈압을 떨어뜨립니다. 콜레스테롤 수치와 중성지질 수치를 낮춰주며 면역기능을 증강시키고 혈당을 떨어뜨려줍니다. 남성의 경우 당뇨병의 합병증이 진행하면 발기부전이 일어나기 쉬운데 이때 치료약물 중 하나로 사용할 수 있습니다.

5) 거습이뇨약(祛濕利尿藥)

① **복령(茯笭)**: 비위를 도와주는 약물로 이뇨작용과 진정작용이 뛰어나고 면역기능을 향상시키며 간장 보호작용이 있어 GOT, GPT 수치를 내려줄 수 있으며 간세포의 괴사를 막아줍니다. 혈당을 떨어뜨리는데,

먼저 올리고 나서 내려주는 작용이 실험에서 확인되었습니다.

② 의이인(薏苡仁 : 율무): 소화기 쪽으로의 순환을 도와서 이뇨작용을 해주며 해열작용이 있고 염증반응을 억제해줍니다. 항암작용이 있으며 골격근 수축을 억제하고 혈당을 떨어뜨려줍니다.

③ 택사(澤瀉): 뛰어난 이뇨작용이 있으며 혈중지질의 농도를 떨어뜨려 지방간을 예방하고 치료하는 효과가 있으며 혈당을 떨어뜨려줍니다.

④ 창출(蒼朮): 방향조습(芳香燥濕)하는 작용으로 비위를 튼튼하게 해주는 약재입니다. 혈당을 떨어뜨리는 효과가 뛰어나고 가벼운 정도의 이뇨작용도 합니다.

⑤ 옥미수(玉米鬚 : 옥수수염): 이뇨작용이 뛰어나 신염이나 각종 부종의 치료에 많이 사용됩니다. 혈압을 낮춰주며 이담작용이 있어서 담즙분비를 늘려주고 혈당강하작용이 뛰어납니다.

6) 활혈화어약(活血化瘀藥)

① 단삼(丹蔘): 관상동맥의 혈류량을 늘려주며 미세혈액순환을 촉진하고 혈중 콜레스테롤 수치를 낮춰주며 혈액취집작용을 막아서 혈전을 방지합니다. 혈당을 떨어뜨리며 항균작용을 합니다. 단삼은 특히 보혈작용과 더불어 정신을 안정시키는 작용이 있어서 당뇨병으로 인한 심혈관 합병증을 치료하는 주약으로 많이 사용됩니다.

② **목단피(牧丹皮)**: 혈액의 열을 내려주는 대표적인 약으로 진정, 진통작용이 있고 혈관의 투과성을 떨어뜨리고 혈압을 낮추며 항균작용을 합니다. 혈당이 높을 경우 지골피와 더불어 간장의 열을 내려주는 대표적인 약재로 사용됩니다.

4. 복잡하고 지겨운 치료

당뇨병의 한약제 치료를 앞에서 기본 치료와 2차 치료(성신법 : 醒神法)로 나눠 설명했습니다. 하지만 임상에서 치료를 하다보면 대부분의 경우가 2가지 치료를 동시에 진행하게 됩니다. 뿐만 아니라 병행되거나 혹은 예상되는 합병증에 대해서도 같이 치료해야 하기 때문에 생각보다 복잡합니다. 이것은 당뇨병이 가지는 특징이기도 한 것으로 당뇨병이 여러 가지 질병을 합쳐놓은 것과 같기 때문이지요. 그래서 약물치료의 경우 병의 진행상태에 따라 대개는 이런 3가지 치료법이 동시에 진행되게 됩니다.

설명을 하다보니 설명하는 사람도 설명을 보는 여러분도 지겨우리라 생각됩니다. "아휴, 이렇게 길고 지겹고 힘든 치료를 어떻게 할까?"라는 생각을 하는 것도 어떻게 보면 당연합니다.

하지만 거꾸로 생각해봅시다. 치료가 이렇게 복잡하고 지루하게 이루어진다는 것은 병이 생긴 원인과 과정도 그만큼 길고 복잡하고 지루하게 진행되어왔다는 것입니다. 실제로 몸은 병이 진행되는 과정에서 수없이 많은 신호를 보냈을 것입니다. 하지만 대부분의 신호를 무시했기 때문에 이렇게 병으로 진입한 것일 겁니다. 마찬가지로 거꾸로 가는 길도 쉬울 수 없습니다. 내 몸이 쉬게 해달라는 신호를 보내온 기간을 생각한다면 6개월 정도의 치료기간도 길다고 느끼지는 않으실 겁니다. 물론 6개월만 치료하면 그 다음부터는 아무렇게나 해도 좋다는 것은 아닙니다. 6개월은 혈당을 떨어뜨리고 안정의 단계에 접어드는 데 필

한약 치료 vs 양약 치료

한약으로 치료를 하면 당장 양약을 끊어도 되는지 하는 질문을 많이 받습니다. 대답은 No입니다. 혈당강하제로 지속되었던 혈당관리는 일정기간 지속되어야 합니다. 치료가 진행되면서 혈당강하제의 양을 줄여나가다가 한약으로 혈당관리가 완전하게 되면 그 순간부터 혈당강하제를 끊도록 합니다. 하지만 인슐린 주사의 경우는 다릅니다. 인슐린을 주사한다는 말은 대부분이 제1형 당뇨병(인슐린 의존형)에 대한 치료라는 말이고 이런 경우는 췌장의 베타세포가 회복불능으로 파괴되었음을 의미합니다. 그래서 기본적으로 제1형의 경우에는 인슐린 주사를 계속해야 합니다. 물론 사용하는 인슐린 단위는 줄일 수 있으며 경우에 따라서는 혈당강하제로 대체시킬 수도 있습니다.

앞에서도 말씀드렸지만 2가지 치료에서 좋고 나쁜 치료는 없습니다. 산을 정복할 때 올라가는 방법과 길 그리고 정상에 대한 개념 차이가 있다는 것으로, 좋은 치료는 필요한 치료를 적재적소에 잘 사용하는 것이지 이것만이 치료로 가는 방법이라는 주장은 잘못된 것입니다.

요한 최소한의 기간을 설정한 것입니다. 우리는 누구나 힘든 길보다 쉽고 짧은 길을 먼저 찾게 되어 있습니다. 누군들 힘든 길을 좋아하고 사랑하겠습니까? 하지만 그렇다고 이런 쉽고 짧은 길을 찾으면 대개 실패하여 결과가 좋지 못합니다. 인생을 살면서 이런 경험은 누구든지 체득하고 있는 부분일 것이라고 생각합니다. 수많은 의학자, 과학자, 임상연구가들이 당뇨병 치료에 대해 많은 훌륭한 결과물들을 만들어놓았기에 우리는 그런 가운데 좀더 쉽고 간단하게 접근할 수 있는 것입니다. 이를 토대로 과거보다 더 좋은 효과를 우리는 얻을 수 있다는 것이지요. 힘들어도 제대로 알고 제대로 치료하는 것이 제일 빠른 길이며 성공으로 가는 길입니다.

5. 치료 요지

힘들어도 복잡하고 지겨운, 그래도 제대로 된 치료가 왜 필요한지 설명했습니다. 그런데 이런 치료는 또 약물 치료에만 국한되는 것이 아니라 앞에서 말한 전체 치료에도 해당됩니다. 음식 조절과 운동 치료가 당뇨 치료의 60%, 그 나머지가 약물 치료에 해당합니다. 이런 치료들이 합쳐져서 100% 효과를 가져오는 것이라는 말이지요. 100%의 효과가 100% 완치를 의미하는 것도 아닙니다. 100%의 효과라는 것은 현상태에서 좋아질 수 있는 부분이 다 좋아지는 것을 말하는 것이며 그것은 경우에 따라서 완치가 될 수도 있고 또 상태에 따라 달라질 수도 있습니다. 하지만 결론은 이런 효과를 기대하려면 이 모든 치료가 동시에 일정기간 동안 꾸준히 이루어져야지, 한두 가지 치료만 할 경우는 숫자상의 퍼센트보다 훨씬 더 떨어질 수 있습니다. 즉 음식 조절, 운동, 스트레스 조절하기, 약물 치료가 동시에 그리고 6개월 정도의 기간 동안 유지되어야 한다는 것입니다. 혈당은 그보다 훨씬 먼저 떨어질 수 있지만 혈당이 떨어졌다고 당뇨병이 나았다거나 안정상태에 진입했다고 할 수 없기 때문입니다. 길고 지루하게 설명했던 당뇨병에 대한 지식이 바로 당뇨와 싸울 수 있는 무기입니다. 아는 만큼, 그리고 노력하는 만큼 좋아지는 병이 바로 당뇨병입니다.

다음은 앞에서 설명한 당뇨병에 대한 치료약에 대해 객관적인 실험 지표를 간단히 보여드리겠습니다. 저자는 북경 유학시절 당뇨병의 대가라 불리던 몇 분에게서 공부할 기회가 있었는데, 이 표는 그분들로부터 지도받았던 치료방법을 우리나라 상황에 맞게 변화시켜 사용해보면서 나타난 효과입니다. 가장 효과가 있었던 처방들을 재취합하여 검증 본 것인데, 참고가 되었으면 하는 바람입니다.

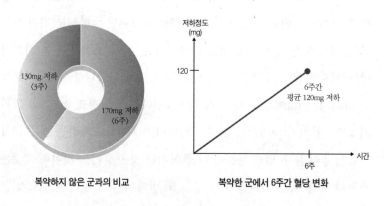

복약하지 않은 군과의 비교   복약한 군에서 6주간 혈당 변화

수당환(Su-DM1)의 혈당 강하 효과 검증
〈실험 : 한국 한의학 연구원〉

| 주 |

1) 김영설(1995). 『당뇨병 알아야 이긴다』, 홍신문화사.

2) 유병팔(1997). 『125세까지 걱정말고 살아라』, 에디터.

3) 미국 상원영양문제특별위원회 원저, 원태진 역(2003), 『잘못된 식생활이 성인병을 만든다』, 형성사.

4) 연합뉴스, 2001년 5월 28일.

5) Health Scout News, 2002년 1월 4일.

6) Robinson & Fuller(1985)

7) Tell GS, Evans GW, Folsom AR, et al. Dietary fat intake and carotid artery wall thickness: the Atheroaclerosis Risk in Communities(ARIC) study. Am J Epidemiol 1994; 139: 979~989.

8) 윤건호 등, 포도당 자극에 의한 관류 흰쥐췌장의 인슐린 분비에 대한 칼슘과 마그네슘 간의 관련성, 대한당뇨병학회지.

9) Magnesium supplementation in the treatment of diabetes, Diabetes Care, Volume 19, supplement 1; S93, 1996.

10) 한용봉 외(2002), 『영양학』, 신광출판사.

11) Boden G, Chen X, Ruiz J, et al. Effects of vanadyl sulfate on carbohydrate and lipid metabolism in patients with non-insulin-dependent diabetes mellitus. Metabolism 1996; 45: 1130-5.

12) Albanes D, Heinone OP, Taylor PŔ, et al. Alpha-tocopherol and beta-carotene supplements and lung cancer incidence in the Alpha-Tocopherol, Beta-Carotene Cancer Prevention Study: effects of base-line characteristics and study compliance. J Natl Cancer Inst 1996; 88: 1560~1570.

13) You CS, Parker RS, Goodman KJ, et al. Evidence of cis-trans isomerization of 9-cis-beta-carotene during absorption in humans. Am J Clin Nutr 1996; 64: 177~183.

14) Graham HN. Green tea composition, consumption, and polyphenol chemistry. Prev Med 1992; 21: 334~350.

15) Kono S, Shinchi K, Ikeda N, et al. Green tea consumption and serum lipid profiles: A cross-sectional study in Northern Kyushu, Japan. Prev Med 1992; 21: 526~531.

16) InScight News: 1997-09-17.

17) 중앙일보 2002년 10월 1일.

18) Miyake Y, Shouzu A, Nishikawa M, et al. Effect of treatment of 3-hydroxy-3-methylglutaryl coenzyme I reductase inhibitors on serum coenzyme Q10 in diabetic patients. Arzneimittelforschung 1999; 49: 324-9.194.

19) Shigeta Y, Izumi K, Abe H. Effect of coenzyme Q7 treatment on blood sugar and ketone bodies of diabetics. J Vitaminol (Kyoto) 1966; 12: 293-8.

20) Packer L, Witt EH, Tritschler HJ. Alpha-lipoic acid as a biological antioxidant. Free Radic Biol Med 1995; 19: 227-50 [review].

21) http://www.eurekalert.org/releases/psu_ciigi.html/: 1998년 11월 16일.

22) Legnani C, Frascaro M, Guazzaloca G, et al. Effects of a dried garlic preparation on fibrinolysis and platelet aggregation in healthy subjects. Arzneim-Forsch Drug Res 1993; 43: 119-22.

23) 서울경제신문 2002년 10월 19일.

24) 송영섭(2000). Hypocholesterolemic effect of soybean and soy products, 식품산업과 영양, 5(2), 36~41.

25) Jean Carper(2000). 이순주 옮김, 『기적의 두뇌』, 학원사.

26) 연합뉴스, 2003년 11월 20일.

27) 대한매일 2002년 9월 24일.

28) 서화중 등(1986). Effects of Lycii fructus extract on Experimentally Induced Liver Damage and Alloxan Diabetes in Rabbits, 한국식품영양과학회지, 15권, 2호, 136 ~144.

29) 김정순 등(1998). 구기자성분의 혈당강하작용, 유용약물학회지, 6. 378~382.

30) 이삼민(2001). 『의사가 자신의 당뇨병을 치료해 온 이야기』, 군자출판사.

31) 미국 · 워싱턴 연합뉴스, 2002-11-13.

32) 루야마 시게오(1996), 반광식 역. 『뇌내혁명』, 사람과책.

33) http://www.stressx.co.kr/stress/stress06.htm

34) 2001-09-21 의학 / foodonline

35) 미국 필라델피아 로이터, 2001-06-27.

36) 연합뉴스, 2003년 2월 16일.

37) 미국, Diabetic Gourmet Magazine, 2001-11-27.

38) 미국 영양학회지 10월호(J Am Coll Nutr 2001; 20: 494-501.

| 저자 소개 | 박경수(朴慶洙)

동국대학교 한의과대학 졸업 _ 동국대학교 한의과대학원 식·박사학위 취득 _ 내과
  인정의 취득
한국한의학연구원 비상임연구원 역임 _ 한의학과학기술연구원 객원연구원 역임
중국 북경 중의병원, 협화병원, 중일우호병원 등에서 당뇨병 치료과정 수료
대한추나학회 이사 _ 대한항노화학회 이사 _ 대한신경정신과학회 회원 _ 대한균학
  회 회원
Cyber KAIST "e-벤처 경영자과정" 수료
미국당뇨병협회(ADA) 회원 _ 중국 중서의 결합학회 당뇨분과학회 회원
現 박경수한의원 원장

저술 활동: 『한국추나학』『한국추나학 임상표준지침서』(이상 공저) 『'동작촉진과 수
기법』『Foundation of Osteopathy』『Chiropractic Technique』『두개천골기법(Ⅰ, Ⅱ)』
『두개안면교정법도해』『척추측만증』『골반뒤틀림』『교통사고후유증』(이상 공편)
『축심여 당뇨병 임상경험집(祝諶予 糖尿病 臨床經驗集)』『용약심득십강(用藥心得 十
講)』『방제심득십강(方劑心得 十講)』『주지성교수 임상경험집(周志成教授 臨床經驗
集)』『류봉오 부과 임상경험집(劉奉五 婦科 臨床經驗集)』『시금묵 임상경험집(施今墨
臨床經驗集)』『소갈전집(消渴專輯)』(이상 역서)

대외 활동: 1995~1997년 중국 북경 중의병원, 협화병원, 광안문병원, 중일우호병원
  등에서 당뇨병 치료과정 수료
2000년 중의약보사(中醫藥報社)와 합작의향서 체결
2000년 중의약보사 부사장(陳貴廷) 및 중의연구원 당위서기(房書亭) 초청 협력 체결
2001년 한·중 국제학술세미나 개최
        동진화(董振華) 교수 : 축심여 당뇨병 임상치료법(북경 협화병원)
        장계지(張繼志) 교수 : 정신병에 대한 혈어, 담음증으로의 치료(북경안정병원)
2002년 북경 한장침도의학연구소 대표 주한장(朱漢章)과 소침도(小針刀) 보급 전속
  계약 체결
2002년 남성 성기능 향상제 '건양단' 출시
2003년 Su-당뇨1에 대한 효능 검증(한국한의학연구원 책임연구원 마진열 박사)

교통방송 "한방과 건강" 진행
KBS "건강하게 삽시다" "무엇이든 물어보세요" MBC "아침뉴스" 등에 출연
EBS, Sky Life, 아리랑TV, 다솜방송 등 건강 프로에 출연
조선일보, 매일경제, 한국경제, 코리아헤럴드 등에 기사 및 칼럼 게재